儿科肿瘤治疗技术

主　编　刁玉巧　温世旺　张会芬

副主编　朱秀丽　陈　健　艾雪梅

　　　　王晓宁　张利国　刘春芹

编　委　（按姓氏笔画排序）

　　　　刁玉巧　王晓宁　艾雪梅

　　　　吕会来　朱秀丽　刘春芹

　　　　李书梅　张　莹　张　缜

　　　　张会芬　张兆兰　张利国

　　　　张贵玲　陈　健　邵　勤

　　　　温世旺

第四军医大学出版社·西安

图书在版编目（CIP）数据

儿科肿瘤治疗技术／刁玉巧,温世旺,张会芬主编.
—西安:第四军医大学出版社,2012.3
社区医师实用儿科系列丛书
ISBN 978 - 7 - 5662 - 0105 - 8

Ⅰ.①儿… Ⅱ.①刁… ②温… ③张… Ⅲ.①小儿疾
病 - 肿瘤 - 治疗 Ⅳ.①R730.5

中国版本图书馆 CIP 数据核字(2012)第 031387 号

儿科肿瘤治疗技术

主　　编	刁玉巧　　温世旺　　张会芬
责任编辑	相国庆
出版发行	第四军医大学出版社
地　　址	西安市长乐西路 17 号（邮编:710032）
电　　话	029 - 84776765
传　　真	029 - 84776764
网　　址	http://press.fmmu.sn.cn
印　　刷	陕西奇彩印务有限责任公司
版　　次	2012 年 5 月第 1 版　 2012 年 5 月第 1 次印刷
开　　本	850×1168　 1/32
印　　张	11.75
字　　数	323 千字
书　　号	ISBN 978 - 7 - 5662 - 0105 - 8/R · 987
定　　价	33.00 元

前　言

幼儿是一个处于身心不断生长发育过程中的特殊群体，不同年龄幼儿的生理、病理和心理特点各不相同，在病因、疾病过程和转归方面与成人有很大区别。熟悉幼儿生长发育规律，掌握儿科疾病预防技术，具备儿科疾病治疗能力，以及熟悉护理、用药、意外紧急情况的及时与准确处理，是儿科医护人员必须具有的技能。一线（基层）卫生服务人员熟练掌握相关技能，将会很大程度降低疾病对幼儿身心发育的不良影响。因此，我们组织编写了《社区医师实用儿科系列丛书》，各参编专家结合儿科医学的进展与知识更新，从实用性角度对全书内容进行了强化，使之能满足一线卫生服务人员的执业需求。

本书在编写过程中，我们始终坚持"三严"（严肃的态度，严密的方法，严格的要求），同时遵循：

1. 密切联系实践原则

由国内知名儿科专家带队编写，以广大的儿科医护人员为主体，包含低年资和高年资医务工作者，内容坚持理论与实践相结合，既反映国外最新研究进展，又结合我国国情总结国内儿科疾病学实践经验。

2. 科学性、先进性、可读性原则

本套丛书资料丰富、系统、全面，具有权威性，体现了我国当前儿科疾病防治方面的整体水平。编写中坚持科学性、先进性、可读性的原则，力求创新，打造精品。

本丛书分为《儿科疾病诊断技术》、《小儿内科疾病治疗技术》、《小儿外科疾病治疗技术》、《儿科用药技术》、《儿科护理技术》、《儿科急危重症治疗与监护技术》、《新生儿疾病治疗技术》、《儿童营养与保健》、《儿科机械通气治疗技术》、《儿科肿瘤治疗技术》、《儿科纤维支气管镜应用技术》共11个分册，是一套实用性极强的儿科诊断治疗技术普及型著作。

　　本套丛书适用于广大儿科临床医师，包括相关专业的住院医师、主治医师、进修医生和研究生等，同时也包括基层全科医师、社区儿科医师，可作为工作和学习的工具书及辅助参考资料，具有较高的学术价值。由于编者的水平所限，错漏之处在所难免，欢迎批评指正，并恳请谅解。

编　者

2012 年 3 月

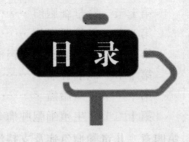

目 录

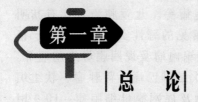

总 论

第一节
儿童肿瘤基础理论

一、儿科肿瘤的特点

小儿肿瘤学是肿瘤学的一个重要组成部分。小儿肿瘤在发病方式、对治疗的反应、预后等多方面均与成人有明显差异，儿童肿瘤专业人员对此应有充分认识。在肿瘤的遗传学研究、肿瘤的胚胎发育过程、肿瘤的分化和逆转等研究领域中，小儿肿瘤更有特殊的学术地位；小儿肿瘤的治疗，要注意小儿生长发育因素和生存后的长期生存质量，更要顾及对患儿骨骼生长、智力发育、婚姻生育及其心理健康的影响。

1. 儿童常见恶性肿瘤瘤谱

成人以原发于上皮组织的癌最多见，如胃癌、肺癌、直肠癌、乳腺癌等。而儿童则以血液系统的白血病、淋巴瘤和起源于中外胚层的非上皮性肿瘤为常见，如脑瘤、神经母细胞瘤、肾母细胞瘤等。因此在疾病诊断与鉴别诊断时应考虑到不同年龄及各种肿瘤发病率的差异。

2. 发病率与流行病学

据统计，20 世纪 90 年代我国上海地区 0 ~ 14 岁儿童恶性肿瘤发病率为 98.8/100 万，同期北美为 122/100万，欧洲等发达国家发病率为（120 ~ 125）/100 万。我国小儿恶性肿瘤以白血病最常见，占总数 32%，其次是颅内肿瘤、淋巴瘤、神经母细胞瘤、肾母细胞瘤、软组织肉瘤、骨肉瘤及肝母细胞瘤等。儿童肿瘤发病有其明显的年龄特点。0～5岁最常见的恶性实体瘤为脑瘤、肾肿瘤、神经母细胞瘤、软组织肉瘤及视网膜母细胞瘤等。5～9岁脑瘤仍居首位，其次是淋巴瘤、肾肿瘤、软组织肉瘤、神经母细胞瘤、骨瘤及视网膜母细胞瘤。10～14岁淋巴瘤最常见，其次是脑瘤以及软组织肉瘤及甲状腺癌。15～19岁淋巴瘤最常见，其次是卵巢及睾丸肿瘤、脑瘤以及甲状腺癌、骨瘤及软组织肉瘤等。

20世纪60年代以来，儿童肿瘤诊治向专业协作方向发展，小儿外科、小儿肿瘤科、病理科、放射学科医师协同工作，联合攻关，并成立了多个协作组织，例如POG、NWTSG以及INPC等，使儿童肿瘤治愈率从60年代的28%上升到90年代的75%。如Wilms'瘤，5年无病生存率已达85%以上。诊断及治疗技术和方法的改进使小儿肿瘤治愈率明显提高。国内外资料表明，儿童肿瘤综合治疗疗效显著提高。单纯手术治疗治愈率仅为20%左右，如采取手术、化疗、放疗等方法治愈率可提高到80%左右。

3. 发病机制

环境因素在成人肿瘤的发病中起重要作用，包括个人生活习惯、环境污染、特殊感染等。而儿童肿瘤的发病机制中则更多涉及先天性因素即基因因素。

（1）胚胎期已存在的DNA多发性突变　这些突变并非一定来自亲代，在这些出生时已存在突变的基础上，遭遇环境因素（后天因素）再次突变时（双突变理论）肿瘤的发病机会明显增高，导致临床上低年龄发病，但家族性发病的病例并不多见，可将此情况称为遗传性（或先天性）肿瘤发病倾向。

（2）遗传因素致家族性发病倾向　由亲代遗传获得某一致病基因，并由此导致肿瘤的形成。这一因素在各种肿瘤中的比例不同，如视网膜母细胞瘤中 40% 病例有遗传因素，而在白血病中仅 2.5% 病例可能有遗传因素参与。

4. 临床特点

（1）原发部位　恶性肿瘤一般均有原发部位，在未作病理诊断前根据原发部位的特征可作出初步临床诊断。但一些肿瘤如淋巴瘤、神经母细胞瘤、尤文肉瘤等在疾病早期即可转移，患儿初诊已存在广泛转移时，原发灶和转移灶的确定可能有困难。常见儿童肿瘤的原发灶和转移部位如表 1 - 1，不同原发部位常见的肿瘤如表 1 - 2。

表 1 - 1　常见儿童肿瘤的原发灶和转移部位

病名	常见原发部位	常见转移部位
白血病	骨髓	全身各部位均可有肿瘤细胞浸润、肝、脾、淋巴结、中枢神经系统、骨、肾为常见的浸润部位
非霍奇金淋巴瘤	中前纵隔、回盲部、腹腔淋巴结、外周淋巴结	肝、脾、淋巴结、骨髓、骨、脑膜
霍奇金淋巴瘤	外周淋巴结、中纵隔	肝、脾、淋巴结
神经母细胞瘤	肾上腺、脊柱两侧交感染神经链	肝、淋巴结、骨髓、骨、眶部、皮肤
肾母细胞瘤	肾	淋巴结、肺、肝
骨肉瘤	长骨干骺端	骨、肺
尤文肉瘤	四肢骨、躯干骨、软组织	肺、骨、骨髓
横纹肌肉瘤	泌尿生殖道、颌面部软组织	淋巴结、肺、肝、骨髓、骨、脑
生殖细胞瘤	睾丸、卵巢、骶尾部、盆腔、纵隔、松果体	淋巴结、肺

表1-2 不同原发部位常见的肿瘤

原发部位	常见肿瘤
头面部	非霍奇金淋巴瘤、横纹肌肉瘤
颈部	淋巴瘤、神经母细胞瘤
纵隔	淋巴瘤（前、中）、神经母细胞瘤（后）、胸腺瘤（前）、畸胎瘤腹腔淋巴瘤（回盲部、淋巴结）、神经母细胞瘤（后腹膜肾上腺或脊柱旁）、肾母细胞瘤（后腹膜肾原发）、生殖细胞瘤
盆腔	生殖细胞瘤、横纹肌肉瘤、神经母细胞瘤、淋巴瘤
骨	骨肉瘤、尤文肉瘤、非霍奇金淋巴瘤
软组织	横纹肌肉瘤、尤文肉瘤、非霍奇金淋巴瘤、其他未分化肉瘤

（2）生长方式　儿童肿瘤的生长方式主要取决于肿瘤的生物学特性，肿瘤生长方式与肿瘤分级有关。儿童恶性肿瘤与成人恶性肿瘤生长方式不同，主要为膨胀性生长，肿瘤向多方向均衡膨胀、扩张。常有完整包膜，与正常组织分界清楚，容易剥离完整切除，不易复发。少数儿童恶性肿瘤，也可沿组织间隙、血管、淋巴管或神经走向的间隙发展，使肿瘤组织之间相互间隔，肿块较固定，周围正常组织受到浸润破坏，边界不清，难以完整切除肿瘤组织。

（3）转移特点　随着肿瘤的不断生长、扩大，肿瘤细胞可沿组织间隙、淋巴、血管间隙向四周扩散，形成直接蔓延，肿瘤的远处转移大多数是通过血道或淋巴道完成，肿瘤发展到晚期，肿瘤细胞可直接进入淋巴系统形成淋巴道转移，肿瘤细胞栓子进入血管，形成血道转移。空腔脏器的肿瘤还可以通过肿瘤组织或肿瘤细胞的脱落进入体腔远端形成肿瘤细胞的种植性转移。儿童肿瘤在就诊时已有远处转移者较多见，原因有以下两点：①非上皮性恶性肿瘤在疾病早期即可发生远处转移；②当肿瘤原发于非体表部位，未形成压迫症状或有全身症状时不易发现，在出现症状而就诊时已存在转移灶。即使影像学检查未发现明显转移灶，也有可能已有微小的亚临床转移。非霍奇金淋巴瘤、神经母细胞瘤、横纹肌肉瘤、尤文肉瘤、骨肉瘤就诊时存在转移的机会较多，除局部扩散外，易发生淋巴、血行远处转移。常见的远处转移部位有肝、脾、淋巴结、骨髓、骨、肺和颅内。

（4）临床表现　儿童血液系统恶性肿瘤全身症状突出，主要有贫血，出血，发热和肝、脾、淋巴结肿大。实体瘤原发于体表部位时，主要就诊原因是可扪及的无痛性肿块。肿瘤原发于纵隔、腹腔、盆腔时，早期常无症状，体检也不易发现肿块，当肿瘤生长至压迫邻近组织器官，使其功能障碍时，出现压迫症状（表1-3）。全身播散时出现全身症状如苍白，消瘦，发热，骨关节疼痛，出血，肝、脾、淋巴结肿大等。这些症状、体征在治疗有效时消失较快，而治疗无效时症状持续时间较短，即进入临床终末期。

表1-3　常见部位的肿瘤压迫症状

部位	压迫症状
眶部	眼球突出、视力改变、眶周瘀斑
鼻咽部	鼻塞、打鼾、呼吸困难
纵隔	头面部及上肢水肿、呼吸困难、咳嗽、发声变化、不能平卧、喘鸣、慢性缺氧性杵状指趾
腹腔	下腔静脉受压出现阴囊、下肢水肿；胆管受压出现黄疸；肠道受压出现不完全肠梗阻；回盲部肿块可并发肠套叠；尿路压迫出现排尿异常，肾盂积水；直肠受压出现便秘或直接刺激症状
颅内	神经系统定位症状、体征，颅内压增高的表现
椎管内压迫	截瘫，肌力及肌张力改变、感觉障碍

（5）实验室检查　主要是血、尿生化学检查：①尿儿茶酚胺代谢产物香草扁桃酸和高香草酸（VMA、HVA）检查　80%~90%的神经母细胞瘤患儿尿VMA、HVA明显增高，有特异性，可作为诊断及随访指标；②血清甲胎蛋白（α-FP、AFP）肝母细胞瘤、生殖细胞瘤时升高，可作为诊断及随访指标；③血清乳酸脱氢酶（LDH）多种肿瘤有

非特异性增高,在淋巴系恶性肿瘤、神经母细胞瘤中较为突出。其增高水平与肿瘤负荷相平行,缓解时降至正常,复发时再次增高。

影像学检查是实体肿瘤诊断的基础手段,主要包括 X 线平片、B 型超声检查、CT、MRI、骨扫描。影像学检查可确定肿块部位、大小、与邻近组织和血管的关系、包膜的完整性、瘤内钙化灶、出血坏死灶、囊性变等,可据此作出初步诊断及治疗方案。腹腔常见肿瘤的影像学特征如表 1 - 4。

表 1 - 4　腹腔常见肿瘤的影像学特征

病名	影像学特征
非霍奇金淋巴瘤	包膜常不完整,伴多发淋巴结大,与血管关系常较密切,肿块较均质,钙化灶常不明显,可有坏死出血灶
神经母细胞瘤	以肾上腺、后纵隔、脊柱旁多见,肿块可包绕血管生长并有钙化,原发于肾上腺时肾脏常受挤压移位
肾母细胞瘤	肾脏起源肿块、正常肾组织破坏,肿瘤可有出血坏死灶,常无钙化灶

骨髓涂片检查是白血病和恶性实体瘤伴有骨髓浸润时的主要诊断手段。骨髓中幼稚细胞比例明显升高,超过骨髓有核细胞的 30%,为诊断白血病的主要依据。多种儿童恶性肿瘤易发生骨髓转移,如非霍奇金淋巴瘤、神经母细胞瘤、尤文肉瘤等,因此这些肿瘤应常规作骨髓涂片,检查有无肿瘤细胞浸润。

病理学检查是通过外科手术、内镜钳夹、切割、细针穿刺等方法取材,经常规石蜡包埋切片、快速冰冻切片等适当处理,获得组织块可根据临床需要作普通光学显微镜、透射电镜、扫描电镜、激光共聚焦检查。器官、组织、细胞、超微结构、单细胞立体结构观察等形态学检查,各种特殊染色、免疫组织化学、流式细胞检查、图像分析也广泛应用于儿童肿瘤的病理检查,为儿童肿瘤病理学检查提供了更为有效的方法。

二、儿科肿瘤的病因学

肿瘤的病因非常复杂，目前尚不完全明确。目前研究表明，肿瘤的发生是受内外环境多因素共同作用的结果，包括遗传、免疫、环境等多种因素。

1. 遗传倾向及易感致癌因素

小儿肿瘤可有一定的遗传背景及易感基因。视网膜母细胞瘤是最具有明显家族史的儿童恶性肿瘤之一，约有40%具有遗传性。肾母细胞瘤（Wilm's 肿瘤）也有家族聚集性，但比例较低，为 3% ~ 5%。不同肿瘤的遗传模式也不同，如视网膜母细胞瘤的遗传模式相对单一，肾母细胞瘤遗传模式则相对较为复杂。此外，某些特殊儿童恶性肿瘤与遗传性疾病有关，如神经纤维瘤病、结节性硬化病、范可尼贫血（Fanconi's anemia）、共济失调 – 毛细血管扩张症（AT）、Li – Fraumeni综合征和着色性干皮病。

2. 环境因素

环境因素在小儿肿瘤发病中起重要作用，包括物理因素、化学因素、生物因素等方面。但肯定的危险因素仍屈指可数，许多研究结果不一致，原因是儿童肿瘤较为少见，所研究的病例数少，以及判定儿童暴露水平较困难，特别是母体怀孕期甚至怀孕前这两个重要时期。

（1）电离辐射和 X 线照射 电离辐射的致癌作用已被认可。在日本原子弹爆炸中受电离辐射影响的儿童急性白血病发病率明显增高。早期应用放射治疗的儿童，也增加患癌的危险。美国 NCI 最近有关儿童肿瘤研究也发现事故或放射治疗的高剂量电离辐射增加某些儿童恶性肿瘤的发生危险。母体孕期进行 X 线诊断性检查成孕时父亲接受照射的儿童其肿瘤发生的危险性增加。目前孕期 X 线检查已绝大多数被超声检查取代，至今没有证据表明母体孕期超声检查与儿童恶性肿瘤有关。上海市肿瘤研究所曾进行的流行病学研究发现，孕期接受 X 线检查的母亲所生的子女患白血病的危险度会增高，而孕期超声检查与儿童恶性肿瘤发生无关，与其他人群中研究结果相一致。环境中电离辐射也可能引起儿童恶性肿瘤，特别是白血病，但多项研究并没有发现核电站区域儿童白血病发病率升高。

（2）非电离辐射 主要包括极低频电磁场和紫外线照射。自 1979 年 Wertheimer 等首次报道居住在高压电线周围的儿童白血病的发生率明显增加以来，人们对极低频电磁场（ELF - EMF）与儿童肿瘤的关系进行了大量的研究，但结果并不统一，甚至相反。多个病例对照研究资料综合分析结果显示频率为 50 ~ 60Hz 的电磁场暴露并没有增加儿童白血病的发生危险。过量的紫外线暴露会增加皮肤癌发生危险，澳大利亚和新西兰儿童黑色素瘤高发病率可能与此有关。

（3）化学因素 有些化学物质和药物已被高度认定为具有致癌性，可导致急性白血病、膀胱癌、脑瘤和骨癌等。孕妇接触某些化学物质或摄入某些药物可能增加所生子女的肿瘤发生危险。惟一明确致癌的化学物质是己烯雌酚（DES），孕妇在早期妊娠时服用，可使其女儿宫颈和阴道透明细胞癌发病率明显升高。抗癌药物如环磷酰胺、美法仑、白消安、亚硝脲等烷化剂可导致继发性白血病，也可引起继发性实体瘤，如膀胱癌和骨癌等。有研究发现服用氯霉素会增加儿童患各种白血病的危险，目前此类药物已很少应用。

（4）生物因素 感染，特别是病毒，与某些儿童肿瘤发生有关。其中最典型的是与 EB 病毒有关的伯基特淋巴瘤（Burkitt - lymphoma）、霍奇金病和鼻咽癌，与 T 细胞淋巴瘤/白血病有关的人 T 细胞白血病病毒 1 型（HTLV - 1），与乙肝病毒（HBV）有关的肝癌，以及与人类免疫缺陷病毒（HIV）有关的卡波肉瘤，但这些肿瘤只占儿童肿瘤的一小部分。Burkitt 淋巴瘤患儿的血清中可测到 EB 病毒抗体，其肿瘤细胞中也能找到该病毒的基因片断。除上述肿瘤外，有关病毒感染在儿童白血病病原学方面可能起的作用也引起了人们的关注。西方发达国家早期儿童 ALL 较不发达国家发病率高，提示其可能与公共卫生状态有关的感染性物质有关。英国最近一项有关儿童肿瘤患者的大型研究发现富裕地区和偏远山区儿童恶性肿瘤发病率较高，富裕地区儿童发病率高提示生活在很干净环境中的儿童的免疫系统较弱；而偏远山区儿童发病率高则可能与可能致癌的病毒有关。

3. 父母年龄

研究报道父母亲任一方生育年龄越大，所生子女发生 ALL 的危险越大，即使将 Down's 综合征儿童排除在外，也得到同样结果。而母亲生育年龄较小与儿童白血病之间的关系则存在争议。

4. 主要儿童恶性肿瘤的相关危险因素

尽管至今全世界已开展许多有关儿童肿瘤的病因学研究，但已知的危险因素仍然很有限，特别是环境因素。美国国立癌症研究所流行病学和远期结果监测计划（SEER）列出了主要儿童恶性肿瘤明确的相关危险因素（表 1-5）。其他许多怀疑的增加或降低儿童肿瘤发病的因素仍需进一步证实。

表 1-5　主要儿童恶性肿瘤和已知危险因素

瘤别	危险因素	注释
急性淋巴性白血病	电离辐射	产前诊断性 X 线暴露危险增高，肿瘤放射治疗也增加危险
	种族	美国白人儿童较黑人儿童发病率高 2 倍
	遗传因素	Down 综合征者估计危险增加 20 倍。其他如神经纤维瘤病 1 型、Bloom 综合征、共济失调－毛细血管扩张症和郎格罕（Langerhans）组织细胞增生症也增加 ALL 发生危险

（续表）

瘤别	危险因素	注释
急性髓性白血病	出生体重	大于 4 000g 危险增加
	化疗制剂	烷化剂和表鬼臼毒素（epipodophyl-lotoxins）增加发病危险
	遗传因素	Down's 综合征和神经纤维瘤病 1 型危险度显著增加。家族性单体 7 综合征和其他多种遗传综合征也与其发病有关
脑肿瘤	头部放射治疗	除肿瘤放射治疗外，其他放射治疗也增加发病危险
	遗传因素	神经纤维瘤病 1 型与视神经胶质瘤发生有关，也与其他中枢神经系统肿瘤有关。结节性硬化症和其他多种遗传综合征增加脑肿瘤发生危险
霍奇金病	家族史	患者同卵孪生的兄弟姐妹危险度增加
非霍奇金病淋巴瘤	疫缺陷	获得性、原发性免疫缺陷病和免疫抑制治疗危险度增加
	感染	非洲国家 EB 病毒与 Burkitt 淋巴瘤有关
骨肉瘤	治疗剂量的电离辐射	肿瘤放射治疗增加发病危险
	化疗	烷化剂增加危险
	遗传因素	与 Li－Fraumeni 综合征和遗传性视网膜母细胞瘤有关
尤文肉瘤	种族	美国白人儿童较黑人发病率约高 9 倍
神经母细胞瘤		无明确已知危险因素
视网膜母细胞瘤		无明确已知非遗传危险因素

瘤别	危险因素	注释
Wilm 肿瘤（肾母细胞瘤）	先天性异常	虹膜缺如和韦－伯综合征（Beck-with－wiedemann syndrome），以及其他先天性和遗传因素增加发病危险
	种族	亚裔儿童发病率大约是白人和黑人儿童的一半
横纹肌肉瘤	先天性遗传和遗传因素	Li－Fraumeni 综合征和神经纤维瘤病 1 型增加发病危险，同时与主要出生缺陷存在一致
性肝母细胞瘤	遗传因素	韦－伯综合征（Beckwith－Wiede-mann syndrome）、偏侧肢体肥大（hemihypertrophy）、Gardner 综合征和腺瘤性息肉家族史者发病危险增加
恶性生殖细胞肿瘤	隐睾病	隐睾病是睾丸生殖细胞肿瘤的危险因素

三、儿科肿瘤的病理学概述

由于儿童处于生长发育阶段，先天性因素和个体成长过程中的代谢特点，决定儿童肿瘤的病理类型与成人截然不同，表现为：①小儿恶性肿瘤形态学上多表现为母细胞的特点，例如肾母细胞瘤、肝母细胞瘤、神经母细胞瘤等，这些肿瘤多属于胚胎残余组织肿瘤，如来源于后肾嵴胚胎性残余、神经嵴等，主要表现为胚胎发育过程的不同分化阶段；②肿瘤的生物行为不同，尽管小儿肿瘤多来源于胚胎残余组织，往往分化差或呈未分化型，为高度恶性，预后极差。但有些肿瘤组织学表现增生活跃，却出现了肿瘤自发性消退。有些肿瘤病理形态学上为恶性，但临床上却为良性过程，如未成熟性畸胎瘤，其在形态上具有未成熟的神经组织，细胞增生活跃，异型明显，但为良性过程。

　　肿瘤细胞虽然由正常细胞转化而来，但其功能、代谢、形态结构均发生变化，这主要是由于细胞遗传物质基础脱氧核糖核酸（DNA）的结构和功能均发生变化，这种DNA的转变所形成肿瘤的遗传性可随着细胞分裂传给子代细胞并不断繁衍。肿瘤的增生和非肿瘤性增生有着本质上的不同，后者可以受制于组织内的增生和分化调节机制，其生长是适应机体需要，生成的组织和原有的组织在形态和功能上是一致的，并随着刺激增生因素消除后，非肿瘤性增生即会停止，这种增生对机体是有利的。而肿瘤性增生是以活跃的合成代谢吸取机体所需的营养物质而持续增生，破坏局部组织并且在远处器官仍持续生长。因此，肿瘤性增生对机体是有害的。随着人类对肿瘤认识的不断进展，对肿瘤不仅从形态学、组织发生学及病因学上进行研究，而且逐渐深入到对癌基因和抑癌基因的不断发现，对其结构、染色体的定位和致病机制的探索。对于儿童肿瘤的研究仍主要以遗传、免疫与环境因素为主，希望这些有利于对小儿肿瘤的预防。

1. 肿瘤的形态

　　（1）外形　　肿瘤的外形与肿瘤所发生的部位和生长方式有关，与肿瘤的不同发展阶段以及有无继发改变有关，故大体形态为多样化。多数表现为局部肿块，发生于实质器官肿瘤多呈膨胀性生长，形成边界清晰圆形或分叶状肿块，常有包膜如脂肪瘤；发生于体表或黏膜则肿瘤呈外生性生长形成息肉状、乳头状或菜花状结构，这是由于瘤组织易于向阻力低的空间生长如肠道幼年性息肉。浸润性生长是恶性肿瘤向邻近或周围组织浸润，呈树根状或蟹足状生长，常无明显境界，且肿瘤生长迅速，常导致肿瘤缺血、继发感染而坏死形成溃疡。

　　（2）肿瘤的颜色　　多数肿瘤呈灰白色。有的因起源组织不同及组织内血液含量多少、有无继发性变性坏死和出血及瘤细胞是否产生色素而呈不同颜色，因此颜色差别较大。一般讲血管瘤呈暗红色，脂肪瘤呈浅黄色，黑色素瘤呈灰褐色，绿色瘤则由于瘤组织含髓过氧化酶，使瘤组织呈绿色。

（3）肿瘤的质地　肿瘤的质地取决于肿瘤实质和间质的比例及瘤组织起源组织的质地。各种肿瘤成分不同，其质地也不同。如脂肪瘤、血管瘤质软，纤维瘤质韧，而骨肿瘤则质地较硬，有些肿瘤由于含大量的钙盐沉积，则肿瘤质地坚硬如钙化上皮瘤。一般肿瘤的间质多于实质，则肿瘤较硬；癌是硬而脆，肉瘤较软，切面似新鲜鱼肉状。肿瘤常发生坏死、出血等，则质地较软。

（4）肿瘤的体积　肿瘤的体积与肿瘤的生长速度、存在时间和所发生部位有关。通常良性肿瘤或低度恶性肿瘤在非要害的解剖部位体积较大，发生在要害部位如颅腔内、脊椎管内或显示功能的肿瘤及高度恶性肿瘤体积往往较小；发生于空腔器官如腹腔内则肿瘤体积较大；发生于体表的肿瘤易被发现，则肿瘤体积较小。发生于后腹膜的肿瘤往往不易被发现，临床症状出现晚，一旦发现肿瘤常较大或已有转移。

（5）肿瘤的数目　肿瘤常为单个。多发性是指在一个器官内或身体不同部位发生多个组织起源相同肿瘤，如小儿常见的多发性神经纤维瘤、脂肪瘤及家族性大肠腺瘤。对于某些转移性肿瘤也可因转移而形成多发病灶。

（6）肿瘤的包膜　包膜一般是良性肿瘤的特征，肉眼观察肿瘤边缘规则或呈分叶状，如小儿常见的脂肪瘤等有清晰包膜。有些良性肿瘤可以无包膜，如常见的血管瘤、淋巴管瘤等。恶性肿瘤通常是无包膜，或有部分包膜，或仅有假包膜。凡有包膜的肿瘤，如肿瘤侵犯包膜并穿透包膜，则提示可能为恶性肿瘤。对于内分泌肿瘤，应注意其包膜有无浸润及转移。

2. 肿瘤的超微结构

由于儿童肿瘤常为胚胎性肿瘤，细胞类似原始的胚胎细胞。因此，通过光镜及免疫组化往往难以确诊，借助电子显微镜技术，利用其高分辨力的特性，有利于帮助病理作出正确的诊断。

（1）肿瘤细胞的电镜特点　首先是肿瘤细胞的分化程度，分化好的肿瘤细胞与其起源这种肿瘤的正常细胞，无论在光镜形态还是在电镜超微结构上均有许多相似处。如分化为节细胞神经母细胞瘤和节细胞神经瘤在超微结构上具有排列好的疏电子性神经突起的特征，内含许多微管、中间微丝和少量有致密核心的神经分泌颗粒，而这种突起和少见的突触仅在分化好的肿瘤内可以见到。神经内分泌颗粒又是诊断神经母细胞瘤的重要超微结构依据，神经内分泌颗粒可以反映瘤细胞的分化程度。在分化差的肿瘤细胞核/质比例增大，突起少而小，仅有少量的微管和神经内分泌颗粒。

肿瘤细胞的多向分化，在电镜下同一肿瘤内有些细胞可以显示两种或两种以上的分化特征。如肾母细胞瘤的多向分化。

肿瘤细胞的异型性，各种恶性肿瘤的超微结构都能显示程度不同的异型性，表现为细胞核的外形呈多形性或不规则性。

（2）电子显微镜在儿童肿瘤中的应用　在儿科中常见的弥漫性小圆细胞性肿瘤，如神经母细胞瘤、胚胎性横纹肌肉瘤、尤文肉瘤及淋巴瘤等，这些肿瘤在光学显微镜下往往难以确诊，可借助电子显微镜观察其超微结构加以鉴别和确诊。神经母细胞瘤胞质中存在神经内分泌颗粒，其颗粒的多少常可以反映神经母细胞瘤的分化程度，胞质中还含有神经丝、微管的存在，有助于协助诊断。在胚胎性横纹肌肉瘤中，可有肌母细胞及原始的间叶细胞，而瘤细胞形态呈多样性，诊断必须有肌母细胞的存在，并根据肌母细胞的形态判断其分化程度。尤文肉瘤在电镜下的主要特点是有大量局灶的糖原沉积，细胞排列密集，细胞间为原始连接。而淋巴瘤的主要特点为无细胞间的连接、基膜及张力原纤维。

上皮性肿瘤与肉瘤的鉴别诊断，通常借助于观察细胞的连接、细胞的基膜和外膜。发育完善的桥粒连接见于上皮性肿瘤，且上皮性肿瘤细胞紧密排列，细胞间有基膜构成基质分隔。

3. 外科活检

活检是诊断肿瘤最后和最明确的检查步骤。取活检之前，应有详尽的临床、放射学检查，以及生化及其他特殊的检查，以便相关的资料在活检前均可获得。各种组织技术所需的设施准备好，活检才可尽可能地获得信息。

外科活检原则：①切取的组织应数量适当、具有代表性、存活的和未经明显损伤的组织；②活检前应考虑到组织技术的处理，已固定在福尔马林液体中的组织材料对细胞培养及某些酶方面的检查毫无意义，电镜检查需要合适的固定液、锋利的刀片、细镊，对新鲜标本应立即处理，若需制作印片，应切开肿瘤后立即印片，因此需要事先准备好清洁的玻片。

活检时有两点需要注意，第一是外科医生需细致及轻柔地处理组织，避免柔软、脆弱黏附力差的肿瘤细胞破裂和畸变，而这是极易发生的。第二是标本必须及时固定，大标本固定在小容器内将影响组织学检查。组织固定不良及处理不佳使病理组织学诊断发生困难。

外科在肿瘤诊断中的一个重要作用是获取标本以作出正确的组织学诊断。

外科活检类型：①吸引活检　吸引活检是从被怀疑的组织中通过针管抽吸细胞和组织碎片，细胞学分析可提供初步的诊断，此方法简便易行，但存在一定的假阴性和假阳性；②针刺活检　针刺活检是从被怀疑的组织中通过特殊设计的针管获取组织，针刺活检获得的组织对大多数肿瘤来说足够诊断所需，但软组织和骨的肉瘤因针刺组织较少常常在与良性肿瘤鉴别方面产生很大困难，反应性增生或恶性肿瘤也常难以准确区别；③切开活检　切开活检是从一个较大的肿瘤中切除一小块楔形组织，较大的肿块需行较大的手术或作局部切除的常常需要作切开活检，因为重大的外科手术需要得到明确的诊断，切开活检是组织和骨的肉瘤性病变诊断首选方法，许多内脏肿瘤未切开活检可能无法治疗，但需注意在切开做活检时要防止癌细胞扩散；④切除活检　切除活检是切除整个肿块，不带或仅带少量周围的正常组织，切除活检是大多数肿瘤诊断所选择的方法。

4. 免疫组织化学

免疫组织化学（免疫组化）是应用免疫学与组织化学原理，对组织或细胞切片中的某些化学成分进行原位定性、定量研究。免疫组化利用免疫学中抗原与抗体结合具有高度特异性特征，用已知抗体与未知抗原结合，形成无色抗原抗体免疫复合物，然后再借助组织化学方法将抗原抗体反应部位用呈色反应显示出来，从而达到对组织或细胞中的未知抗原进行定性、定位及定量的研究。由于免疫组化具有特异性强、灵敏度高和方法简便等显著特点，且能将形态研究与功能研究有机结合，因而广泛应用于肿瘤诊断、鉴别诊断，以及病因和发病机制的研究，成为临床病理诊断的常规方法之一，同时也提高了肿瘤的诊断水平。免疫组化在小儿肿瘤中常应用于以下几个方面。

（1）小儿恶性肿瘤的诊断及鉴别诊断　小儿中常见的小细胞性肿瘤仅在光学显微镜下难以作出准确的诊断，可借助免疫组化方法进行鉴别诊断。如对恶性淋巴瘤 LCA 抗体标记为阳性、神经母细胞瘤 NSE 抗体标记为阳性、胚胎性横纹肌母细胞瘤肌红蛋白标记为阳性，根据免疫组化标记物表达不同而进行鉴别诊断。

（2）判断转移性恶性肿瘤的起源部位　淋巴结转移性恶性肿瘤细胞，单独依据光学显微镜检查，从形态上往往难以确定原发部位。应用免疫组化技术能够确定恶性肿瘤的起源部位，如对淋巴结内来源不明的肿瘤细胞，用波形蛋白抗体获得阳性则支持肉瘤的诊断，用甲状腺球蛋白抗体标记阳性则支持甲状腺癌的诊断。

（3）确定由两种或多种成分组成肿瘤内的各种成分　有些肿瘤如间质型肾母细胞瘤可由横纹肌、神经等多种成分组成，可分别用肌红蛋白、神经烯醇化酶予以证实，而在畸胎瘤中不同胚层起源的成分，也可用相应标记物予以证实。

（4）研究组织起源不明肿瘤的免疫组化特点　对儿童中一些起源不明的肿瘤，免疫组化技术可以明确其胚胎组织的发生。

（5）研究某些病原体与肿瘤的相关性　通过免疫组化标记病原微生物，常见乙型肝炎病毒表面抗原、巨细胞病毒及EB病毒等。如EB病毒感染与小儿淋巴瘤的发生存在密切的关系，从而探讨恶性淋巴瘤的病因及发病机制。

（6）估计肿瘤的生物行为及指导肿瘤的治疗　通过对肿瘤细胞增生程度的评价来评估肿瘤的临床与预后，即肿瘤细胞增生活跃是否直接影响其临床治疗与预后。如对PCNA抗体标记恶性淋巴瘤，肿瘤中阳性细胞表达数多者，则提示其恶性程度增高，预后不良。

（7）癌基因蛋白的临床应用　肿瘤细胞活性的异常借mRNA瘤蛋白的水平增加而表达出来，通过对肿瘤的蛋白进行定位、定量检测来探讨其临床意义。如对肿瘤抑制基因$p53$和WTl的检测，$p53$结合在特定的DNA片段上，对细胞通过G_1期起到阻断作用。$p53$突变型在成年人肿瘤大肠癌、乳腺癌最为常见，在小儿肿瘤中较少。肾母细胞瘤间变型$p53$阳性率的表达高于未间变型，$p53$阳性率在转移肿瘤组中高于无肿瘤转移组，从而表明$p53$蛋白的异常表达与肾母细胞瘤的组织类型和转移密切相关。

（8）激素受体与生长因子检测对预后及治疗的意义　小

儿的某些肿瘤如小儿皮肤杨梅状血管瘤中具有增高的雌激素受体，从而表明雌激素在血管瘤生长发展中起重要作用，为临床治疗提供了依据。

5. 小儿肿瘤诊断中常用标记物

肿瘤诊断常用标记物根据组织或细胞反应进行分类。主要分为上皮性标记物、非上皮性标记物、淋巴造血组织标记物、神经组织标记物及肿瘤相关抗原标记物等。

（1）上皮性标记物　最常用的为角蛋白、上皮膜抗原和癌胚抗原。

角蛋白（keratin）为细胞骨架蛋白之一。高分子量角蛋白存在于复层上皮和导管上皮及源于这些上皮的肿瘤，低分子量角蛋白存在于单层上皮和腺上皮。因此，角蛋白检测可肿瘤细胞的上皮属性，角蛋白阳性常见的肿瘤为癌、间皮瘤、脊索瘤、上皮样肉瘤，角蛋白阴性的肿瘤主要为肉瘤、恶性淋巴瘤等。

上皮膜抗原（EMA）广泛存在于人体多种上皮及某些上皮性肿瘤，常与角蛋白抗体联合应用。在肾癌、乳腺癌等呈阳性，但在胚胎癌、肝细胞癌中不表达。

（2）非上皮性标记物　与上皮性标记物相对的非上皮性标记物，如波形蛋白是各种间叶组织或细胞分化的特异性标记物，常见于肌组织、纤维组织、组织细胞等。

波形蛋白主要分布于间叶细胞及其起源的肿瘤，是间叶细胞来源肿瘤的良好标记物，临床常用于癌与肉瘤、未分化癌与恶性淋巴瘤、神经母细胞瘤等小细胞肿瘤的鉴别诊断。

肌组织标记物肌蛋白是肌细胞较为特异性标志之一，存在于平滑肌、横纹肌和心肌及相应的肿瘤中，主要用于标记肌源性肿瘤。肌红蛋白（MG）存在于横纹肌及横纹肌肿瘤中，可作为横纹肌肉瘤的特异性标记。

肿瘤相关抗原如癌胚抗原（CEA）出现于胚胎期胃肠黏膜上皮细胞内，随胚胎发育成熟逐渐下降，乃至消失。当消化道上皮发生癌变时,又可合成分泌。因此,最常被用于胃肠道癌的检测,同时也可在部分正常上皮表达。甲胎蛋白(AFP)主要来源于胚胎肝细胞和胚外卵黄囊,AFP 主要用于原发性肝细胞肝癌和性腺或性腺外某些生殖细胞肿瘤,如内胚窦瘤等的诊断和鉴别诊断。

血管内皮因子标记物 CD34 存在于血管内皮中,在血管内皮及相应肿瘤中表达。第八因子相关抗原由内皮细胞合成,是内皮细胞特异性标记物,在血管内皮及相关的肿瘤中表达。

(3)淋巴造血组织标记物 淋巴细胞在其发育和分化过程中形成许多分化性抗原,应用这些分化性抗原的特异性抗体来区别免疫表型不同的细胞系及同一细胞系的不同亚型和不同分化阶段的细胞群,利用这些特性诊断恶性淋巴瘤,并对恶性淋巴瘤进行分类和恶性淋巴瘤与白血病进行鉴别诊断。

白细胞共同抗原(LCA)存在于造血细胞中,如淋巴细胞、粒细胞及单核细胞,不存在于非造血组织中。LCA 主要用于恶性淋巴瘤与非造血组织肿瘤的标记物,在免疫组化诊断中是一种非常有用的标志物。

免疫球蛋白为 B 细胞的标记物,分为重链和轻链。重链对确定 B 淋巴细胞的亚型有帮助,而轻链是否克隆性表达有助于确定增生 B 淋巴细胞良、恶性的性质。

全 B 细胞标记物有 CD19、CD20 和 CD22,常用 CD20 标记淋巴组织、B 细胞淋巴瘤,但必须与 T 细胞及 CD45 结合应用。

细胞标记物有 CD2、CD3、CD5、CD7 及 CD45RO,常用 CD3 和 CD45 RO 标记 T 淋巴细胞、T 细胞淋巴瘤。

组织细胞标记物 α_1 - 抗胰蛋白酶(α_1 - antitrypsin,AAT)、α_1 - 抗糜蛋白酶(α_1 - antichymo - trypsin,AACT)、溶菌酶(lysozyme,LYS)及 CD68 存在于单核巨噬细胞中,

是组织细胞的标记物，用于反应性和肿瘤性组织细胞中。

粒细胞及相关标记物 CD15 存在于粒细胞、单核细胞和某些 T 细胞及其相应的肿瘤中。在霍奇金病的 R - S 细胞中表达为阳性。髓过氧化酶（MPO）是确定淋巴造血系统肿瘤是否向粒细胞分化的标记物，尤其有助于对粒细胞性白血病中较原始的原粒细胞和早幼粒细胞的诊断。

（4）神经源性肿瘤标记物　常用的为神经特异性烯醇化酶和 S - 100 蛋白。

神经特异性烯醇化酶（NSE）是一种水解酶，存在于神经元、神经内分泌细胞及其相应的肿瘤中。

S - 100 蛋白（S - 100）是酸性钙结合蛋白，不仅存在于神经系统的星形胶质细胞、少突胶质细胞、施万细胞等，还存在于非神经源性的正常细胞，如软骨细胞、脂肪细胞、肌上皮细胞及相关肿瘤中。此外，淋巴结中的树突状网织细胞和 Langerhans 组织细胞及相应肿瘤也表达 S - 100 蛋白。由于 S - 100 蛋白广泛存在于上皮源性细胞、间叶细胞及淋巴造血组织中，故应用 S - 100 蛋白标记物诊断和鉴别诊断需与其他标记物同时标记，才能作出正确诊断。

6. 原位杂交

（1）原理　核酸分子杂交技术根据杂交条件不同分为液相杂交、固相杂交和原位杂交三大类。其中原位杂交又称原位杂交组织化学，是将核酸分子杂交技术与组织化学及免疫技术结合起来，在组织细胞原位显示出某种特定的基因、mRNA 及其基因产物的表达进行定位和定量检测的一项新型技术，它的特点为：①特异性强，灵敏度高，再经组织化学染色可显示其表达结果；②对各种不同来源的组织尤其是标本量较小的组织均可进行原位杂交；③应用范围广，对组织细胞内特定的基因和 mRNA 的表达进行定位、定性和定量的检测。由于原位杂交技术即可从分子水平研究 DNA 或 RNA 的性质及其病理变化，又能在细胞水平进行形态观察，它不仅可利用新鲜组织标本、培养的细胞，而且可用石蜡切片进行回顾性研究。根据其核酸不同，原位杂交范围可分为DNA - DNA、DNA - RNA、RNA - RNA 杂交。

（2）原位杂交在小儿肿瘤中的应用　原位杂交技术用于病理诊断，探索恶性细胞的来源，研究基因的表达、突变、丢失、插入，对癌细胞分化、分裂、受体特性的影响及其恶性变和转移机制的关系。

原位杂交主要用于对癌基因的检测，协助临床诊断、临床分期及临床预后的判断。通过检测肿瘤细胞内癌基因mRNA，可检测出激活的癌基因，用不同种类的癌基因探针检测同一种癌组织内癌基因 mRNA，从而明确癌基因的激活状态。也可用已知的癌基因 DNA 探针检测癌组织中癌基因的扩增情况。如在神经母细胞瘤中，常见分子生物学标记 $N - myc$ 为原癌基因，位于 2 号染色体短臂远端（2P23 - 24），myc 基因为转录调节因子，调节与细胞相关基因。myc 基因过度表达将阻止细胞分化，从而引起细胞的增值。其在神经母细胞瘤的早期无癌基因的扩增，晚期则有 $N - myc$ 基因的扩增。而原癌基因 Trk 家族编码的酪氨酸激酶亲神经受体，在调节神经细胞生长、分化起重要作用。$Trk - A$ 的高表达，则提示肿瘤的预后好，其与 $N - myc$ 扩增呈负相关性。

原位杂交也用于对原癌基因和抑癌基因的研究，探讨肿瘤的发生机制。随着分子生物学的发展，癌基因和抑癌基因的发现，有助于揭示正常细胞分化的调节以及肿瘤发生发展的机制，为肿瘤的早期分子诊断及基因治疗开辟新途径。人类对原癌基因的研究，则阐明了细胞生长和分化的正常调控。抑癌基因对细胞生长呈负调节，即抑制细胞增生，它的功能丧失，其抑瘤功能也随之丧失。

研究者也应用原位杂交技术与染色体显带技术结合，对正常细胞基因和癌基因的染色体进行定位检测。另外，原位杂交与电镜技术结合，既有定位精确可靠，又同时观察细胞的超微结构的特点。从分子生物学角度认识细胞基因的水平的改变与细胞超微结构变化的关系。

7. 图像分析

图像分析是对物体形态进行定量分析，也就是对实物标本、照片图像或显示在显微镜的图像通过电视摄像机等输入装置输入计算机后，经过计算机的分析处理得到定量的结果。图像分析使形态学研究走向了定量，避免人为误差，其方法简单、快速。虽然形态计量法有其客观性、重复性、可测性的特点，但病理的组织图形的复杂及多样化，所以很难得出非常精确结果。

定量病理学（quantitative pathology）的出现为肿瘤的病理诊断、分型分级、预后判断及病因、发病机制的研究创造了条件。目前，主要用于肿瘤的形态定量研究、DNA 含量的分析、免疫组化的定量分析。

（1）形态定量分析　通常在肿瘤的病理诊断中，把肿瘤分为良性、交界性和恶性，而作出这些判断依据与病理学家的观察和一定程度的主观倾向是分不开的，应用图像分析作出形态定量则有助于对肿瘤的病理诊断的客观化提供有用的手段。如形态测量肿瘤细胞的核面积与 DNA 含量，直接反映细胞增值过程中核酸代谢情况，作为细胞增殖能力的重要生物学指标。在上皮性肿瘤中，从正常上皮、癌前病变到癌的进展过程中，细胞核面积呈逐渐增大趋势，而 DNA 含量也逐渐增加，并出现异倍体，则提示良性肿瘤可能向恶性转化，临床需进一步随访。对于恶性肿瘤而言，通过测定肿瘤细胞的面积、核面积、核质比值及 DNA 含量，可估计恶性肿瘤的恶性程度、预后及为临床治疗提供依据。

（2）定量免疫组化分析　免疫组化已在病理学研究广泛应用，一般为主观性判断，采用半定量表示。应用图像分析系统则可对免疫组化结果中阳性细胞数量和面积进一步表达，应用图像细胞光度法对免疫组化的阳性细胞进行定量分析。

8. 小儿肿瘤的病理诊断

小儿肿瘤的病理诊断是根据其症状、体征、X 线、CT 及磁共振（MRI）、血生化指标、手术所见、病理大体、组织学及免疫组化等作出的，有时结合超微结构、流式细胞仪、图像分析等作出诊断。常用的肿瘤病理诊断方法为组织学诊断和细胞学诊断。

（1）病理组织学诊断　将病变组织通过手术切除或取出小块组织，然后观察大体及组织学改变，结合临床表现，作出最后的诊断。主要用于术前不能确定病变是否为肿瘤，为了判断肿瘤性质，如良性、恶性或交界性；了解切缘有无肿瘤细胞及辨认组织。一般采用常规切片染色，诊断准确，但时间较长。冷冻诊断采用快速切片，在短时间内作出切片及诊断，但形态欠佳。

病理组织诊断中应注意：①根据小儿肿瘤的组织形态特点　如胚胎性及母细胞瘤发病率高，肿瘤细胞往往生长活跃，与成人肿瘤不同，根据这些可以作出正确诊断，如婴幼儿的毛细血管瘤在组织学上尽管内皮细胞增生活跃，但该肿瘤为良性过程，有些可随年龄的增加而逐渐消退；②根据病理分型特点　小儿肿瘤的病理分型有助于临床治疗及判断预后，如肾母细胞瘤分为母细胞型、上皮型、间质型、混合型，或分为间变型和未间变型，其中间质型或间变型预后最差；③根据小儿肿瘤的生物学行为的不同特征　如有些神经母细胞瘤随着小儿的生长发育，其肿瘤细胞从神经母细胞向成熟分化，肿瘤可自发消退，且神经母细胞瘤患儿的发病年龄越小，治疗效果也就越好。

（2）细胞学诊断　细胞学检查主要用于：①胸腹腔积液、尿液等离心、沉淀、涂片检查；②各种分泌物涂片检查；③穿刺吸取细胞检查。细胞学检查方法简便、快速，患者痛苦小，而对肿瘤的诊断有较高的价值，但有假阴性或假阳性结果。因此，必要时应进行活检。

总之，由于肿瘤的形态是多种多样，同一肿瘤可具有不同的形态变化，不同的肿瘤也可有相似的形态变化。准确的诊断需要临床和病理工作的合作，临床医师必须清楚病理学诊断也有一定的局限性。

第二节
儿童肿瘤治疗原则

儿童肿瘤治疗基本原则是体现个体化特点的综合治疗，近20年儿童肿瘤治疗取得显著进展，除极个别病种总体5年无病生存率小于50%外，平均值已达70%左右，最高可达95%，为儿童肿瘤治疗提供了广阔前景。良好的治疗效果，得益于健全的卫生服务网络，良好的医疗条件，创新的临床诊疗方法。儿童肿瘤患者应当在儿童肿瘤中心治疗，治疗方法是多学科专家根据具体病情制订的个体化治疗方案。对患儿的接待、登记、诊断、治疗、并发症、预后评估、随访进行全程统一标准管理，有利于总结提高。综合治疗的规范化和水平的提高保证了临床治愈率和生存质量的提高。

一、分型分组分治原则

1. 同一种肿瘤有不同的病理形态或免疫、细胞遗传学亚型，它们对同样的治疗手段可有不同的敏感性，因此需了解这些差异并分别给予相适应的治疗。

2. 同一亚型肿瘤在诊断时处于不同的疾病阶段（分期或分组），需接受不同强度的治疗，避免早期或低危险组患者接受不必要的过强治疗，导致治疗风险增加和影响远期生存质量。而晚期或高危险组患者接受过弱治疗，则治愈机会减少。因此应根据不同的分期或危险组给予不同强度的治疗。

二、对治疗的反应

儿童肿瘤对治疗的反应与成人不同，主要表现为以下三点。

1. 总体上对化疗、放疗的敏感性高于成人，因此儿童肿瘤治愈率高于成人，在合理治疗下儿童肿瘤总体治愈率可达50% ~ 70% 。由于对治疗较敏感，肿瘤高负荷患者在初始化疗时易发生肿瘤细胞溶解综合征，出现水电解质紊乱、肾功能不全、DIC 等情况，应特别予以重视。

2. 对化疗的近期耐受优于成人，儿童所采用的剂量有时不能被成人所接受。

3. 儿童处于生长发育期，治愈率高而生存期长，因此更可能由于化疗药物及放疗对生长发育中的机体组织器官的损伤造成生长发育障碍及远期的脏器功能不良。

三、儿童肿瘤的化学治疗

术前化疗的主要目的是缩小肿瘤体积，减少肿瘤血供，使肿瘤组织萎缩以利于肿瘤的完整切除。手术后化疗的作用是消除残留组织、血液中肿瘤细胞。对多数肿瘤患儿，化疗效果直接影响肿瘤的治愈率。

小儿常用化疗药物分为四类：①烷化剂类 为临床上最常用的抗肿瘤药物，主要作用于肿瘤增殖细胞中各期细胞，为肿瘤细胞周期非特异性化疗药物，主要代表为环磷酰胺、异环磷酰胺，适用于治疗横纹肌肉瘤、神经母细胞瘤等；②抗生素类 与烷化剂同属于肿瘤细胞周期非特异性化疗药物，临床常用药物包括放线菌素 D、阿霉素及柔红霉素等，适用于治疗肾母细胞瘤、横纹肌肉瘤等；③植物类 主要作用机制是干扰肿瘤细胞蛋白质合成，主要药物有长春新碱类、高三尖杉酯碱类等，对恶性淋巴瘤、肾母细胞瘤、神经母细胞瘤、横纹肌肉瘤等有显著疗效；④抗代谢类　主要作用机制是干扰正常细胞代谢过程，抑制细胞增殖，此类化疗药物较为广泛，如甲氨蝶呤、6－巯基嘌呤、氟尿嘧啶、阿糖胞苷等。

此外，还有一些药物，如左旋门冬酰胺酶、肾上腺皮质激素、羟基脲等在儿童肿瘤的治疗中均起着重要作用。

儿童肿瘤化疗应遵循个体化治疗，选择敏感药物，联合用药以增强疗效，减低不良反应的基本原则。

1. 联合化疗

如同正常人体组织细胞，肿瘤细胞只有部分细胞处于活跃的增殖状态，称为增殖部分，大部分细胞处于相对静止的非活跃状态（G_0期）。活跃增殖细胞与G_0期细胞比率称为增殖比率。不同肿瘤细胞增殖比率不同，增殖比率高的肿瘤细胞对化疗敏感，而G_0期细胞比率高的肿瘤对化疗不敏感，同时肿瘤细胞对某些化疗药物也存在着天然的抗药性。为避免单一药物局限性，有必要将作用于不同时相的药物联合应用，尽可能最大限度杀灭肿瘤细胞，又可促进G_0期细胞进入增殖周期，提高化疗的敏感性。联合化疗应尽可能选择作用机制不同、作用时相各异、对肿瘤细胞有协同或相加杀伤作用、毒副作用无叠加的药物组成。化疗药物杀灭肿瘤细胞遵循一级动力学规律，即一定量的化疗药物只能杀灭一定比例的肿瘤细胞，而非固定数量的肿瘤细胞。一疗程的化学治疗对肿瘤细胞只起到一次阻断作用，反复化疗才能使肿瘤细胞不断下降而获得长期缓解，甚至治愈。如急性淋巴细胞白血病诱导缓解后，须依次行巩固治疗、庇护所治疗、早期强化、定期强化和维持治疗。

2. 剂量强度

化疗应用中除须考虑每次药物的剂量外，尚需考虑剂量强度，即不论给药途径，单位时间内的药物剂量及药物累积量（以每周 mg/m^2 表示）与临床疗效与粒细胞减少明显相关。减少每次给药剂量或延长用药间隔时间，都可使剂量强度降低。临床治疗应尽可能使用最大可耐受的剂量强度而又不至于产生严重的毒副作用。粒细胞刺激因子、成分输血、造血干细胞移植有助于保证最大剂量强度的实施。

3. 化疗个体化

对于同样的疾病，采用同一化疗方案，相同标准剂量的化疗药物治疗，临床会产生明显不同的疗效和毒副作用，这是由于宿主的遗传特性和疾病的本质不同所致。因此近年来在白血病的治疗中提出个体化治疗概念。即在用同一总体方案治疗前提下，不同的个体应用同一化疗药物的不同衍生物和不同剂量，根据不同的早期治疗反应，不同时段的残留白血病状态，采取不同的化疗措施。如标准剂量的 6 - MP 维持治疗，不同个体间活性代谢性产物硫鸟嘌呤核苷酸（6 - TGN）差异很大，与巯嘌呤甲基转移酶（TPMT）活性不同有关。T、B 淋巴细胞 MTX 代谢酶叶酰聚谷氨酸合成酶（FPGS）活性不同，HDMTX 化疗用于 B - ALL 剂量为 $3g/m^2$，而 T - ALL 剂量为 $5g/m^2$，才能达到有效的血液浓度。

4. 多药耐药性

多药耐药性（MDR）是指肿瘤细胞接触一种抗癌药后产生对多种结构和功能迥异抗癌药物的耐受性。引起 MDR 的因素较多，目前比较明确的有介导药物排泌的膜糖蛋白、P - 糖蛋白、多药耐药相关蛋白（MRP）和肺耐药相关蛋白（LRP）；凋亡调控基因 $bcl - 2$，$p53$，Ras，$C - myc$ 等表达失控；MDR 相关酶 DNA 拓扑异构酶 Ⅱ（Topo Ⅱ）、谷胱苷肽转移酶（GST）、氧化解毒酶 P_{450} 活性异常。MDR 是肿瘤化疗失败和复发的主要原因。克服耐药是提高治疗效果的重要手段。目前研究的耐药逆转剂种类很多，如钙离子通导阻滞剂异博定，环孢霉素 A 及其衍生物，肿瘤坏死因子及干扰素，中药提取物汉防己甲素、补骨脂素体外效果较好，但有待于临床进一步证实。

三、儿童肿瘤的手术治疗

手术是非血液淋巴系统恶性肿瘤的主要治疗手段之一。手术目的包括病理活检、根治性肿瘤完全切除术、减负性不完全大部分切除术和解除或减轻症状的姑息性手术。术前应有充分准备，明确手术目的，在预知不能完全或大部分切除时主张先作病理活检以明确诊断，然后先行化疗，使肿瘤缩小、分期前移后再手术。

1. 手术与年龄

肿瘤切除不受年龄限制，经术前充分准备及良好围术期护理，患儿对手术耐受良好，对新生儿、低出生体重儿、严重营养不良的肿瘤患儿应制订周密的方案，维持呼吸、循环、代谢、体温、出血凝血机制稳定。

2. 手术与肿瘤分期

Ⅰ期及Ⅱ期肿瘤患儿可采取一期完整切除手术治疗；Ⅲ期和Ⅳ期术前化疗 2 ~ 4 个疗程（新辅助化疗），积极促使肿瘤体积减少、血管生长抑制，待肿瘤与正常组织边界明显时行二期完整切除手术。

3. 手术切除与组织重建

小儿体质弱，组织娇嫩，器官功能不健全，因此手术应适当简化，避免过度损伤，手术操作应轻柔，注意止血及正常组织保护。肿瘤切除后应对损害的组织器官功能进行评估及有效的重建，以保证术后组织器官正常的生理功能及良好的生长发育。

四、儿童肿瘤放射治疗

放射治疗和手术治疗、化学治疗是儿童恶性肿瘤综合治疗的重要组成部分。由于放疗设备的改进，肿瘤放射效应日渐提高。儿童组织器官对于放疗、化疗比成人更为敏感，同时也应重视放疗的远期毒副作用。

1. 放射治疗的生物基础

放射线对生物体组织细胞的损害由直接作用靶细胞 DNA 或电离细胞中的水分生成有害的自由基团而产生。由于 DNA 的损害造成细胞分裂机制紊乱，导致细胞分裂失败或损害，从而造成组织、器官或肿瘤的放射损害。分裂周期中不同时相细胞放射敏感性不同，M 期细胞最敏感，G_2 期细胞也较敏感，G_1 早期细胞相对敏感，G_1 后期、S 期细胞呈放射抵抗性。放射敏感性也和细胞的增殖速率和分化程度有关。增殖周期短敏感性高，增殖周期长敏感性差；分化程度高放射敏感性差，分化程度低放射敏感性高。来源于淋巴造血组织、上皮组织肿瘤对放射治疗敏感，而来源于间叶组织恶性肿瘤放射敏感性低。

由于肿瘤血管不成熟和不完善，血液供应差，肿瘤组织中还存在一定比例的乏氧细胞，具有放射抵抗性；在分割放疗中，出现残存肿瘤细胞加速再增殖，使待杀灭的肿瘤细胞数量明显增加；肿瘤细胞固有的放射敏感性差。这些因素都可导致肿瘤放疗失败。应用放射增敏剂可以提高肿瘤细胞放射敏感性，增加肿瘤细胞的杀灭。目前研究的放射增敏剂包括：①嘧啶类衍生物　以氟或溴代替脲嘧啶，在细胞分裂时被摄入，子代细胞放射敏感性提高；②化疗药物　如阿霉素、博莱霉素，能抑制放射损伤修复，提高放射疗效；③缺氧增敏剂　高压氧、硝基咪唑等。

放射学的剂量单位以 Gray 表示，$1Gy = 100rad$，任何被照射物体，每克组织接受照射时吸收 100 尔格能量即为 1rad。

2. 放射治疗的分割放疗

常规分割放疗是指每天照射一次，经典的常规分割放疗仍是目前放疗的常用方法，每次 1.8 ~ 2.0Gy，每周照射 5d，疗程 5 ~ 7 周，总剂量 60 ~ 70Gy，对于成人上皮源性癌有效。在肿瘤放疗中，后期放射反应组织损伤是限制放射剂量提高的主要因素，减少分割剂量能提高后期放射反应组织耐受量，对早期反应组织和肿瘤杀灭效应无明显影响，在此基础上，提出非常规分割放疗，临床证明其对部分肿瘤疗效优于常规分割放疗。非常规分割放疗主要包括两种类型：①超分割放疗 分割剂量小于常规分割剂量，分割次数增加，总剂量增加，疗程不变，肿瘤受到更高生物效应剂量照射；②加速超分割放疗 每次剂量降低，分割次数增加，总疗程时间缩短，加速超分割放疗能克服疗程中肿瘤细胞加速再增殖，同时降低每次分割剂量以保护后期反应组织。由于每周剂量增加，急性反应明显加重，成为这种分割方式剂量限制性因素。

3. 儿童恶性肿瘤放疗的特点

（1）小儿恶性肿瘤大部分来源于淋巴造血组织、中枢神经系统和交感神经、骨、软骨组织，多从未成熟细胞发生，以胚胎性肿瘤和肉瘤为主，对放射治疗较敏感，疗效较好。

（2）儿童正常组织耐受量与肿瘤放疗致死量较成人低，小儿肿瘤生长快，易发生浸润。在制定放疗计划时，应精心设计照射野，尽量确保既能有效地杀灭肿瘤，又不至于对周围组织器官造成不必要的放射损害。合理使用挡块技术，注意保护晶体、脊髓和生殖腺。

（3）为防止一侧颈部照射后软组织萎缩而致双侧颈部不对称，颈部病变应双侧照射。脊柱照射应包括全脊椎、横突在内，以免引起侧弯畸形。肢体肿瘤照射应尽量保护骨骺，以免影响骨的继续生长。

（4）多采用等中心技术对肿瘤进行照射，对于姑息治疗或简单野照射，采用源皮距摆位。以 4～6MV 直线加速器为宜。对于不配合小儿，宜镇静或麻醉状态下实施照射。

4. 放疗早期效应

早期效应在放疗开始至结束后 3 个月发生。

（1）全身反应 包括：①全身症状如头痛、头晕、乏力、味觉异常；②胃肠道症状如恶心、呕吐、腹泻、上腹部不适；③心血管症状如心动过速、低血压等；④骨髓抑制致白细胞、血小板减少，一般予以对症处理可完成治疗。

（2）局部反应　常用：①皮肤反应　色素沉着、脱屑（即干性脱皮）、水疱形成（即湿性脱皮）；②黏膜反应　包括腮腺肿痛、咽痛，常伴口干、口腔黏膜溃疡，进食困难，放射性食管炎常伴进食吞咽困难，放射性肠炎伴腹泻；③脑水肿　头颅放疗后可出现脑水肿、颅内高压。及时应用脱水剂可减轻症状。

5. 放疗晚期效应

晚期反应在放疗结束 6 个月以后发生。

（1）内分泌功能障碍　易发生于丘脑下部肿瘤放疗后，甲状腺功能低下、亚临床肾上腺皮质功能不全、生长激素分泌减少、性腺激素分泌减少。

（2）眼球损害　白内障。

（3）照射器官反应　放射性肝炎、肺炎、肾炎、心包炎，淋巴管阻塞引起水肿。

（4）继发性肿瘤　常见于淋巴瘤，实体瘤包括肝癌、肉瘤、鳞癌。

五、生物调节治疗

手术切除、放射治疗和化学治疗为治疗恶性肿瘤的三大有效方法，可使大部分肿瘤患者生命延长，部分患者获得痊愈。但放疗、化疗在杀灭肿瘤细胞的同时，也不加选择地损害正常组织细胞，导致贫血、出血和感染等不良反应。生物治疗能明显克服放疗、化疗的缺陷，对正常组织和细胞毒副作用小，通过对机体的免疫系统进行调节或直接改变肿瘤细胞遗传结构，而达到抑制肿瘤生长的目的，具有广阔的应用前景，因此生物治疗被誉为恶性肿瘤的第四种治疗模式。目前肿瘤生物治疗主要包括以下四个方面，多处于实验研究和临床试验阶段。

1. 细胞因子

在免疫反应过程中，细胞之间的相互作用有许多细胞因子参与，细胞因子是由免疫细胞（淋巴细胞、单核细胞、巨噬细胞）和相关细胞（纤维母细胞、内皮细胞）产生的具有重要生物学功能的细胞调节多肽，其与靶细胞膜上特异受体结合后，能发挥调节细胞生长和免疫功能作用。

（1）细胞生长因子 GM－CSF、G－CSF 体内疗效最为确切，能显著促进大剂量化疗或造血干细胞移植后骨髓造血功能恢复。但对于髓系白血病，CSF 应用有利有弊。一般宜掌握以下原则：①病后早期应用较晚期更好，因早期耐药情况较少；②有条件检测耐药基因前提下，MRD 阴性者，应用更放心；③白血病未缓解者，宜应用于化疗后骨髓增生低下以及幼稚细胞比例不太高者（如 10% 左右）；④用药过程中及时观察外周血象、骨髓象，了解正常及异常细胞增殖，调整治疗。

（2）白细胞介素 目前已正式命名的有 IL－1～IL－18，其中研究最多和 20 世纪 90 年代初曾广泛应用于肾癌和黑色素瘤治疗的是 IL－2，其客观反应率为 20%。IL－2 由 T 辅助细胞（Th）产生，生物学功能极为复杂。能诱导细胞毒性 T 细胞（CTL）、NK 细胞活性，诱导 TNF－α、IFN－γ、IL－1、IL－6 的分泌，增强抗体依赖性细胞介导的细胞毒作用（AD－CC）效应，激活淋巴因子激活的杀伤细胞（LAK）和肿瘤浸润性淋巴细胞（TIL）的抗肿瘤作用。由于 IL－2 须大量应用才能发挥抗肿瘤效应，毒副作用较大，主要表现为微血管渗透性增加如肺水肿、低血压和肾功能损害，长期应用 IL－2 还可诱使机体产生 IL－2 抗体导致疗效降低。IL－2 用于癌性胸腹腔积液的局部治疗，疗效较好。

其他应用于临床 I 期或 II 期试验的白细胞介素有：①IL－3 可促进全血细胞生成，用于化疗、放疗所致的全血细胞减少；②IL – 11 用于促进血小板的生成；③IL – 1α、IL – 6 用于预防化疗或放疗后的骨髓抑制。

（3）干扰素（IFN） 分为 IFN – α、IFN – β、IFN – γ。IFN – α、IFN – β 在结构和功能上相似，并具有共同受体，称为 I 型 IFN，IFN – γ 称为 II 型 IFN。I 型 IFN 抑制肿瘤细胞与免疫效应细胞之间的细胞黏附分子，抑制 MHC – II 类抗原的表达。IFN – γ 除具有与 IFN – α、IFN – β 相似作用外，还可增强抗原提呈细胞（APC）、MHC – II 类抗原表达及多种不同细胞的 MHC – I 类抗原表达，促进 Th 细胞、APC 及 CTL 与靶细胞识别和相互作用，促进 CTL、B 细胞分化成熟。通过上调 TNF 受体的表达，增强 TNF 的抑瘤作用，激活 NK 细胞、巨噬细胞，与 GM – CSF 有协同作用。主要用于毛细胞白血病和艾滋病相关的卡波济肉瘤治疗。对于化疗失败的低度恶性非霍奇金淋巴瘤、多发性骨髓瘤、肾癌、黑色素瘤、白血病均有一定疗效。

（4）肿瘤坏死因子（TNF） TNF 抗肿瘤机制包括直接溶解肿瘤组织、抑制肿瘤增殖、破坏肿瘤血管、诱导肿瘤组织出血坏死、增强巨噬细胞和 NK 细胞的细胞毒作用。TNF 抗瘤作用广，全身应用毒副作用显著，如高热、寒颤、严重低血压及体液潴留和恶心、呕吐，故多局部应用（如病灶内注射），局部浓度高，副作用较小。

2. 免疫毒素导向治疗

通过化学交联或基因工程重组技术将特异性结合"靶位"运载体和抗肿瘤物质有机联合起来，选择性杀伤肿瘤细胞，降低抗肿瘤物质对全身组织器官的毒副作用，也称为生物导弹疗法。常用的运载体包括单克隆抗体有 CD3、CD5、CD7、CD10、CD30 等；细胞因子和生长因子有 IL – 2、IL – 6、IL – 7、GM – CSF，耦联的活性抗肿瘤物质包括放射性同位素如 ^{131}I、^{90}Y，化疗药物如 ADM、DNR、MTX 等，毒素类物质如蓖麻毒素、白喉毒素、假单胞杆菌外毒素、皂角素等。主要用于清除微小残留病变和转移灶。但临床应用效果还不明显，存在的主要问题包括肿瘤抗原表达的异质性、运载体的特异性，以及免疫毒素的半衰期、稳定性、毒性和免疫原性。

3. 细胞过继免疫治疗

LAK 细胞、TIL 细胞治疗恶性肿瘤在 20 世纪 80 年代一度很被重视，但随着临床病例数的增加和病种的扩大，对其疗效有了客观的评价，主要对恶性黑色素瘤、肾癌有一定疗效，现提倡将其局部应用，以克服其体内靶向性欠佳、毒副作用大的缺点。除 LAK 细胞、TIL 细胞外，CD3AK 细胞（CD3 抗体刺激的杀伤细胞）、树突状细胞（DC）也用于细胞过继免疫治疗。特别是 DC 细胞，动物实验表明多种形式肿瘤抗原体外冲击致敏的 DC，少量回输即可诱导机体产生强大的抗肿瘤免疫。DC 免疫疗法用于 NHL 黑色素瘤、前列腺癌和多发性骨髓瘤已取得一定的临床疗效。

4. 肿瘤疫苗

给肿瘤患者接种肿瘤疫苗，可以诱导机体产生特异性的抗肿瘤免疫反应，最终排斥杀灭肿瘤。肿瘤疫苗的研制已成为近几年肿瘤免疫治疗的热点，包括肿瘤细胞疫苗、肿瘤基因工程疫苗、肽疫苗、核酸疫苗、抗独特型抗体疫苗。

第 三 节
儿童肿瘤常用治疗技术

一、骨髓穿刺术

1. 目的

（1）抽取骨髓进行骨髓象检查，进行鉴别诊断。

（2）抽取骨髓做细菌培养。

（3）通过骨髓穿刺进行骨髓内输血、输液及骨髓移植。

2. 适应证

（1）抽取骨髓，涂片作细胞形态分析、细胞化学、骨髓细胞培养、染色体分析、流式细胞仪检测等，协助诊断，判断预后及治疗效果观察。

（2）各种贫血。

3. 用物准备

骨穿包1个，内有穿刺针1套，孔巾1快，2ml和20ml注射器各1支，玻片10张，纱布2块，2%普鲁卡因1支，胶布，皮肤消毒用物，砂石，弯盘。

4. 操作方法

（1）髂前上棘穿刺：①患儿仰卧位，术者站于患儿左侧，扣着髂前上棘，在髂棘后1.0～1.5cm处即为穿刺点，局部消毒后铺消毒洞巾；②在穿刺点用2%普鲁卡因作皮内、皮下及骨膜局部浸润麻醉，对普鲁卡因过敏者，改用利多卡因作局部浸润麻醉；③将骨髓穿刺针的长度调整装置固定于离针尖1.5～2cm处；④左手拇指、示指将髂棘两旁皮肤拉紧并固定，右手执穿刺针与髂棘骨平面垂直旋转推入，至有松动感觉，而且穿刺针直立不倒，即固定在骨内，表示进入骨髓腔；⑤拔去针芯，用注射器吸取骨髓液0.1～0.2ml作涂片（如作染色体核型分析、流式细胞仪白血病细胞免疫表型可吸1～2ml），抽出液若有脂肪小滴，可确证为骨髓液，若抽不出骨髓液，可放回针芯，继续推入少许再吸取；⑥取得骨髓液后，左手取无菌纱布置于针孔处，右手将穿刺针连注射器一起拔出，盖以消毒纱布压迫1～2min，同时由另一人迅速作涂片等，以免凝固。

（2）髂后上棘穿刺：①患儿俯卧位，助手帮助固定下肢及躯干；②术者站于左侧；③常规消毒，麻醉；④穿刺点位于骶椎两侧、臀部上方突出部位，触摸为棱状边缘，其下方两侧各有一软组织窝，固定皮肤，穿刺针的方向几与背部垂直、稍向外侧倾斜刺入，进骨髓腔后抽吸骨髓；⑤退针，涂片。

（3）胫骨穿刺：①患儿仰卧，固定下肢，胫骨上1/3处皮肤消毒；②软组织及骨膜用2%普鲁卡因作局部麻醉；③于胫骨粗隆水平下1cm之前内侧约0.5cm处垂直刺入，经过皮肤、软组织达骨膜后，针头向下与骨干长径成60°角，感到突然松动时表示已进入骨髓腔，拔去针芯，用干燥消毒注射器吸取骨髓液；④取得标本后，将穿刺针连注射器一起拔出，盖以消毒纱布并包扎，同时迅速作涂片等。

胫骨穿刺主要适用于新生儿与小婴儿。

（4）胸骨穿刺：①患儿仰卧位，暴露胸骨柄或胸骨体（相当于第1、2肋间隙的位置）；②术者站于患儿右侧；③常规消毒，麻醉；④将骨髓穿刺针的长度调整装置固定于离针尖1.0cm处，用左手拇指、示指将穿刺点的皮肤拉紧并固定，右手执穿刺针（或以接有12号注射针头的10ml干燥无菌注射器代替骨穿针来抽取骨髓）保持针体与骨面成30°~40°角刺入，进骨髓腔后按上述方法抽吸骨髓液，涂片；⑤因胸骨较薄，其后为心房和大血管，胸骨穿刺操作时要严防穿通胸骨发生意外，但因胸骨骨髓液含量丰富，其他部位穿刺失败时，胸骨穿刺可作为候选。

5. 注意事项

（1）穿刺过程中患儿出现面色苍白、出冷汗、脉搏加速、血压下降等表现应立即停止穿刺。

（2）涂片应薄、均匀。

（3）抽取骨髓时，不能用力过猛，骨髓液取量不应过多，以免骨髓液稀释影响结果判断。

（4）术后嘱患儿卧床休息1~2h，并观察局部有无出血等现象。

二、骨髓活体组织检查术

骨髓活体组织检查术简称骨髓活检，具体是用一个特制的穿刺针取 0.5～1cm 长的圆柱形骨髓组织作病理学检查。操作方法与骨髓穿刺术完全相同，取出的材料保持了完整的骨髓组织结构，能弥补骨髓穿刺的不足。

1. 适应证

（1）骨髓涂片检查结果可疑，需进一步确诊者。

（2）低增生性白血病、骨髓增生异常综合征、再生障碍性贫血、多发性骨髓瘤、骨髓纤维化症（原发性）、疑血液系统肿瘤伴继发骨髓纤维化或恶性肿瘤骨髓转移干抽者需要作病理诊断时。

（3）骨髓组织作免疫组化等特殊染色有助诊断。

（4）急性白血病的诊断与化疗效果的判断以及骨髓移植前、后的动态观察。

2. 操作方法

骨髓活体组织检查术（骨髓活检术）与髂骨穿刺术相仿。

（1）部位　多选择在髂前和髂后上棘进行。

（2）体位　采用髂前上棘检查时，患儿取仰卧位；采用髂后上棘检查时，患儿取侧卧位。

（3）方法　用骨髓活检针按骨髓穿刺术进入骨髓腔后，拔出连手柄针芯，接上 10ml 干燥注射器，抽取 0.2ml 骨髓液（制片用）后，套入骨髓活检针附有的接柱（有和 2.0cm1.5cm 两种），再将连手柄针芯插入针座和针套管内，以顺时针方向旋转再进针 1cm（约等于接柱长度），然后顺时针转动 360°（针管前端的沟槽即可将骨髓组织离断），按顺时针方向旋转退针。

（4）送检　将管内的骨髓组织用针芯轻轻推出，放入 10% 福尔马林或 95% 乙醇溶液中送检。

3. 注意事项

（1）开始进针不要太深，否则不易取得骨髓组织。

（2）由于骨髓活组织检查穿刺针的内径较大，抽取骨髓液的量不易控制。因此，一般不用于吸取骨髓液做涂片检查。

（3）穿刺前应检查出血时间和凝血时间。有出血倾向者穿刺时应特别注意，血友病患儿禁止骨髓活组织检查。

三、淋巴结穿刺/活检术

1. 适应证

浅表淋巴结肿大原因不明者，如白血病、恶性组织细胞病、恶性淋巴瘤等。淋巴结穿刺有助于血液肿瘤、肿瘤转移的诊断。淋巴结活检能得到完整的淋巴结和足够的组织，可以全面观察组织结构，较淋巴结穿刺涂片更能准确反映疾病的性质，是诊断恶性淋巴瘤、其他血液肿瘤（恶性组织细胞病、郎格罕细胞组织细胞增生症等）的主要依据。

2. 操作方法

（1）淋巴结穿刺术 仔细检查需要穿刺的肿大明显的淋巴结或肿块大小、硬度、深浅及与周围组织或重要器官的关系，以便选择进针部位、方向和深度。

患儿取适当体位，使淋巴结充分暴露，按常规消毒穿刺部位的皮肤和手术者的手指，并作局部麻醉。

手术者左手拇指、示指与中指以75%乙醇擦洗后，固定预穿刺淋巴结。右手持装有7号针头的10ml注射器，自淋巴结顶端将针头以90°角或45°角刺入淋巴结中心。左手固定针头和针筒，右手抽针筒活塞至5ml左右使成负压，将淋巴结内的液体和细胞成分吸出，边拔针边用力抽吸，并反复用力抽吸2~3次，抽出液状物1~2滴供涂片检查。如未见任何抽出物，可取下注射器，吸取生理盐水0.2~0.3ml，将其注入淋巴结内再行抽吸。抽吸后拔出针头，局部涂以碘酊，以无菌纱布覆盖并按压片刻。如抽吸液少，可先将注射器与针头分离，抽吸空气后套上针头推动活塞，将针头内抽吸液涂在玻片上进行涂片染色。

最后将抽出物作涂片送检。

（2）淋巴结活检术 以取锁骨上淋巴结为例，在锁骨上方摸到的淋巴结处作一横切口，直至淋巴结表面，用血管钳行钝性剥离或用刀镊作锐性剥离，结扎并切断淋巴结血管，然后将淋巴结取出，缝合切口。

3. 注意事项

（1）淋巴结局部有明显炎症反应或即将溃烂者，不宜穿刺。具有轻度炎症反应而必须穿刺者，可从健康皮肤侧面潜行进针，以防瘘管形成。

（2）刺入淋巴结不宜过深，以免穿通淋巴结及损伤附近组织。

（3）淋巴结活检术取疾病明显、完整的淋巴结。取下的淋巴结应立即放入 10% 福尔马林液中固定，容器要大，固定液容积应是标本的 10 倍。经固定的标本应即送病理科作病理组织学等检查。应注意切勿延迟固定时间导致标本自溶，影响制片质量和免疫组化、基因等检查。

（4）将切下未经固定的淋巴结切开，切面轻轻地印在玻片上，使有一薄层印在片上，然后玻片染色镜检。印片上细胞清晰，优于淋巴结穿刺涂片。

四、鞘内注射化疗

近年来，鞘内注射化疗药物成为防治中枢神经系统白血病（CNS）最有效的方法之一。小儿恶性淋巴瘤，特别是Ⅲ、Ⅳ期患儿多数有 CNS 浸润，也应用鞘内注射化疗对 CNS 浸润进行防治。

1. 目的

鞘内注射化疗药物的目的是使其在脊髓腔、脑脊液中产生足够浓度，达到杀灭肿瘤细胞的目的。实验证明，鞘内用药在蛛网膜表层浓度最高，但药物分布到脉络膜、蛛网膜样血管及室管膜中的浓度较低。因而鞘内用药对蛛网膜表层白血病细胞的杀伤作用最大，而 CNSL 特别是早期，主要累及蛛网膜表层，因此鞘内用药对预防 CNSL 有重要意义。鞘内注射用药对大脑半球深部血管周围的蛛网膜病的效果较差，这是由于白血病细胞的浸润，使脑脊液分布不均匀，在白血病细胞最多的蛛网膜部位浓度相对最低，因而对头颅内蛛网膜白血病预防效果较差。

2. 适应证

（1）通过测定脑脊液压力，脑脊液常规、生化检查及沉淀涂片细胞学检查，判定是否有中枢神经系统白血病、恶性淋巴瘤等的脑膜与中枢神经系统浸润。

（2）向椎管鞘内注射化疗药物，以预防或治疗白血病与血液肿瘤对中枢神经系统的损害。

3. 常用鞘内注射药物

（1）甲氨蝶呤（MTX）　MTX 是目前应用最广泛、效果肯定的鞘内注射预防药物，不仅能延长 CNSL 的完全缓解期，且能有效地根治 CNSL。

（2）阿糖胞苷（Ara－C）　用生理盐水稀释，一般用于和 MTX 联合鞘内注射，对于 MTX 过敏的患者也可单独用药。

（3）地塞米松（Dex）或氢化考的松　主要与抗白血病药联合使用，以减少副作用，提高疗效。

（4）三尖杉酯碱和高三尖杉酯碱　这两种药是我国研制的抗白血病药，可用于鞘内注射，具有预防及治疗 CNSL 的作用。

（5）左旋门冬酰胺酶　可直接鞘内注射，亦可联合使用。有学者报道联合用药有协同作用。

小儿白血病与恶性淋巴瘤鞘内注射推荐采用 MTX、

Ara - C 和 Dex 三联化疗。各年龄组药物剂量如表 1 - 6。

表 1 - 6 鞘内注射化疗剂量

药物（mg）	<12 个月	~24 个月	~36 个月	≥36 个月
MTX	5	7.5	10	12.5
Ara - C	12	15	25	30
Dex	2	2	5	5

注：①预防 CNSL 开始每周鞘注 1 次，4 次后改为 2 ~ 3 个月 1 次；②治疗 CNSL 第 1 周隔天鞘注 1 次，第 2 周开始每周 2 次，直到脑脊液正常后改为按预防鞘注；③恶性淋巴瘤 CNS 浸润的防治 参考第二章第七节。

4. 鞘内注射操作方法

鞘内注射用药是有创伤性的治疗措施，操作者一定要按操作常规执行。

（1）患儿侧卧，背部近床缘，头向胸部贴近，下肢向腹部屈曲，双手抱膝，以使椎间隙增宽。婴幼儿可由助手固定在此位置，尽量弯腰，但不可过度屈曲颈部，以免影响呼吸。

（2）穿刺部位一般选用第 3、4 腰椎间隙，两侧髂嵴最高点的连线上的突起为第 4 腰椎棘突，在此线以上为第 3 腰椎间隙，以下为第 4 腰椎间隙。

（3）局部皮肤消毒，铺消毒洞巾，并在穿刺部位皮内、皮下和棘间韧带注射 2% 普鲁卡因作局部麻醉。

（4）左手大拇指固定穿刺部位皮肤，右手持穿刺针，针尖沿左拇指指尖垂直刺入，使针身与背呈垂直，略指向病儿头端方向继续进针。经韧带到硬脊膜腔时，可有阻力减低感觉，再徐徐进针。至有穿破纸感觉（阻力甚小）时，表示已达蛛网膜下腔，然后将针芯拔出，有脑脊液自动流出表明已进入蛛网膜下腔。

（5）立即接上测压计，测定脑脊液压力。移去测压计，收集脑脊液 3 管，分别送检作常规、生化与沉淀涂片细胞学检查。

（6）先用生理盐水（3~4ml）溶解或稀释化疗药，分别将地塞米松及化疗药物（MTX、Ara-C等）依次缓慢注入蛛网膜下腔。在推注过程中必须反复回吸脑脊液以不断稀释药物，降低药物浓度，减少对局部神经组织的化学性刺激，全部推注时间应不少于10min。

（7）注射完毕插入针芯，拔出穿刺针，穿刺局部涂以碘酊，覆盖无菌纱布，胶布固定。

（8）注意点：①术前向患儿说明目的和方法，解除不必要的顾虑和恐惧，以取得配合；②术后去枕平卧6h，穿刺处保持干燥3d；③术中及术后注意患儿不适反应，若有头痛、呕吐、发热等化学性脑膜炎症状，积极给予对症处理。

5. 不良反应及其处理

（1）无菌性脑膜炎 是常见的严重不良反应，处理不当可导致患者死亡。临床表现为颅内高压，出现头痛、呕吐甚至脑疝。必须及时给予足量的甘露醇（2g/kg）和Dex（0.5~1mg/kg）治疗。及时处理后患者很快缓解，无后遗症。

（2）下肢和臀部麻木和疼痛 是鞘注最常见的不良反应。一般无需处理，可自行缓解，严重者可给予镇静剂。

（3）胃肠道反应 鞘注后出现呕吐，无头痛，可先按胃肠道反应处理，给予胃复安肌内注射可缓解。

（4）发热 为一过性，可给予退热药。

（5）亚急性白质脑病 临床表现为抑郁、不安、嗜睡、话少、淡漠，因锥体束和小脑损伤出现步行障碍、言语及吞咽困难、尿失禁、角弓反张、颅压增高等症状。部分患者留有严重后遗症，如感觉障碍、自主神经功能紊乱。

（6）脊髓损伤 多数在鞘内注射3次以上发病，临床表现为上行性急性、亚急性四肢麻痹，尸检可见脊髓有广泛脱髓鞘改变。

五、成分输血在小儿肿瘤治疗中的应用

小儿恶性肿瘤（如白血病、淋巴瘤、神经母细胞瘤等）常并发发热、贫血、出血、肝脾淋巴结肿大等，其中部分患者初诊时就需输血治疗作为抢救、化疗或为外科手术做准备，近年来主张应用强化疗或放疗，导致严重骨髓抑制及其他并发症增多，合理输血对这部分患者非常重要。近 20 多年来，各种肿瘤患儿的输血治疗进展迅速，主要是在正确诊断、分型、分期及并发症认识的基础上，以及输血指征的合理化和成分输血的合理应用方面。与全血输注比较，成分输血有以下优点：①容量小，浓度与纯度高，针对性强，疗效好，如机采血小板一次含 25×10^{10} 个血小板；②输用安全，不良反应少；③综合利用，节约血源；④便于保存，使用方便等。

1. 红细胞输注

贫血是小儿恶性肿瘤最常见的症状，也是肿瘤患儿血液系统并发症中最容易处理者。部分病例在就诊时贫血就很严重，这是因为白血病或转移癌细胞占据了骨髓造血空间，显性或隐性失血和无效性造血或红细胞破坏增多等，化疗或放疗抑制骨髓造血者贫血更严重，常需要合理输血才能取得较好的效果。输注红细胞是治疗恶性肿瘤患儿贫血的有效措施。临床上需要输血的患儿，80% 以上需补充红细胞。

（1）常用红细胞的制品　有以下几种。

浓缩红细胞一般压积为 0.7～0.8，含血红蛋白量为 220g/L，适用于各种贫血病。浓缩红细胞具有的优点有：①携氧能力保持而容量减半，可减少输血后循环负荷过重的危险；②避免或减少由血浆引起的发热和过敏反应，传播肝炎等危险减少；③减少了血浆中钾、钠、氯、氨、乳酸和枸橼酸钠的含量。

洗涤红细胞为用生理盐水反复洗涤 4～6 次后所得红细

胞，以去除抗体、补体、杂蛋白等对贫血无效成分，可减少输血后发生变态反应及发热性输血反应之机会，减少输血性肝炎及 CMV 的感染率。主要用于严重免疫性溶血性贫血、尿毒症等。

照射红细胞主要用于接受强化疗、造血干细胞移植前预处理方案及免疫功能缺陷者，为防止输入的血液中淋巴细胞在受体体内植活，产生移植物抗宿主病（TA－GVHD），故应在输血前，将供体之血液经^{60}Co 或直线加速器照射 15～25Gy（即照射红细胞），破坏淋巴细胞的增殖能力，然后再输给受体。

年轻红细胞需用血细胞分离机制备，12h 内输注。其存活期比成熟红细胞长，成熟红细胞仅为 28d，半存活期为 45d。适用于骨髓造血功能严重障碍并需反复输血的患儿。输用年轻红细胞可明显延长输血间隔时间，减少输血次数，并减轻体内铁质负荷，防止血色病的发生。

（2）红细胞输注的指征　恶性肿瘤患儿并发中重度贫血者，当血红蛋白下降到 60～70g/L 时，患儿可出现不适、乏力、活动减少、胃纳不佳、烦躁等表现，此时应给予浓缩红细胞输注，以迅速提高血红蛋白，增加对化疗的耐受性，以保证化疗顺利进行。

（3）输注浓缩红细胞的剂量及用法　剂量为每次 5～10ml/kg，一次输血的最大安全量为 15ml/kg。按 2～3ml/（kg·h）输注。输注时最好用备有白细胞滤过器的输血器输注为宜。有严重贫血（血红蛋白＜50g/L），特别是伴有充血性心力衰竭或高血压的患儿，应少量多次输血，即每次给浓缩红细胞 3～5ml/kg，每次输血持续 3h 以上，间隔数小时后再输血，以使心血管系统稳定，在 24h 内恢复带氧能力，以避免迅速大量输血所致的肺水肿并发症。

2. 粒细胞输注

粒细胞输注通常是指中性粒细胞输注。中性粒细胞具有趋化、吞噬、杀菌功能，是机体抵抗感染的第一道防线。血液肿瘤或恶性实体肿瘤在强烈化疗、放疗后常引起严重骨髓抑制和粒细胞缺乏，中性粒细胞缺乏者常并发严重感染，如革兰阴性菌败血症、严重真菌感染，且多数感染难于控制，有时需要输注粒细胞。

（1）粒细胞制品　包括以下几种。

单采粒细胞由血细胞分离机制备，单采粒细胞一次可获得粒细胞 1.5×10^{10} 个（为一个制备单位），可满足 1 名成年患者一次输注量。单采粒细胞制备时可对同一供者反复采集，从而可大大减少因 mA 抗原不合所致的不良反应。

浓缩粒细胞由全血通过离心、过滤、沉降等方法分离制成。一个（制备）单位浓缩粒细胞（由 200ml 全血制成）约含 0.5×10^9 个粒细胞。

（2）粒细胞输注的指征　包括：①粒细胞绝对计数（ANC）$<0.5 \times 10^9/L$，伴严重感染经用强效抗生素及 G - CSF 治疗 48h 无效者，也有学者提出 ANC $<0.2 \times 10^9/L$ 才可考虑进行粒细胞输注；②小儿血液恶性肿瘤（恶组、白血病）及实体瘤经强烈化疗、放疗后引起严重骨髓抑制致粒细胞缺乏并发严重感染者；③粒细胞功能缺陷伴有严重感染者。

粒细胞在人体内存活期为 12.5d，输入体内的粒细胞半存活期仅 7h，故输注粒细胞只能暂时性地缓解症状，且易产生同种抗体、发生 CMV 感染。因浓缩白细胞中常混有大量有免疫活性的 T 淋巴细胞，免疫功能低下患儿输注后可发生输血相关性移植物抗宿主病（TA - GVHD），故一般情况下不主张粒细胞输注或预防性输注，如粒细胞 $<0.5 \times 10^9/L$ 无严重感染者，可应用粒细胞集落刺激因子（G - CSF、GM - CSF）促进骨髓粒细胞增殖分化、成熟和释放。

（3）粒细胞剂量及方法　浓缩粒细胞按 $10U/m^2$ 或 $0.2 \sim 0.3U/kg$（单采粒细胞按 $1U/m^2$）可提高外周血粒细胞 1

$\times 10^9/L$ 计算应输齐量。于 $1 \sim 2h$ 滴完，连续输注 $3 \sim 5d$，至感染基本控制。

3. 血小板输注

血小板减少是血液肿瘤患儿最常见的出血原因，因此主要靠输血小板来控制出血。

（1）血小板制品　供临床应用的血小板制品包括富含血小板血浆、浓缩血小板、少白细胞血小板、冻存血小板等。以浓缩血小板应用最广泛。

（2）血小板输注的指征　包括：①外周血血小板计数 $<20 \times 10^9/L$ 并发出血者，如血液肿瘤（白血病、恶组）及实体瘤等化疗、放疗后引起的骨髓抑制，以及其他原因引起的血小板减少致严重出血；②血小板功能异常严重出血者；③原发性血小板减少性紫癜，外周血中存在自身血小板抗体，故输入的血小板很快破坏，止血效果较差，但在有危及生命的出血时，可应急输注血小板；④血小板数 $< 50 \times 10^9/L$ 需做手术的患儿；⑤血小板数 $< 20 \times 10^9/L$，随时有大出血的可能，根据患儿具体情况可预防性输注血小板。

（3）剂量和用法　按血小板 $10U/m^2$ 或 $0.3U/kg$ 可提高血小板数 $30 \times 10^9/L$ 计算应输齐量。机采法血小板约为人工法的血小板 10 倍，可按 $1U/m^2$ 计算，输注速度越快越好。因输入的血小板存活期约 4d（半存活期仅 $1 \sim 2d$），故应每 $2 \sim 3d$ 输 1 次，直至出血停止。

4. 凝血因子输注

恶性肿瘤可伴多种凝血因子缺乏和 DIC，偶可引起严重出血。根据临床出血情况及有关实验室检查结果，必要时选用新鲜冰冻血浆及凝血因子制剂。

（1）新鲜冰冻血浆（FFP）　新鲜冰冻血浆有止血、抗休克、抗感染、补充血浆蛋白等作用，可有效保存血浆中各种生物活性成分及全部凝血因子（100ml FFP 含白蛋白 3.5g、纤维蛋白原 $0.2 \sim 0.4g$、凝血因子 $70 \sim 100U$、IG

0.8～1.6g），新鲜冰冻血浆融化后2h内输注。

新鲜冰冻血浆输注主要用于补充血容量和多种凝血因子，指征：①凝血因子缺乏（DIC、消耗性凝血病、严重肝病、凝血酶原缺乏、先天性凝血因子缺陷、血友病等）；②免疫球蛋白缺乏及低蛋白血症等；③低血容量及休克等。

新鲜冰冻血浆的剂量和方法：①凝血因子缺乏者，每次1ml/kg可增加凝血因子活性2%，一般每次10～15ml/kg；②低血容量者，每次10～25ml/kg。

（2）冷沉淀物　一个制备单位由全血400ml制成（每袋约25ml）。其中含有Ⅷ因子（60～100U）、纤维蛋白原（150～250mg）、血管性假性血友病因子（VWF）等。融化后4h内输注。

冷沉淀物输注的指征：①DIC引起的凝血因子缺乏、获得性Ⅷ因子、VWF缺乏；②门冬酰胺酶引起的低纤维蛋白原血症等凝血因子缺乏；③血友病甲、血管性假性血友病（VWD）、Ⅷ因子缺乏症；④手术后出血、重症创伤等。

冷沉淀物的剂量与用法：①获得性Ⅷ因子缺乏或血友病甲患者体内Ⅷ：C＜20%易发生自发性出血，根据患者Ⅷ：C水平给予Ⅷ因子，Ⅷ因子1U/kg可提升Ⅷ：C 2%，Ⅷ因子简单计算公式为所需剂量（U）＝体重（kg）×所需提高的水平（%）×0.5，如一名20kg体重的血友病甲患儿，Ⅷ：C水平2%，现提高至20%（即20－2＝18×20kg＝360，需Ⅷ因子180U），约4袋冷沉淀物；②VWF缺乏，每5～10kg体重输1袋。1/d，持续3～4d后维持剂量减半；③治疗低纤维蛋白原血症的剂量，也可按每5kg输1袋计算。

（3）第Ⅷ因子浓缩剂　每瓶含有因子Ⅷ 100U、200U、400U三种规格。Ⅷ因子浓缩剂可防治血友病甲患儿出血。

Ⅷ因子输注的指征：①DIC引起的凝血因子缺乏、获得性Ⅷ因子、VWF缺乏；②血友病甲、血管性假性血友病（VWD）。

Ⅷ因子输注的剂量与用法，输注Ⅷ因子 1U/kg 可提高血中Ⅷ：C 水平 2%，有条件者根据患儿Ⅷ：C 水平输注Ⅷ因子，如不能测定Ⅷ：C 水平者，一般对轻度出血者按Ⅷ因子 10 ~ 15U/kg 输注，中度出血者 20 ~ 30U/kg，重度出血者 40 ~ 50U/kg。因其生物半衰期为 12h，输入的Ⅷ因子半衰期仅 4 ~ 5h，故一般间隔 8 ~ 12h 输注 1 次，以保证循环血液中的Ⅷ因子达止血水平。根据病情需要决定维持输注时间，一般最少维持 3 ~ 5d。Ⅷ因子浓缩剂可用注射用水或生理盐水进行稀释，溶解后立即应用，输注速度在 1h 内输完。

（4）凝血酶原复合物　本品是从健康人血浆提取制备的冻干制剂，富含Ⅱ、Ⅶ、Ⅸ、Ⅹ凝血因子。每瓶 200U，相当于 200ml 血浆中凝血因子的含量。本品亦称Ⅸ因子浓缩剂。

凝血酶原复合物输注的指征：①DIC 低凝期；②门冬酰胺酶引起的凝血因子Ⅱ、Ⅶ、Ⅸ、Ⅹ 缺乏性出血；③恶性肿瘤患儿长期用抗生素、肠道菌群改变、化疗药物引起肝脏损害、肝脏肿瘤等导致维生素 K 依赖的Ⅱ、Ⅶ、Ⅸ、Ⅹ 因子缺乏，常引起严重出血；④用于凝血酶原时间延长、严重肝病的出血；⑤血友病乙患者的出血。

血友病乙急性出血时常用剂量每次 10 ~ 20U/kg，8 ~ 12h 后重复。每瓶 PPSB 用 30ml 注射用水重溶后立即注射。为了尽快达到血中的止血浓度，每瓶 PPSB 须在 3 ~ 5min 内快速地静脉注入，不宜采用持续静脉滴注的方法。

5. 免疫球蛋白输注

（1）强化疗并发感染　恶性肿瘤常伴 IgG 降低，特别是急性白血病诱导化疗、强化治疗期和恶性淋巴瘤患者，常因 IgG 明显降低和其他细胞免疫、体液免疫异常，并发严重感染、带状疱疹。静脉输注免疫（或丙种）球蛋白（IgG）不但可使 IgG 增加，且有免疫调节功能，对继发性感染有一定疗效。剂量为每次 100 ~ 300mg/kg。预防感染每 1 ~ 3 周 1

次。严重感染时每次 200～400mg/kg，连用 2～4d。

（2）预防带状疱疹 免疫功能低下的肿瘤患儿接触带状疱疹病毒 4d 内，肌内注射高价水痘 – 带状疱疹免疫球蛋白（VZIg）12.5U/kg，可保护 3 周。

6. 输血常见并发症

（1）免疫性输血并发症 分为溶血性及非溶血性。溶血性输血反应表现为高热、寒颤、背痛或腹痛、黑尿、黄疸等，还可出现血红蛋白尿、抗人球蛋白试验阳性，大多是由于 ABO 或 RH 血型不合引起，治疗应积极补充水分、利尿，必要时给予血液透析等。非溶血性输血反应大多在输血开始不久即发生，表现为发热、寒颤、荨麻疹等，应停止输血、应用抗组织胺药物和地塞米松治疗。

（2）移植物抗宿主病（TA – GVHD） 供者的异基因免疫活性细胞（T 淋巴细胞）不能被受者免疫系统排斥，得以在宿主体内存活、分裂增殖，进而对宿主组织器官产生免疫性攻击反应所致的一系列临床表现。血液制品有较多的异基因淋巴细胞（一次性输入活淋巴细胞 $\geq 1 \times 10^6$ 个）。输入异基因淋巴细胞愈多，发生 TA – GVHD 的可能性愈大，病情愈重。

TA – GVHD 的临床表现常出现于输血后 4～30d，表现为发热、皮损、黄疸、腹泻、肝功能异常、肺功能不良、全血细胞减少等。

TA – GVHD 的预防极为重要。有学者主张对免疫功能低下的恶性肿瘤患者（淋巴细胞数 $< 0.5 \times 10^9/L$ 的严重免疫抑制者），输注的血液制品应进行预处理，用 ^{60}Co 或直线加速器照射，以杀灭淋巴细胞。美国输血协会推荐照射剂量为 15～30Gy。

（3）产生同种异性抗体 某些儿童接受输血后，对同种异体供体之组织相容性抗原（HLA 抗原）产生抗体，当再次输入含有这种抗原的血小板时血小板被迅速破坏。但由于化疗药物的免疫抑制作用，肿瘤患儿较少发生。

（4）与输血有关的感染　常见的有细菌感染、输血后肝炎、巨细胞包涵体、病毒感染及 HIV 感染等。

六、造血生长因子在小儿肿瘤治疗中的应用

随着分子生物学和基因工程技术的应用，已有较多的细胞因子得到纯化和 cDNA 克隆成功，并能由基因工程技术经基因重组大量生产具有生物活性的重组细胞生长因子。其中对造血功能起到促进作用的一些重组人造血生长因子已用于临床并取得满意疗效，如重组人红细胞生成素（rhEPO）、重组人粒细胞集落刺激因子（rhG - CSF）、重组人粒 - 巨噬细胞集落刺激因子（rhGM - CSF）、重组人白细胞介素 - 3（rhIL - 3），而重组人血小板生成素（rhTPO）已进入Ⅲ期临床试验阶段，将会有重要的临床使用价值。现就重组人造血生长因子在小儿肿瘤治疗中的应用予以介绍。

1. 重组人红细胞生成素（rhEPO）

（1）rhEPO 用于肾性贫血　肾性贫血主要是慢性肾功能不全的贫血，患者血清 EPO 水平明显降低，肾性贫血是 rhEPO 疗效最好的一种贫血。用法因透析与否而异：①血液透析者，每次 rhEPO 50U/kg，静脉注射或皮下注射，每周 3 次；②非透析肾性贫血，每次 rhEPO 100U/kg，每 1 ~ 2 周 1 次，连续应用，一般在用药后 10d 内网织红细胞计数升高，而且通常在随后 2 ~ 6 周内，红细胞计数、血红蛋白也提高。一般红细胞压积（HCT）>30%，可根据患者的情况给予维持剂量，每周总维持量为 100 ~ 300U，分 2 ~ 3 次，皮下注射。

（2）rhEPO 治疗早产儿贫血　随着 rhEPO 治疗肾性贫血获得成功，推动了 rhEPO 在早产儿贫血中的应用。早产儿贫血时外周血网织红细胞下降、骨髓红系细胞减少，血中 EPO 浓度明显低下，胎龄越小，EPO 浓度越低。EPO 产生不足是

导致早产儿贫血的最主要因素，而患婴骨髓中红系祖细胞 BFU－E 对 EPO 敏感，这是 rhEPO 治疗早产儿贫血的理论依据。早产儿贫血多发生在出生后 4～12 周，由于 rhEPO 作用缓慢，一般在治疗后 2～3 周开始显效，因此多数学者主张早期（生后第 1 周）开始用药。rhEPO 最适剂量为每周 500～750U/kg，每周 3 次（隔日 1 次），皮下注射，疗程一般主张 4～6 周，视患儿贫血改善情况决定是否延长疗程。由于红细胞生成需要铁参与，应在用 rhEPO 1～2 周后，按 3～5mg/（kg·d）补充适量铁剂以提高治疗效果。

（3）rhEPO 用于新生儿溶血病晚期贫血　新生儿溶血病晚期贫血多见于 Rh 血型不合溶血病。由于 Rh 血型抗体在体内持续存在，生后 2～6 周可发生晚期贫血，Hb＜80g/L，血清 EPO 浓度低下，而红系祖细胞对 EPO 敏感性正常。据报道 rhEPO 200U/（kg·d），皮下注射，连用 10d，可促进网织红细胞、Hb 升高并减少输血。

（4）rhEPO 用于骨髓增生异常综合征（MDS）　MDS 临床上以难治性贫血（RA）为主要症状。学术界认为 rhEPO 改善 MDS 患儿的贫血的整体效果相对较差，但对 RA（EPO 浓度≤100U/L）的疗效相对较好。rhG－CSF 与 rhEPO 有协同作用，联合用药者有效率可达 50%，可见明显的红系细胞效应（输血减少，Hb 升高）。rhEPO 用法为每次 150～200U/kg，皮下注射，每周 3 次，疗程 3 个月以上。

（5）rhEPO 用于再生障碍性贫血　单用 rhEPO 效果较差，但与 rhG－CSF 合用疗效肯定。用法是 rhEPO 100U/kg，皮下注射，每周 3 次，rhG－CSF 400U/m^2，每周 3 次，疗程 1～4 个月。目前认为可以与抗胸腺细胞球蛋白（ATG）或抗淋巴细胞球蛋白（ALG）联合用药，可获得较为满意的疗效。

（6）rhEPO 用于血液肿瘤性贫血　血液肿瘤性贫血应用 rhEPO 能显著改善由化疗药物引起的贫血，同时化疗并不影响 rhEPO 的疗效。Dster 用 rhEPO 治疗 5 例非霍奇金淋巴瘤（NHL）并发累及骨髓而出现贫血的患者，有效率达 80%。

2. 重组人粒细胞集落刺激因子（rhG-CSF）

rhG-CSF 主要用于血液肿瘤与实体瘤强化疗引起骨髓抑制的粒细胞减少（缺乏）症，已证实有显著疗效，可使粒细胞迅速回升。粒细胞绝对计数（ANC）<（1~1.5）× 10^9/L 为粒细胞减少症，ANC < 0.5 × 10^9/L 为粒细胞缺乏症，当 ANC < 0.5 × 10^9/L 易发生严重感染，ANC < 0.1 × 10^9/L 易导致"致死性感染"。

（1）rhG-CSF 用于小儿血液肿瘤　急性白血病、NHL、神经母细胞瘤等强化疗后常发生骨髓抑制、粒细胞减少（缺乏）症，并易发生严重感染等并发症。rhG-CSF 对小儿急性白血病化疗后骨髓抑制与粒细胞缺乏有明显疗效，rhG-CSF 可刺激骨髓粒系干/祖细胞增殖、分化、成熟与释放，促进骨髓抑制的修复，提高粒细胞回升速度，缩短粒细胞减少（缺乏）时间，控制感染，以保证化疗的进行。小儿 ALL 强化疗后骨髓抑制与粒细胞缺乏，rhG-CSF 可作为粒细胞减少（缺乏）的治疗用药，亦可作为粒细胞减少（缺乏）预防性用药。rhG-CSF 用于粒细胞减少（缺乏）用药时需掌握两个标准：①待粒细胞缺乏后（ANC < 0.5 × 10^9/L）用药；②待粒细胞减少至 ANC < 1.5 × 10^9/L 后用药。rhG-CSF 常被用于前一疗程化疗易致粒细胞减少的患者预防给药。一般于化疗结束后 24h，不论白细胞（粒细胞）是否下降，即开始应用 rhG-CSF，直至化疗药物对粒细胞的作用时间已过，以确保粒细胞基本水平，保证下一疗程化疗能按时用药；亦可于化疗前，对白细胞 < 2 × 10^9/L，ANC < 1 × 10^9/L 者预防性用药，通常需化疗前 2~3d 开始用 rhG-CSF。

rhG-CSF 应用剂量为 5~10μg/（kg·d），皮下注射，1/d，连用 3~5d，或用至 ANC > 1.5 × 10^9/L 停药。rhG-CSF 疗程的长短与骨髓抑制的严重程度有关，轻度至中度骨髓抑制者一般用 3～5d 即见粒细胞回升，重度骨髓抑制（粒细胞严重缺乏者）时骨髓中粒系祖细胞也严重缺乏，因此常需 10d 以上粒细胞才逐渐回升（骨髓中正常粒系祖细胞增殖、分化至成熟粒细胞需 9～11d 时间才能释放到血中）。

rhG - CSF 对小儿急性淋巴细胞白血病（AUL）化疗所致骨髓抑制恢复与粒细胞回升的疗效已被肯定。但在小儿急性髓细胞白血病（AML）治疗中的应用，是否会促进 AML 的复发，这是临床上所关心的问题，因为有学者观察到，rhG - CSF 在体外可刺激粒性白血病细胞的生长。但临床实验研究表明，rhG - CSF 与化疗药物联合应用，rhG - CSF 可促使 AML 静止期的白血病细胞进入对化疗药物敏感的 G_1 和 S 期，可提升周期特异性药物的杀灭作用，有利于提高 AML 完全缓解和持续完全缓解率。最近研究表明，正常粒系细胞与髓性白血病细胞上 G - CSF 受体有 10～100 倍的数量差异，即正常粒系细胞受体远远多于髓性白血病细胞，故 AML 治疗中应用 rhG - CSF 不会引起白血病复发。多数学者认为，外周血中无原始细胞或增生低下的骨髓中仅有少于 20% 的原始细胞时是开始 rhG - CSF 治疗较为恰当的时机，故建议在 AML 诱导期原始细胞过多时不应用 rhG - CSF。

（2）rhG - CSF 用于儿童再生障碍性贫血（AA） AA 患儿当 ANC $< 0.5 \times 10^9$/L 易发生严重感染，使用 rhG - CSF 的目的是增加外周血粒细胞数量并改善其功能，以减少感染的机会。使用剂量宜较大，通常给予 rhG - CSF 400～800μg/（m^2·d），疗程至少 2 周。疗效取决于骨髓残存造血干细胞（或粒祖细胞）的数量，如数量较少，则疗效差。对小儿重型 AA，目前主张 rhG - CSF 与 rhEPO、ATG 或 ALG 等联合应用以提高疗效（有效率达 88%）。

（3）rhG - CSF 用于造血干细胞移植 rhG - CSF 可作为外周血造血干细胞移植的动员剂，动员骨髓中造血干、祖细胞进入外周血，以便采集供给外周血造血干细胞移植（PB-

SCT）。常用 rhG - CSF 10μg/（kg·d），皮下注射，连用 5
~6d，使外周血祖细胞和 CD34$^+$达到峰值，以血细胞分离器
开始采集造血干细胞，输注给受体（患者）。rhG - CSF 可促
进造血干细胞移植后粒细胞的恢复，干细胞移植后使用 rhG
- CSF 会使中性粒细胞恢复时间明显缩短，从而减少感染的
机会，缩短在层流室隔离护理的时间，一般自移植后 1 周左
右开始给予 rhG - CSF 10μg/（kg·d），静脉注射或皮下注
射，可分 2 次，直至 ANC $> 1 \times 10^9$/L。

（4）rhG - CSF 用于严重慢性中性粒细胞减少症　rhG -
CSF 可使严重慢性粒细胞减少症（先天性、周期性或特发
性）并发中性粒细胞减少、发热和感染的风险降低，95% 以
上的严重先天性中性粒细胞减少症患儿在使用 rhG - CSF 后
均可使中性粒细胞上升至安全范围内。常用量 rhG - CSF 3 ~
6μg/（kg·d），皮下注射，1/d，使 ANC $> 1 \times 10^9$/L，以后
根据反应情况调整剂量。

（5）rhG - CSF 用于其他原因粒细胞减少症　rhG -
CSF 对 MDS 的中性粒细胞减少症有一定疗效，尤其是 RA
型，用 rhG - CSF 3 ~5μg/（kg·d），10 ~14d，同时与
rhEPO 等联合应用，90% 患者中性粒细胞可恢复至正常
值。rhG - CSF 用于非化疗药物所致粒细胞减少症，给予
rhG - CSF 3 ~5μg/（kg·d），皮下注射，1/d，用 5 ~7d
后粒细胞恢复明显加速。rhG - CSF 用于感染性粒细胞减
少症，rhG - CSF 应与抗生素同时使用，以控制感染，促
进粒细胞回升，rhG - CSF 3 ~5μg/（kg·d），皮下注射，
1/d，连用 5 ~7d，随粒细胞回升而感染得到控制。糖原
累积病 Ⅰb 型（GSD Ⅰb）患儿均有慢性粒细胞减少伴吞
噬细胞功能缺陷，易反复出现细菌感染。有报道应用 rhG
- CSF 5μg/（kg·d），皮下注射，1/d，2d 后中性粒细
胞开始回升，可从治疗前 ANC $< 0.5 \times 10^9$/L 上升至 1.3
$\times 10^9$/L，随访 12 个月仍维持正常范围。

3. 重组人粒－巨噬细胞集落刺激因子（rhGM－CSF）

临床用于动员造血干细胞、祖细胞进入外周血或促进造血干细胞移植后白细胞（粒细胞）的恢复，有学者主张 rhG－CSF 和 rhGM－CSF 同时应用，剂量各自常规剂量的一半，常能收到较好的效果。

近来有报 rhGM－CSF 局部应用于治疗血液肿瘤化疗后的口腔黏膜炎与口腔溃疡，获得较满意疗效。方法是将 rhGM－CSF 溶于生理盐水，按 $5\sim10\mu g/ml$ 浓度配成漱口液，在黏膜炎发生 24h 内，每天漱口 $4\sim6$ 次，可使黏膜炎迅速好转，并促使溃疡愈合。可能与 rhGM－CSF 增强单核巨噬细胞功能，增加上皮生长因子活性有关。

4. 重组人白细胞介素－3（rhIL－3）

临床 I／II 期临床试验应用研究表明，rhIL－3 具有对骨髓多系造血刺激作用，对再生障碍性贫血、MDS、血液肿瘤大剂量化疗及造血干细胞移植后的骨髓抑制状态均有不同程度的造血促进作用，尤其在化疗后骨髓抑制，有快速促进骨髓造血重建的作用。常规剂量 rhIL－3 $5\sim10\mu g/$（$kg\cdot d$）临床使用安全。由于 rhIL－3 主要作用于早期造血细胞，所以要与作用于分化后期与成熟期的 rhG－CSF、rhEPO 等联合用药方法，才能获得较好疗效。

5. 重组人血小板生成素（TPO）

血小板生成素是造血生长因子家族中的新成员，是特异性作用于巨核细胞－血小板系统的造血细胞因子。1994 年 TPO 首次克隆纯化成功，现已用基因重组技术获得了高纯度重组人血小板生成素（rhTPO），已进入 II 期临床试用阶段，国内亦正在研制中。

6. 重组人白细胞介素－11

重组人白细胞介素－11（Interleukin－11）简称 rhIL－11、IL－11。IL－11 是一种新的造血生长因子，在体内主要由骨髓基质细胞产生。美国遗传学研究所首先报道利用大肠杆菌通过基因工程方法生产。我国 2000 年已在临床试用国产 rhIL－11。

（1）IL－11 临床应用　肿瘤化疗引起的血小板减少症，应用 rhIL－11 后血小板明显的升高，可避免或减少血小板输注。同时有粒细胞减少或缺乏症者，可并发使用粒细胞集落刺激因子（rhG－CSF）。骨髓移植时应用 IL－11，能促使血小板增加，可用于治疗再生障碍性贫血患儿的血小板减少、先天性和原发性血小板减少症。

（2）IL－11 剂量和用法　一般化疗患儿每次剂量为12.5～25μg/kg，皮下注射，1/d。大剂量化疗后，rhIL－11 剂量可适当加大，每次剂量为 25～50μg/kg，在化疗药物给药结束后 6～24h 使用，1/d，一般 7～14d 为 1 个疗程。

（3）不良反应　使用 rhIL－11 患者耐受性较好，不良反应轻。主要不良反应有结膜充血、水肿、心悸、可逆性贫血、肌肉及关节疼痛等。

七、造血干细胞移植

造血干细胞移植（HSCT）泛指将各种来源的正常造血干细胞在患者接受超剂量化（放）疗后，通过静脉输注移植入受体内，以替代原有的病理性造血干细胞，从而使患者正常的造血、免疫等功能得以重建。

1. 根据造血干细胞供体分类

（1）同基因移植　指同卵孪生同胞间的造血干细胞移植。由于供受者基因完全相同，故所移植的造血干细胞极不容易被排斥，一般也不会发生移植物抗宿主病，移植相关的其他并发症亦相对少，因此安全性大。对于获得性良性疾患，此类移植是最佳选择。但同基因造血干细胞移植不适用于遗传性疾患，因为单卵孪生同胞间存在同样的基因缺陷。对于恶性疾患，因为移植后缺乏移植物抗肿瘤作用，所以移植后复发率亦相对高。另外，人群中单卵孪生的机率很低，故在临床应用受到很大限制。

（2）异基因移植　移植供体来自单卵孪生同胞以外的其他人。以往多为 HLA 配型相合的同胞，少数亦可选自 HLA 配型相合或不完全相合的家庭其他成员。当前，HLA 表型相同的非血缘供者造血干细胞移植日益增多，不少国家已相继成立不同规模的造血干细胞库，全世界造血干细胞库容量已经达到 1 000 多万人份。我国目前造血干细胞库也已有 60 多万志愿者，而且发展速度迅猛，规模越来越大，估计到 2010 年可以达到 110 万人份，届时 85% 的华裔患者可以在中华造血干细胞库内找到相合的非血缘相关供体。

异基因造血干细胞移植难度较大，移植后并发症亦较多，但其移植物具有抗肿瘤免疫治疗作用，可为白血病等恶性肿瘤患者提供更多的长期无病存活或根治机会。

（3）自体移植　是将自体造血干细胞采集后冷冻保存，待患者接受超大剂量化学治疗（简称化疗）和（或）放射治疗（简称放疗）后再回输给患者本人，所以实际上是"干细胞避难"。大剂量放、化疗前保存的造血干细胞可以免受放、化疗的损伤，同时放、化疗的强度可以不必考虑对造血的抑制而仅需要考虑对患者器官毒性反应的影响。

自体造血干细胞移植无需另选供体，干细胞来自患者本身，移植后并发症亦相对较少。对于骨髓尚未侵犯的实体瘤，自体移植不失为一种安全有效的治疗手段，尤其适用于对放、化疗敏感的高危实体瘤，如晚期横纹肌肉瘤、神经母细胞瘤及复发淋巴瘤等。对于急性淋巴细胞性白血病因移植后复发率高，目前已被普遍否认，但对急性髓系白血病，因选择病例不同、移植时机各异，各方报道结果不一。此外，有报道两次自体造血干细胞移植可提高肿瘤患者的长期存活率，但尚需积累更多的病例。

2. 根据干细胞来源分类

（1）骨髓移植　骨髓移植是传统的、最早进行的造血干细胞移植，除了造血干细胞外，骨髓基质细胞随移植物一起进入患者体内。

（2）外周血干细胞移植　除骨髓外，外周血中亦存在少量造血干细胞。由于正常周围血中所含干细胞很少，采集前必须用药物将骨髓中的造血干细胞动员至周围血，动员方案主要包括大剂量化疗与细胞因子，目前常用粒细胞集落刺激因子（G-CSF）作为动员方案。近年来外周血造血干细胞移植发展迅速。由于外周血造血干细胞的采集不经麻醉，不需进手术室采集骨髓，所采干细胞中混入的残留肿瘤细胞少，移植后造血恢复较快，因此，似乎有逐渐代替骨髓移植的趋势。

（3）脐带血移植　脐带血中也含有造血干细胞，虽然其中干细胞的数量不能与骨髓和外周血相比，但脐带血干细胞起源于更早期阶段，故具有更强的增殖潜能，目前普遍被用于儿童及低体重者的造血干细胞移植。成人患者有用2份脐带血移植以增加干细胞数量的报道，但最终植活的始终仅为1份脐带血，另一份脐血究竟起多大作用尚难评价。国外还有许多中心尝试体外扩增的方法以解决脐血细胞数量不足的问题，但其效果尚待更大规模的临床研究结果。

3. 造血干细胞移植适应证

造血干细胞移植已成为治疗20多种严重疾患的重要手段，目前应用最多的病种为重度再生障碍性贫血、白血病、遗传性免疫缺陷病及实体瘤等。

（1）再生障碍性贫血　重度再生障碍性贫血是造血干细胞移植的适应证，同基因造血干细胞骨髓移植为其最理想的选择。HLA配型相合非同卵双生同胞供体的患者，亦适于进行异基因骨髓移植。无HLA配型相合的同胞供体病情严重者，一般先经抗胸腺细胞球蛋白等免疫治疗，同时寻找无关供体，只有当治疗无显著效果时才考虑作异基因造血干细胞移植。

目前重度再生障碍性贫血接受造血干细胞移植的突出问题是移植排斥，反复多次输血造成患者对次要组织相容性抗原致敏可使移植排斥率增高，因此，造血干细胞移植前应尽量减少输血，尤其应避免输注来自亲属的血液，且以接受去除了白细胞、经照光处理后使血液中淋巴细胞已经失去免疫活性的血液为妥。重度再生障碍性贫血接受 HLA 配型不合的或非血缘供体的造血干细胞移植时移植排斥率会更高，因脐带血细胞数量明显少于外周血及骨髓，而且抗原性又弱，故更难以移植成功，所以再障患者选择脐血供体时要慎重。

（2）白血病　急性高危髓性白血病（AML）与 Ph' 染色体阳性急性淋巴细胞性白血病（ALL）及慢性髓性白血病（CML）都适宜在早期（即急性白血病第一次完全缓解期及 CML 第一次慢性期）进行造血干细胞移植。主张早期进行骨髓移植的理由是此时体内白血病细胞尚未产生完全耐药性，对化、放疗较为敏感，且残存白血病细胞总量较少，容易经骨髓移植完全清除。另外，患者一般情况好，易于耐受造血干细胞移植前的超大剂量化疗及放疗。再者，早期治疗反应也是评价疗效的重要指标，早期治疗反应差者都属于高危患者，宜尽早进行造血干细胞移植。儿童非高危型 ALL，经恰当化疗后可取得较高的长期缓解率，故主张至少在第二次缓解期再考虑骨髓移植。

各种急性白血病复发后异基因造血干细胞移植几乎是唯一的根治办法，虽然其长期存活率不如第一次缓解期移植者，但早期复发患者接受异基因骨髓移植后的长期存活率亦可达 30% ~ 50%。欧美一些研究中心的回顾性研究发现，对于缓解大于 36 个月才复发的普通型 B – ALL 患者，移植治疗并未显示出明显优势，仍可以化疗作为主要治疗手段。慢性髓性白血病进入加速期的患者应尽早接受异基因造血干细胞移植，若进展至急变期则主张先进行化疗，待达到第二次慢性期后再考虑造血干细胞移植。

（3）**遗传性免疫缺陷病**　造血干细胞移植对重症联合免疫缺陷病（SCID）的治疗效果已得到学者公认。由于该病患儿常早期夭折，因此应尽快抓紧移植时机。因为患者存在严重的 T 细胞免疫缺陷，移植前不预处理一般亦很容易植入，移植后的移植物抗宿主病等并发症亦少见。若无 HLA 配型相合的同胞供体，由单倍型相合的父母进行体外去除 T 淋巴细胞的造血干细胞移植效果亦满意。

遗传性无丙球蛋白血症（Bruton's disease）也可用异基因骨髓移植治疗，但因该病患者可依靠静脉注射丙种球蛋白而长期生存，故属造血干细胞移植的相对适应证，尤其在欧美国家，一般不作为移植适应证。

其他如 Wiskott - Aldrich 综合征、慢性黏膜皮肤念珠菌病、免疫球蛋白缺乏伴粒细胞减少症、X - 连锁的高 IgM 血症等患者均应进行造血干细胞移植。

（4）**遗传性造血障碍**　重症地中海贫血患儿凡有 HLA 配型相合的供体应尽早进行骨髓移植，年幼患儿 80% 以上可借此治愈，且移植后极少发生肝脏并发症。

范可尼贫血、药物治疗无效的先天性纯红细胞性再生障碍性贫血、血小板减少伴桡骨缺乏症、慢性肉芽肿病（CGD）、Kostman's 粒细胞缺乏症、中性粒细胞肌动蛋白缺乏、Chediak - Hegashi 综合征等，都需要通过造血干细胞移植才能得到治愈的机会。

（5）**遗传代谢性疾病**　黏多糖累积症 - 1H 型（Hurler's 综合征）、Ⅵ型等患者已常规接受造血干细胞移植，肾上腺脑白质营养不良、黏脂贮积病（异染性脑白质病）、甘露糖苷储积症、高雪病（Gaucher disease）、尼曼 - 匹克病（Niman - Pick disease）、婴儿石骨症、脆骨病等越来越多的遗传病正在进行造血干细胞移植的临床研究。

（6）**实体瘤**　实体肿瘤的造血干细胞移植一般是指自身造血干细胞移植。对放疗及化疗敏感的实体瘤为造血干细胞移植的适应证，主要包括高危实体瘤，如复发的淋巴瘤、横纹肌肉瘤、尤文肉瘤及神经母细胞瘤等。骨髓移植宜在缓解期进行，采集的造血干细胞尽可能免受肿瘤细胞污染，这样可以减少移植后的复发机率。某些实体瘤，如非霍奇金淋巴瘤、神经母细胞瘤等肿瘤细胞易进入血液循环，在临床无表现时实际早已侵犯骨髓，一般认为自体外周血造血干细胞较自体骨髓受肿瘤细胞污染的机会更少些，而且采集的干细胞数量更充足，移植后造血重建更快、更安全。对于骨盆已受照射或经多疗程强化疗骨髓造血干细胞受到严重损伤的患者，骨髓采集不能保证有效的干细胞数量，自身外周血造血干细胞移植更成为唯一的选择。为保证采集所得造血干细胞的纯度，研究者尝试了多种体外净化的方法，目前为止仍以 CD34$^+$ 细胞分选的正向净化较为可取，但其价格昂贵，且必须确保肿瘤细胞不带有 CD34$^+$ 标记，故临床应用受到很大的限制。

晚期神经母细胞瘤等恶性肿瘤因复发率极高，曾有学者尝试对该类患者进行异基因造血干细胞移植术，期望通过移植物抗肿瘤作用来控制肿瘤的进展。

（7）其他肿瘤性疾病　骨髓增生性疾病 MDS，特别是染色体核型为 -7 表现者、骨髓纤维化、组织细胞增生症、家族性噬血性组织细胞增生症、恶性组织细胞增生症等都可考虑造血干细胞移植治疗。

4. 供、受体选择与准备

（1）HLA 配型及供体选择　异体骨髓移植必须有合适的供体方能进行。选择供体的首要条件为组织配型。在供受体免疫反应中起主导作用的是位于第 6 号染色体短臂上的主要组织相容性复合体（MHC），在人类亦称 HLA 系统。

已知与异基因骨髓移植有重要关系的 *HLA* 基因分 2 类。Ⅰ类抗原包括 HLA - A、HLA - B 与 HLA - C，存在于人体几乎所有的有核细胞上。Ⅱ类抗原含 HLA - DR、DP 及 DQ，只存在于 B 淋巴细胞、被激活的 T 淋巴细胞、巨噬细胞及造血前期细胞中，且在静止的 T 淋巴细胞上不表达，故须分离 B 淋巴细胞作检测。

HLA I 类及 II 类抗原具有极大的个体差异性，无血缘关系的人群中 HLA 完全相同的机率很小，故一般首先考虑同胞兄弟姐妹供体。根据遗传学规律，同胞兄妹 HLA 完全相同的可能性为 25%。亲缘相关供体即使其中 1 个位点不合亦无妨，因其移植效果与完全相合的无关供体无显著区别。若无合适的同胞供体可选用，亦可从近亲中寻找供者。子女与父母之间为单倍型相合，此种造血干细胞移植技术目前还不够成熟。为克服供体来源不足的困难，世界各地正不断组织和扩大无血缘关系的干细胞供体队伍，称非血缘关系供者登记组。目前全世界已有 1 000 万以上的志愿者进行了登记。

检测 HLA 的方法主要有血清学、细胞免疫学及分子生物学 3 种。一般用血清学方法进行过筛，分子生物学 HLA 分析具有能够直接检测 HLA 基因的优点。目前应用的方法包括聚合酶链反应（PCR）技术、序列特异性寡核苷酸探针杂交与限制性片断长度多态性技术。借 DNA 分子遗传学分析方法可避免 HLA "空白"，用传统方法所不能区分的 HLA 多态性亦可借此解决。

研究发现，供受体间 HLA 的相似性越强，器官移植的成活率越高。通常最佳的移植物配对关系顺序为同卵双生 > 同胞兄妹 > 近亲 > 远亲 > 无亲缘者。若找到多个 HLA 全相合的无关供体，通过高分辨检测，希望寻找到 HLA – A、HLA – B、HLA – C 和 HLA – DR、HLA – DQ5 对位点的匹配率越高的供体，则移植效果越好。若有多个 10 个位点高分辨全相合的供体可选择，则尽可能选择年轻男性或未曾怀孕的女性。

（2）术前准备 经 HLA 配型选中的造血干细胞移植供体，采集干细胞前仍需进行一系列检查。术前检查的目的主要是为了确定供体无手术禁忌证及危害受体的疾病。若有多个 *HLA* 配型相合的供体，亦可借此选出其中最合适者。供体年龄大于 45 岁、精神病、严重的肝肾疾病和骨髓疾病等应视为捐献造血干细胞的禁忌证。供、受体 ABO 血型不合已不是造血干细胞移植的障碍。如供体患有活动性乙型或丙型肝炎，则需慎重考虑。原则上活动性乙型或丙型肝炎供体不适宜捐赠造血干细胞，因为受体容易因此受染致骨髓移植后发生肝坏死。如供体有活动性巨细胞病毒感染，最好待康复后或进行适当治疗后再提供造血干细胞。

受体需为具备造血干细胞移植适应证的患者，决定移植前也需进行一系列准备，主要包括核实病史、体检与化验等，评价移植前患者的脏器功能，有否移植禁忌证，了解 CMV、EB 等病毒感染状态，清除龋齿、鼻窦炎等潜在性感染病灶。为了应对移植失败，有些患者还需要在移植前保存一份自身造血干细胞，以缓解因移植失败而造成的骨髓衰竭。此外，患者及亲属必须充分了解造血干细胞移植的目的及危险性，并签署移植同意书。

5. 外周血干细胞采集

健康供体和自身移植患者目前以采集外周血造血干细胞为普遍，采集前 5d 起供体需要接受 G - CSF 的动员，采集当天通过 CS - 3000 或 COBE 血细胞分离机采集所需的单核细胞同时将其余细胞返还给供体。下面主要讨论自身外周干细胞采集。

（1）血细胞分离仪的基本原理 用来采集外周血造血干细胞的仪器就是通常中心血站用于血液成分分离制备的仪器，只是两者目标采集物不同。血细胞分离仪还有一项重要的配件就是一套封闭管道。此套管道也主要由采回血管道和离心管道两部分组成。采集的基本原理是通过离心将血细胞分成不同的层面，而后根据不同的需要采集不同层面的细胞。

（2）外周血干细胞的采集过程　血细胞分离仪有连续采血和间隙采血两种，儿童一般采用前者以避免血容量的大幅波动。此类分离仪最常见的如 COBE 的 Spectra 和 Baxter 的 CS3000 单采系统。外周血干细胞采集过程中的主要参数包括采血速度、被处理的总血容量（TBP）、采集物的终体积、抗凝剂与血液的比例等。所要输入的体形数据包括性别和身高体重，外周血数据包括白细胞总数、单个核比例、血球压积。体形数据主要用于确定采血速度和 TBP。外周血数据是设定离心转速作为抽取不同细胞成分的依据。目标采集物体积在一定范围内是可调的，但受到 TBP 的限制。采血流速也可调节，但是幅度不能过大，儿童一般在 $10 \sim 30ml/min$ 允许范围，否则可能引起供体的血容不足或采血管道前端压力过低致血管塌陷。

每次采集物的总体积儿童控制在 $40 \sim 80ml$，不宜过大。过多的采集并不能得到更多的造血干细胞，而且过多体积的采集物常需更多的冷冻剂来保存，冷冻剂中的二甲基亚砜在输入体内后可能产生过敏等不良反应。

（3）影响采集物细胞数量的因素　采集效率是指某种采集装置在处理一定体积的血量时，单位时间通过离心抽取某种血液成分的能力。因此在造血干细胞的采集中通常以单核细胞的采集效率和 $CD34^+$ 细胞的采集效率来作为评价指标。采集终产物内的目标细胞数应该等于细胞的密度乘以终产物的体积。终产物的体积受到 TBP 的限制。因此，有些单位倾向于用 LVL 模式。但需注意 LVL 方式采集时，收获的细胞量并非与 TBP 的增加呈线性关系。因为在采集过程中，供体外周血中的目标细胞成分（比如 $CD34^+$ 细胞）的浓度并非恒定不变的，通常随着采集过程的进行，其浓度应逐渐下降。

采集物的目标细胞量除了受采集效率的影响外，更主要是受到供体在采集当天外周血中该目标细胞成分水平的制约。大量研究提示供体采集前的外周血 CD34$^+$ 细胞水平是决定采集物中的 CD34$^+$ 细胞获量的最重要因素。因此目前国际上比较普遍的做法是检测供体外周血的 CD34$^+$ 细胞水平来决定最适的采集时间。通常对正常健康供体的动员方案是单独使用 G-CSF,一般在 G-CSF 刺激第 4~6 天,供体外周血的 CD34$^+$ 细胞水平达到峰值。而对于患有恶性血液疾病和实体瘤的自体移植供体,多采用化疗 G-CSF 的动员方案。这些供体对动员方案的反应不一,因此常需要用供体外周血的 CD34$^+$ 细胞水平的监测来确定最适采集时间,否则将难以达到所要采集细胞的目标数量。至于供体外周血 CD34$^+$ 细胞水平达到多少可以进行采集,各个单位的标准存在一定差异,一般为 15~50/μl。另一个常报道用于指示采集时间的血液学指标是供体外周血中幼稚细胞的水平。各成熟阶段的幼稚粒细胞和有核红细胞代表了外周血中的幼稚细胞(circulating immature cell,CIC),动员期间在外周血涂片上看到这些细胞,很大程度上体现了动员的效果。缺乏流式细胞仪检测供体外周血 CD34$^+$ 细胞时,此项指标可以作为决定采集时间的方法。

临床上,有时还会碰到动员失败,无法采到足够数量的细胞。对于失败的原因,目前还没有统一的认识。从已有的报道来看,预示采集结果不佳的因素包括老龄供体、采集前接受多个疗程/长疗程的化疗、接受放疗史、大剂量的烷化剂等细胞毒药物应用、存在骨髓浸润性疾病、动员前血小板计数低下、采集前骨髓 CFU-GM 培养计数低下、动员的化疗和 G-CSF 剂量不足等。

(4)采集物质量的评价 外周血干细胞采集物质量的高低,取决于其中所含能够重建受体造血功能的细胞成分的有效剂量。现在最常用的评价采集物质量的指标包括有核细胞计数、CD34$^+$ 细胞数、CFU-GM 数。CD34$^+$ 和 CFU-GM 与受体的造血恢复最具相关性,但是 CFU-GM 的培养需要 10

~14d，所以现在最通用的做法是根据采集物中 CD34$^+$ 细胞计数结果来决定是否需要进行再次或更多次的采集。为了保证移植后的造血功能恢复，要求采集物的 CD34$^+$ 细胞最低剂量为 $1 \times 10^6/kg$，而最适的 CD34$^+$ 细胞量应该是（2~5）× $10^6/kg$。此外某些需要进一步作分选以去除 T 细胞或净化肿瘤细胞的采集中，还要求所采集的细胞剂量为一般情况下的 2~3 倍，以备补充分选时的损失。

（5）外周血干细胞采集过程中可能发生的不良反应　自动化血细胞分离仪使采血过程和血液成分的分离实现了同步化和连续进行，采集时间明显缩短，供体在此期间除了建立静脉通路外，几乎不受其他的痛苦。在采集过程中可能发生的不良反应主要包括下列几点。

第一是抗凝剂引起的副反应。许多血细胞分离仪用复方枸橼酸葡萄糖 A 溶液（ACD－A）作为抗凝剂，ACD－A 通过螯合 Ca^{2+} 来抑制凝血。因此在采集过程中有可能发生低钙血症。在低龄儿童由于肝脏对枸橼酸的代谢能力较低，所以更应该密切注意低钙血症的表现。通常低钙的症状表现为口周发麻、手足抽搐、肌阵挛、恶心呕吐，严重的可能出现心律紊乱和昏厥（低血容量症状），但这些情况都比较少见。在儿童中更多的情况是亚临床或非特异的表现，比如腹痛和出汗等。低钙血症一般通过口服或静脉使用钙剂缓解症状。预防低钙发生的方法可以在采集前口服或采集中静脉口服补钙。有些地方采用 ACD－A 和肝素混合的方法，使 ACD－A 与血液的比例由 1:（15～12）降至 1:30。单纯使用肝素在外周血采集所需的剂量下很容易发生出血，所以现在一般不建议单独使用肝素抗凝。对肝肾功能不全的供体要减少 ACD－A 的用量，并在采集过程中定时监测血 Ca^{2+} 浓度，因为严重的低钙症状的发生可以无任何先兆表现。

第二是低血容量和稀释性贫血。低血容量症状在儿童中较易发生。因为儿童的全身血容量少，整个采血管道将占去相当比例的血液容积。所以对管道容积占供体 TBV 达到 15% ~ 20% 时，需要预充管道。用库血预充时须将库血的压积用生理盐水和白蛋白调整至与供体的压积一致，这一操作比较烦琐，而且增加污染和血钾紊乱的机会。所以有些报道用高分子羟乙基淀粉或 4% 白蛋白（用生理盐水稀释）来预充管道，只有当 Hb 低于 12g/dl 时才使用血液预充。但是使用胶体液代替血液预充管道的做法未能避免许多儿童在采集过程中的输血需求。当血液被快速移出时主要产生血管迷走神经反射，表现为低血压、心动过速、苍白出汗，严重的表现为低血容量性休克。所以用于儿童的血细胞分离仪必须有低流速采血的功能。上述情况发生时，应减缓或暂停采血，并及时使用胶体液扩容。

第三是血小板减低。血小板减少是儿童外周血采集过程中最常见的并发症，但是很少发生出血。血小板减少的原因是由于血小板容易黏附于非内皮的管道管壁以及部分深入单核细胞层的血小板被采出所致。

第四是循环通路受阻。这种情况几乎全发生在小年龄供体中，因为现在的血细胞分离仪都有采血和回输压力的监控装置，一旦超过允许范围，循环泵就会停止工作，影响采集。所以为了保证循环通路的通畅，30kg 以下的儿童最好均留置中心静脉导管（在以后的移植过程中可继续使用），导管的管壁既应柔软，又应有一定的抗压能力，以防止一开始采血就发生管壁的塌陷。

第五是溶血和血栓形成。溶血是由于红细胞受管道壁的机械性破坏所致，血栓形成常由抗凝剂剂量不足引起。随着血液细胞分离仪的管道材质改进以及抗凝剂与血液比例的调整合适后，这些情况已很罕见。如果发现血浆管内的颜色发红要当心溶血的发生，离心舱细胞和血浆界面一直不稳定、回输压力成负压要排除管道内血栓形成的可能。

根据上述采集过程中可能发生的副反应，采集前供体的实验室检查应包括外周血常规、血培养、肝肾功能、出凝血功能、血电解质。

以上是外周血造血干细胞采集的大致情况。应该说采集物目标细胞成分的产量主要由采集前的动员过程所决定。采集时医护人员的主要责任是确保整个采集过程的顺利进行和供体的安全。为此，负责采集的医生应对供体的病史体检和相关实验室检查结果有详细的了解。对采集过程中会发生的副反应要详细告知供体，使之能及时通知医生。采集过程中要有专业的医护人员陪伴在旁。对可能用到的药品如钙剂、晶胶体溶液等在采集时应配备齐全。只有这样，才能保证每一次采集安全顺利地完成。

6. 预处理方案

除重症联合免疫缺陷外，造血干细胞移植前所有受体均须接受预处理，主要包括超大剂量化疗，有时尚须加用超大剂量的放疗。预处理的目的主要有：①进一步清除体内的恶性细胞或骨髓中的异常细胞群，避免复发；②抑制或摧毁受体的免疫系统，便于骨髓植活。另外，在达到上述要求的同时，也为供体骨髓的再生提供了足够的场所。经典的预处理方案以是否包含全身照射为准而分为下述两大类。

（1）化疗加全身照射方案 放射作为细胞周期非特异性抗肿瘤治疗的作用已被公认。环磷酰胺为抗肿瘤药中免疫抑制作用较强者，可增强全身照射的治疗效果，对于造血系统以外的器官，两者几乎无重叠的毒性，故组成了经典的环磷酰胺＋全身照射（CTX＋TBI）预处理方案。其中环磷酰胺的用量基本为$60mg/（kg \cdot d）$，连用2d。而全身照射的剂量及用法却有较大差异。最初人们沿用单次照射，剂量7～10Gy。患者对照射总剂量的耐受性与剂量率密切相关。所谓剂量率是指单位时间内接受照射的剂量。一般认为剂量率超过60Gy/min则间质性肺炎的发病率明显升高。以后发展为分次照射，1～2/d，持续2～7d不等，总量12～16Gy。据报道分次照射降低了间质性肺炎等肺部并发症的发生率，目前已被临床广为应用。

对于非恶性疾患，预处理不必考虑清除肿瘤细胞。因此，常将全身照射改为全淋巴照射，近年来人们开始尝试非清髓的预处理方法，以尽可能减少预处理所造成的器官毒性反应。

（2）联合化疗方案 不具备可供全身照射的放射源，或患者既往已接受过大剂量放疗不适宜再接受放射治疗，以及放射治疗所造成的远期影响远远大于化疗的损伤，也需考虑第二肿瘤的发生率较其他治疗方法明显增多，因此需要尽可能使用不含放疗的预处理方案。Santos 等（1983）首先对急性非淋巴细胞白血病应用大剂量白消安加环磷酰胺的预处理方案，即 Bu－CTX 方案。白消安总剂量 16mg/kg，分 4d 口服。环磷酰胺总剂量 200mg/kg，分 4d 静脉滴注。之后 Tutschka 等（1987）又将其加以修改，把环磷酰胺总剂量减为 120mg/kg，白消安剂量不变，称小 Bu－CTX 方案。与 Bu－CTX 方案相比，小 Bu－CTX 方案的预处理相关毒性相对低，但两者的抗白血病作用无显著差别。

Bu－CTX 方案避免了全身照射所引起的早期毒性反应及对患者生长发育等的影响，但有报道肝静脉阻塞综合征及出血性膀胱炎的发病率较 CTX－TBI 方案为高。就疗效而言，对于早期急性髓性白血病或慢性髓性白血病患者，两种方案抗白血病作用相似，但对急性淋巴细胞白血病应如何选择尚有争议。一般认为急性淋巴细胞白血病对放疗应更敏感。

近年来，静脉应用马利兰更为学者所重视，因其用药剂量准确、药物浓度稳定，肝静脉阻塞综合征及出血性膀胱炎等移植相关并发症的发生率低。

Bu－CTX 方案是经典的联合化疗方案，此外，马法兰、大剂量阿糖胞苷、足叶乙苷等组合被应用于各种疾病的预处理方案中。

（3）非清髓性预处理　至少有两大发现对于传统的移植预处理方案提出了质疑。首先，越来越多的事实已证实大剂量的预处理方案，即使其剂量已大到引起严重的器官毒性，仍不能完全清除体内残余的恶性肿瘤细胞。如 IBMTR 显示，对于 CR1 的 AML 和慢性期 CML 进行同卵双胎的干细胞移植后，60% 的患者疾病将复发。其次，许多研究者发现，很多成功的异基因移植有赖于移植物抗宿主肿瘤细胞的免疫反应。IBMTR 显示，CR1 的 AML 和慢性期 CML 经 HLA 全相合的干细胞移植后，复发率仅为 20% 及 10%。因此说明 GVL 作用在移植过程中起着很重要的作用。这些发现支持用供体淋巴细胞输注（DLI）来治疗移植后复发患者，并可使患者重新获得 CR。应用这一知识，结合如何更好地控制宿主和移植物免疫细胞的功能，为干细胞移植提供了新的研究方向，由此产生的非清髓性移植使得更多的患者有机会接受干细胞移植治疗。

非清髓性干细胞移植，顾名思义预处理过程并未如传统的方法将受体骨髓清除掉，因而受体造血功能的完全恢复较快，一般少于 28d，如若植入失败，自身造血很快重建，故不必将自身造血干细胞冻存以备不测。

非清髓移植是通过异基因造血干细胞的逐渐植入产生移植物抗肿瘤细胞作用来达到治疗目的的，移植物的逐渐植入和随着其植入而产生的抗肿瘤细胞作用需要通过一定的时间而实现。故对于高危、肿瘤负荷较高的儿童患者不适宜采用这种方式，因为此类患者往往来不及等到移植物发挥抗肿瘤作用就复发了。所以非清髓移植在儿童仅适用于病情进展较慢或非恶性疾病患者的移植时。

7. ABO 血型不相容造血干细胞移植的处理

在异基因骨髓移植中，供、受体 ABO 血型不配合占 20%～30%，分为主要不配合与次要不配合两大类。若受体血浆中含有针对供体红细胞抗原的血清凝集素，称 ABO 血

型主要不配合（如 A、B 或 AB→O，AB→A 或 B）；若供体
血浆中含有针对受体红细胞抗原的血清凝集素，则称 ABO
血型次要不配合（如 O→A、B 或 AB，A 或 B→AB）。另外，
若供、受体双方血浆中均含有针对对方红细胞抗原的血清凝
集素，称 ABO 血型双向不配合（如 A→B 或 B→A）。如今
供、受体 ABO 血型不配合已不再成为造血干细胞移植成功
的障碍。据报道，ABO 血型不配合对干细胞植活、移植物抗
宿主病及移植后存活等均无影响，但可发生某些并发症，主
要有急性及迟发性溶血反应及红系造血系统恢复延迟等。因
此，对于 ABO 血型不配合的造血干细胞移植，在回输前应
对采集物或患者进行相应的处理。

对于 ABO 血型主要不配合的造血干细胞移植，为避免
急性溶血反应，一般采取去除受体血浆中相应的凝集素或供
者干细胞中红细胞的方法。前者多用血浆交换或免疫吸附的
方法。血浆置换能有效地去除受者体内的凝集素，但需耗费
大量血浆，成本昂贵，患者又需承受反复操作的负担及增加
感染的危险，且骨髓移植后部分患者凝集素水平反跳，需定
期监测甚至再次进行血浆置换。免疫吸附法无需大量的血液
制品，因此避免了输血带来的某些并发症，但需分离血浆进
行体外操作，使用特殊的仪器设备。另外，有的患者虽经免
疫吸附其凝集素水平的下降仍达不到要求，而需改用血浆置
换。去除供体造血干细胞中红细胞的方法国外多用血细胞分
离机或羟乙基淀粉沉降，其操作安全简便，但有丢失或损伤
多能造血干细胞而导致干细胞植活延迟甚至移植失败的
危险。

ABO 血型次要不配合骨髓移植的溶血反应远不及主要不
配台者严重。若供者血清凝集素滴度不超过 1∶128，其采集
物可不加处理而直接输给受者。否则可离心去除血浆再进行
回输。

以上诸方法可有效地克服急性溶血反应，但迟发性溶

血反应却未能完全预防，ABO 血型主要不配合的造血干细胞移植更为明显。主要原因是残留的受体淋巴细胞及浆细胞继续合成血清凝集素，作用于新生的、供体来源的红细胞而发生溶血。造血干细胞移植前血清凝集素水平较高或移植后单用环孢素 A 及泼尼松预防移植物抗宿主病的患者，迟发性溶血反应的发生率会增高，通常于造血干细胞移植后数周出现，持续数月后自行恢复。但亦有少数病例迁延时间更长。

表 1 - 7 总结了 ABO 血型不合移植的风险、移植物处理方法及移植过程中输血原则。

表 1 - 7　供/受者 ABO 血型不合的输血

项目	主要不合	次要不合	主要 + 次要不合
机制	受者血浆中有针对供者红细胞的抗 A 和（或）抗 B 凝集素	供者血浆中有针对受者红细胞的抗 A 和（或）抗 B 凝集素	供、受者血浆中均有针对受、供者红细胞的抗 A 和（或）抗 B 凝集素
供/受者血型	A/O，B/O，AB/O，AB/A，AB/B	O/A，O/B，O/AB，A/AB，B/AB	A/B，B/A
移植后即刻溶血反应的预防措施	1. 去除 BM 中 RBC；2.HSCT 前血浆置换（凝集素滴度≥1:128）	1. 去除 BM 中血浆；2.HSCT 前 O 型 RBC 置换	1. 去除 BM 中 RBC 和血浆；2. HSCT 前血浆和 O 型 RBC 置换（凝集素滴度≥1:128）
延迟溶血反应	HSCT 后 2~4 周直接 Coomb's（+）	BMT 后 9~16d，PB-SCT 后 5~12d，直接 Coomb's（+）突发，严重，可致命	直接 Coomb's（+）
RBC 造血延迟	血浆置换，EPO，激素	无	血浆置换，EPO，激素
输 RBC	O 型	O 型	O 型
输 PLT、血浆	供体型/AB 型	受体型/AB 型	AB 型

第 四 节

现代儿童肿瘤治疗水平

一、治疗现状

近 20 年来，随着对恶性肿瘤病因和发病机制的进一步阐明，肿瘤的诊治水平有明显的提高。儿童肿瘤谱与成人迥然不同，药代动力学和药效动力学也明显不同于成人，多数对放疗、化疗敏感，预后也明显较成人好，超过半数儿童恶性肿瘤通过个体化综合治疗可获得痊愈。有关资料显示，发达国家儿童急性淋巴细胞白血病 5 年无病生存率达 70% ~ 80%，急性髓细胞白血病也达 50%，肾母细胞瘤在预后良好的 I 期病例 5 年生存率为 100%、II 期为 75%、III 期为 45%、IV 期和 V 期病例无 5 年生存，神经母细胞瘤 I 期 5 年生存率为 100%、II 期为 44%、III 期为 35% ~ 81%、IV 期为 26% ~ 54%、横纹肌肉瘤为 71%。在我国，通过合理的治疗，部分儿童恶性肿瘤的诊治水平接近或达国际先进水平，如小儿急性淋巴细胞白血病无病生存率已提高到 80%，恶性淋巴瘤的长期存活率也有很大提高。因此可以认为，绝大多数肿瘤患儿，只要诊断及时并进行适当的联合序贯化疗（对急性实体瘤患儿，配合以手术及化疗），是可以治愈的。同时，随着我国经济水平及医疗水平的提高，国家已开展了白血病、淋巴瘤等小儿恶性肿瘤的救助工作，从而使广大儿科医务人员、患儿及其家属，在思想上建立起了战胜小儿恶性肿瘤的信心，让更多的患儿有较多的长期正规化疗的机会，获得更高长期无病生存率。

二、治疗方法

与成人恶性肿瘤治疗一样，手术、放疗、化疗仍是儿童恶性肿瘤的三大经典治疗方法。生物反应调节对消灭残存肿瘤细胞有一定作用；中医中药对减轻放疗、化疗的毒副作用，调节机体平衡功能有独到之处；支持治疗是大剂量放疗、化疗和造血干细胞移植的有力保证，可减轻晚期恶性肿瘤患儿痛苦，提高其生活质量。但任何单一的治疗方法都不可能彻底治愈恶性肿瘤，小儿恶性肿瘤的治疗，应进行多科合作，成立包括小儿血液科、外科、病理科、放疗科和影像诊断专业医生组成的小儿肿瘤专业队伍，共同制定治疗方案，施以综合治疗。儿童恶性肿瘤具有生长迅速，易早期转移，恶性程度高等生物学特性，加之家长和非肿瘤专科医生对小儿肿瘤缺乏警觉，许多儿童恶性肿瘤在临床诊断前，已通过血液或淋巴系统向远处转移，此时若仅单独依靠放疗、化疗或手术治疗，绝大部分将复发。而通过各专业组医生的充分合作，对患儿进行正确的诊断、临床分期和预后评估，制定合理的治疗方案，可提高疗效。其一般的原则是：①肿瘤局限者，以手术切除治疗为主，必要时术后辅以放、化疗；②肿瘤巨大，超过局部范围者，可术前放、化疗，待瘤体缩小，转移灶得到理想控制后再行手术切除，此即延期一期手术，或在第一次手术时切除部分瘤体或活检，化疗、放疗一阶段后行二期探查手术，将原发肿瘤彻底切除，术后再行放、化疗。实践证明，延期或二期手术，可使晚期恶性肿瘤的切除率明显上升，无病生存率提高。如现在主张对Ⅲ、Ⅳ期神经母细胞瘤行延期或二次手术，结合大剂量强化疗或造血干细胞移植，5年无病生存率可明显提高。化学治疗必须强调强烈、早期、联合用药原则，使用能杀灭肿瘤细胞的细胞毒药物，坚持长期正规治疗，防止抗肿瘤药物严重的近期毒副作用或远期并发症。由于放射设备的改进和放射生物学的进展，近年来发展的立体定向放疗、适形调强放疗、非常规分割放疗、放射化学修饰的应用，使得放疗效果明显提高，如应用三维定位的方法可以应用激光刀来切除肿瘤。

理论上，基因治疗最有希望治愈肿瘤，但由于恶性肿瘤的发病是一个多因素、多阶段复杂的发病过程，要完全治愈恶性肿瘤还有许多问题有待解决，短期内尚难应用于临床。肿瘤细胞的异质性及肿瘤细胞的多种免疫逃避机制，能使特异的免疫活性细胞失活，阻止免疫效应细胞的杀伤，使得免疫治疗临床只对少数恶性肿瘤有效，主要包括恶性黑色素瘤、肾癌。维甲酸诱导肿瘤细胞分化、三氧化二砷促使肿瘤细胞发生凋亡、端粒酶抑制肿瘤细胞的增殖等，都为恶性肿瘤的治疗提供了新的思路。

三、治疗新进展

1. 外科手术治疗

（1）不再强调大面积根治术，强调生命质量。

（2）远处转移可行肺的外科手术，肝的切除与介入疗法，骨转移的核放射与化疗。

（3）多次外科手术切除法。

（4）化疗或放疗后外科再手术切除，但原则是早期。

（5）部分脏器肿瘤的切除（如半肾切除术）。

（6）无瘤手术操作。

（7）外科肿瘤活检目的（性质、预后、耐药）。

（8）肿瘤并发症的外科处理。

2. 放射治疗

（1）多主张以中等剂量的照射，电脑控制剂量与定位能减少对正常组织的损伤。

（2）利用亚氧增敏剂和放射增敏剂亦可提高疗效。

（3）儿童尽量减少放疗的应用。

（4）介入性放射学：①动脉内灌注抗癌药，用于肝肿瘤、盆腔肿瘤及肾脏肿瘤，对于外科手术不能切除的肿瘤患者可用此法，或用于进行姑息治疗，也可在肿瘤缩小后，配合外科手术切除，常用药物有阿霉素、丝裂霉素 C、氟尿嘧啶、脱氧核苷等，其优点是达瘤体药物浓度比周围静脉给药要高，抗癌作用明显加强；②肿瘤姑息 - 血管栓塞疗法，临床应用的栓塞剂有自体凝血块和组织、明胶海绵、无水酒精、不锈钢圈（系有织带物）、聚乙烯醇、碘油乳剂、组织粘合剂（硅酮、中药白芨等）。

（5）术中放疗近 10 年逐渐展开，重点应用于儿童后腹膜恶性实体瘤（如神经母细胞瘤）。

3. 化疗

（1）联合用药（如神经母细胞瘤 - OPEC 方案）的趋势是配合骨髓移植、营养支持、药敏试验，选用高效选择性抗癌药，周期延长，不良反应小。

（2）腹腔内化疗药物大剂量灌注（IPC）。

（3）耐药性，指：①肿瘤细胞膜的转运能力下降，使药物进入细胞减少；②与药物起反应的酶含量增加，以此与相应的基因扩增有关。已明确在多重耐药性发生时，细胞浆膜上磷糖蛋白明显增加，影响药物的摄入。关于基因扩增解释包括：①存活的肿瘤细胞从被药物杀灭的细胞中摄入 DNA，再进行复制，如同"转染"一样，因而形成了耐药细胞；②在药物作用下，染色体异常，产生姐妹染色单体交换（SCE）；③不成比例的 DNA 复制，产生额外拷贝的 DNA 片段。

克服耐药性方法：①增加药敏试验；②更换不敏感药物，另外合用 DNA 修复酶抑制剂（如链脲霉素）以及谷胱甘肽合成酶的抑制剂，可提高抗癌药的疗效。

4. 治疗肿瘤的新措施

（1）诱导瘤细胞分化的小分子化合物　许多肿瘤细胞被

极性平面化合物、激素、维生素、某些小剂量的细胞毒药物、生长因子及肿瘤促进物等诱导而产生分化。如美国斯隆－凯德林癌症中心用六甲烯二乙酰胺（HMBA）治疗肿瘤能停止细胞增殖，调节对细胞周期运行的基因表达。白血病、神经母细胞瘤、畸胎瘤、结肠癌和膀胱癌细胞产生分化，现已进入Ⅰ期和Ⅱ期临床试用。

（2）癌基因作为治疗的靶点　人体中有 50 000 个基因，癌基因 30 ~ 50 种。有几种癌基因与细胞的增殖和分化调节密切有关，如：①癌基因 *myc*、*myb* 和 *fos* 在细胞核里，能调节 DNA 合成和基因表达；②癌基因 *sis*、*erb B* 和 *fms* 的产物与生长因子及一些受体有关；③不少癌基因还能调节细胞膜蛋白及酪氨基激酶的活性。故目前利用类视黄素化合物使抗癌基因的功能表达对肿瘤生长有抑制的影响。研究正常细胞和癌细胞增殖和分化调控的差异，以指导研究新药或针对异常蛋白制备单克隆抗体。

（3）单克隆抗体（MAB，单抗）　用放射性标记的单抗在体内结合摄像扫描可以找出肿瘤原发灶及转移灶，现把单抗用于诊断与治疗仍存在一定难处：①单抗不易达到瘤细胞表面；②瘤细胞表面抗原具有异质性，使单抗的反应专一性产生限制；③瘤细胞表面抗原改变后，单抗不能识别；④单抗对瘤细胞靶分子的反应还不够专一，非瘤细胞的一些相似分子亦能发生反应，以致产生毒副作用；⑤单抗与毒素或药物的结合物不够稳定，注入体内易分解不能充分发挥对肿瘤的杀伤作用。但单抗可以发挥三种效能：①促进影响、激活补体、K 淋巴细胞或巨噬细胞；②作为引物，将毒素、药物或放射性物质带到肿瘤靶细胞处；③也可以抑制瘤细胞的某些性能，使其不易存活。

四、儿童常见恶性肿瘤的临床研究进展

儿童肿瘤的临床研究进展均来自大样本、多中心的合作

性研究成果。最常见的儿童颅外肿瘤包括淋巴瘤、神经母细胞瘤和肾母细胞瘤。

1. 淋巴瘤

（1）病理、免疫表型及分子遗传学　自从认识实体性淋巴组织肿瘤（淋巴瘤）以来，病理分型系统在不断进展，至今已发展为国际认同的世界卫生组织（WHO）分类系统，2008年WHO淋巴瘤分类系统进行了第四次修正，分类首先依据病理形态、免疫表型来确定细胞发育成熟程度，据此将淋巴瘤分为未成熟前驱B、前驱T淋巴母细胞型和成熟T、B/NK淋巴细胞型二大类。前驱B、前驱T淋巴母细胞型中85%为急性淋巴细胞性白血病，约15%为淋巴母细胞型淋巴瘤，二者的生物学特征相似，治疗方案也类似或相同。成熟T、B/NK淋巴细胞型淋巴瘤在儿童中以成熟B细胞型淋巴瘤最为多见，根据组织细胞形态、淋巴结受累区域、肿瘤原发部位、年龄或异常产物类型等因素WHO–2008将之分为30个亚型，在儿童中主要亚型包括：①Burkitt's型淋巴瘤（BL）；②弥漫大B细胞型（DLBL）；③纵隔（胸腺）原发大B细胞型；④ALK$^+$大B细胞型；⑤B细胞性淋巴瘤，未能进一步分类，介于弥漫大B细胞型和Burkitt's型之间；⑥B细胞性NHL，未能进一步分类，介于弥漫大B细胞型和经典型霍奇金淋巴瘤之间。其他一些在成人中较为多见的成熟B细胞性淋巴瘤类型，如滤泡型和边缘区型淋巴瘤等在儿童中罕见。成熟T和NK淋巴细胞型淋巴瘤进一步分为21个亚型，儿童中较为多见的主要为ALK$^+$和ALK$^-$的T细胞性间变大细胞型淋巴瘤（ALCL）。霍奇金淋巴瘤（HD）也起源于相对成熟的B细胞，分为结节性淋巴细胞优势型和经典型二大类，经典型又分为结节坏死型、淋巴细胞丰富型、淋巴细胞削减型和混合细胞型。

与淋巴瘤诊断及分型有关的还包括细胞遗传学及分子生物学检查。T–淋巴母细胞型淋巴瘤（T–LL）常存在与T

细胞受体相关基因克隆性重排，如 $T\delta$、$T\gamma$、$T\alpha$、$T\beta$ 基因重排。BL 常见与 $C-myc$ 断裂相关的 t（2；8），t（8；14）或 t（8；22）。ALCL 常见有 t（2；5）/NMP-ALK 融合基因。这些分子生物学检查在病理形态和免疫表型诊断有困难时具有重要的辅助诊断意义。

（2）临床治疗方案的合理选择　根据目前研究结果，提示起源于相对未成熟淋巴细胞的淋巴瘤，即免疫表型为前驱 T 和 B 的淋巴母细胞型淋巴瘤（T-LL，B-LL），其生物学特征与急性淋巴细胞性白血病（ALL）相似，因此欧洲德国柏林-法兰克福-蒙斯特白血病研究协作组（BFM）、美国儿童肿瘤协作组（COG）及国际上其他一些著名儿童肿瘤协作组均采用与 ALL 相同或相似的含有门冬酰氨酶和维持治疗的方案，并获得很好的疗效。同 ALL 治疗一样，再诱导和门冬酰氨酶对疗效的改善有重要贡献。在这一类方案的适应证中应除外成熟 B-ALL。

而起源于相对成熟淋巴细胞的 B 细胞型恶性肿瘤，主要包括 BL、成熟 B-ALL 和 DLBL。无论临床表现为淋巴瘤还是白血病，治疗方案强调大剂量抗代谢药物如甲氨蝶呤（MTX）、阿糖胞苷（Ara-C）和高剂量烷化剂应用。治疗时间短．一般为 3~6 个疗程。法国儿童肿瘤协会（SFOP）的成熟 B 细胞淋巴瘤方案（LMB）和 BFM 等几个著名大协作组方案获得了很好的疗效。这类方案对 ALCL 也有效。

MTX、Ara-C 和糖皮质激素三联预防性鞘内给药替代头颅预防性放疗的有效性已得到多个协作组证实，可有效预防 NHL 脑膜浸润。因此对无中枢浸润的 NHL 已不主张头颅预防性放疗。临床应用较为成熟的靶向治疗主要药物是抗-CD20 抗体，但疗效报道均来自成人，应用于表达 CD20 抗原的进展较为缓慢的低度恶性 B 细胞性淋巴瘤（如滤泡型）或其他难治性 B 细胞性淋巴瘤，已证实与化疗联合应用增加疗效。美国 COG 一项以抗-CD20 抗体作为一线药物联合化疗对初发儿童 B 细胞性淋巴瘤的安全性研究，已明确抗 - CD20 抗体联合化疗在儿童中应用安全，但尚无有关疗效的报告。

2. 神经母细胞瘤

近几十年来，国际上对儿童 NB 进行了大量的基础及临床研究，也取得了很大进步，但临床预后的改善远不如淋巴瘤。

（1）关于预后因素 除了 >1 岁、Ⅳ期、$N - myc$ 扩增为众所周知的预后不良因素外，新近的研究结果表明：①无原癌基因 $N - myc$ 扩增、年龄在 365 ~ 547d（12 ~ 18 个月）的Ⅳ期患儿可以获得与 <365d 组相同的预后，即无 $N - myc$ 扩增者预后不良年龄从 <365d 延伸至 <547d；②$N - myc$ 扩增在Ⅳs 期、Ⅱ、Ⅲ中同样具有重要的预后影响作用，$N - myc$ 扩增者预后明显差；③手术后是否有 <10% 的残留病灶对预后的影响不明显；④1p 缺失是预后不良因素。

简单地可以将 NB 预后的因素归纳为二大类，即：①预后不良类 伴有不良生物学特征（$N - myc$ 扩增和/或 1p 缺失）的任何分期及年龄 >547d 所有Ⅳ期患儿；②预后良好类 不伴有不良生物学特征的非Ⅳ期和 <547d 的任何期患儿。

（2）关于治疗策略 影响 NB 预后的因素越来越明确，因此治疗策略也随之不断修正。目前认为对于预后良好组有减弱治疗强度的趋势，包括：①无症状、无 $N - myc$ 扩增的Ⅳs 期仅作密切观察或低强度治疗；②极好的部分缓解（VGPR，一般定义为 <10% 的肿瘤残留）可以作为治疗终点，减弱化疗总强度。对预后不良组需采用更为积极和多元综合的治疗，可改善预后的方法包括：①局部放疗可以减少局部复发率；②化疗结束后全顺维甲酸 160mg/m^2，每月 14d 共 6 个月，可改善Ⅲ、Ⅳ期 4 年无病生存率；③自身造血干细胞支持下超剂量化疗；④抗 - GD2 抗体靶向治疗；⑤化疗强度的增加和新药如拓扑替康等的使用。

3. 肾母细胞瘤

美国肾母细胞瘤协作组（NWTSG）是建立于 20 世纪 60 年代末的儿童肿瘤多中心协作的原创组织，给低发病率疾病的研究开创了一个全新的协作研究方式，为肾母细胞瘤解决了一系列实验室无法解决的临床问题，为其他肿瘤的临床研究创立了榜样。

（1）NWTSG 主要研究成果　1969 年创立的 NWTSG – 1 ~4（1969 ~ 73）至 1995 年启动的 NWTSG – 5（1995 ~ 2001）临床研究先后在临床上论证了一系列临床治疗的方法，包括：①病理亚型为预后良好型（FH）Ⅰ、Ⅱ期术后无需放疗；②FH 型Ⅱ、Ⅲ期长春新碱（VCR）+更生霉素（ACTD）联合应用比两药分别单独使用的无复发生存率（RFS）提高；③FH 型Ⅲ期采用 VCR + ACTD + 阿霉素（ADR）＋放疗方案预后优于 VCR + ACTD + 放疗方案；④FH型Ⅱ期患儿 VCR + ACTD 联合已经足够，增加 ADR 和放疗未能进一步改善预后；⑤FH 型Ⅳ期在 VCR + ACTD + ADR 基础上再加用环磷酰胺（CTX）未能进一步提高 RFS；⑥间变型Ⅱ ~ Ⅳ期患者加用 CTX 疗效改善，弥漫间变型Ⅱ ~ Ⅳ期患儿 4 年 RFS 由 27% 升至 55%（$P = 0.02$）；⑦每疗程中一次性应用 ACTD $0.045mg/kg$ 和 $0.015mg/$（$kg \cdot d$）疗程 5d 的用法同样有效，前者使用更加方便；⑧FH 型Ⅱ期和Ⅲ期的治疗时间分别由 54 周和 60 周缩短到 18 周和 26 周时 4 年的无复发生存率无差异；⑨FH 型一期手术后无化疗者复发率为 13%，因此也需接受较为简单的短期化疗。但是否所有的Ⅰ期患者均需接受化疗，目前尚无定论，进一步的生物学特征研究可能对其有更明确的指导，COG 已发现 1p 和 16q 同时变异对 FH 型Ⅰ、Ⅱ期预后有影响，并可能将此作为Ⅰ期患者是否需要化疗的依据。

（2）目前治疗方案原则　目前国际上多数医疗中心采用根据 NWTSG – 1 ~ 5 得到的结论而修正的 NWTSG – 5 方案。

主要治疗原则为：①Ⅰ期 FH 型和间变型或Ⅱ期 FH 型使用 VCR + ACTD（EE-4A）方案共 18 周，不放疗；②Ⅲ、Ⅳ期的 FH 型和Ⅱ~Ⅳ期局灶性间变型使用 VCR + ACTD + ADR（DD-4A）方案共 24 周，手术后放疗；③Ⅱ~Ⅳ期弥漫间变型使用 VCR + ADR + 依托泊苷（VP-16）+ CTX 方案，治疗时间为 24 周。肾透明细胞肉瘤和肾横纹肌样肉瘤则采用完全不同于肾母细胞瘤的治疗方案，化疗强度较高。

肾母细胞瘤对放疗十分敏感，但远期的副作用相对较大，术后放疗目前用于 FH 型Ⅲ、Ⅳ期和 UFH 型Ⅱ~Ⅳ期。从 NWTSG-3，4 的回顾性研究表明，术后 9d 内瘤窝扩大野放疗对改善预后有重要意义，局部放疗总剂量不应超过 30.8Gy。年龄在 6 个月以内的患儿各种情况下均不适于放疗。对于远处转移患者，目前建议肝脏转移者全肝照射 19.8Gy，肺转移者全胸照射 12Gy。

我国传统上对儿童肾母细胞瘤采用先手术后化疗的治疗方法，但对于部分就诊时已有局部扩散或全身转移者，此时手术常不能完全切除肿瘤，而在围手术期疾病进一步进展，反而延缓了治疗的时机。根据欧洲协作组等报告，对手术不能完全切除或已存在远处转移的初治病例采用先化疗，使肿瘤缩小、分期前移后再手术的策略，采用这种延迟手术治疗策略使晚期肿瘤患儿的初治缓解率提高，也增加了治愈的机会。

第 五 节
儿童肿瘤护理

一、小儿肿瘤一般护理常规

1. 衣着护理
患儿宜选用纯棉、不经过防皱处理、B 级以上直接接触皮肤的贴身内衣。衣物要宽松、柔软，方便穿脱，不影响患儿的活动。住院期间最好为小儿备 1~2 件保暖的背心，以便小儿输液时更换衣物。鞋子要合脚，平跟或低跟。以免小儿走路时摔跤。患儿的衣物最好手洗，露天阳光下晒干，阳光中的紫外线是天然的杀菌剂。

2. 洗刷用物

患儿宜选用细毛、柔软、大小合适的牙刷，选用小儿专用牙膏。刷牙宜选用不宜打破材质的口杯，以免小儿洗刷时不慎损伤皮肤。宜选用纯棉、细软的毛巾，洗脸、擦汗及洗澡的毛巾必须分开。沐浴宜选用 pH 值低的产品，以免刺激性太大，造成皮肤瘙痒不适，使小儿抓挠皮肤，破坏皮肤的完整性。

3. 餐具选择

宜选择质量保证的金属或塑料材质的餐具，最好选择不锈钢材质的餐具，年龄较小者可先不用筷子，以免用餐时不慎损伤患儿。小儿使用的餐具使用后及时清理食物残渣，食物残渣极易滋生细菌，造成污染。清洗后的餐具密封保存，使用时再取出。

4. 食物选择

加强营养，鼓励患儿进食，并增加饮食营养，给予高蛋白、高热量、高维生素等易消化的食物，提高体质。根据中医的三因制宜、辨证施食的饮食调护原则，小儿为稚阴稚阳之体，而脾胃为仓廪之官，故小儿不宜大补，应以清润滋养、健脾开胃、助食化滞为宜。

（1）避免进食不易消化的食物。可适量进食坚果如生核桃、松子等，以润滑肠道，有利于保持大便通畅。避免进食过多容易产气的食物如豆制品、面食，以免小儿产生腹胀不适。避免进食煎炸、辛辣等刺激性强的食物。

（2）所有的食物必须清洗干净，确保煮熟，保证饮食卫生，避免病从口入。

（3）小儿住院期间，根据患儿使用的药物调节饮食。如使用左旋门冬酰胺酶时，特别注意低脂饮食，但是不能禁脂过度，因为适当的脂肪摄入才可保证大便通畅，同时应保持饮食质量的恒定，可少食多餐，切忌暴饮暴食。阿糖胞苷容易引起消化道反应，在饮食上可以适当使用有和胃止呕的食疗方如砂仁鲫鱼汤，做菜时可适量放少许姜，以增加食欲。使用大剂量 MTX 时，可适当使用一些清胃肠道的食疗方，如薏米粥、茯苓饼、砂仁萝卜饮等。

5. 作息安排

根据小儿的具体情况，指导患儿及家长在病情允许的情况下合理安排作息时间，协助做好生活护理及个人卫生，如保持皮肤清洁干燥，避免受凉，防止外伤或碰撞等损伤。有以下情况者限制小儿的活动：①双下肢关节疼痛明显者，限制下床活动，以免造成骨折等；②掌腕关节疼痛明显者，协助小儿进食等日常活动；③腰背部疼痛明显者，起床或体位改变时，轻柔、缓慢转身；④血小板低于 $30 \times 10^9/L$ 适当限制下床活动，小于 $10 \times 10^9/L$ 或有出血征像者，宜绝对卧床休息。适当的活动有利于促进血液循环，利于毒素的排泄和营养物质的吸收。无上述症状者，根据患儿的年龄安排作息。一般餐后半小时后可让小儿散步，以小儿不感到疲乏为宜；夜间最好 22 点左右开始睡眠，以利于小儿的生长发育和体力的恢复。

6. 心理护理

注意患儿及家长的心理护理。针对患儿及家长的情绪变化进行安慰，讲解肿瘤治疗与护理的发展，鼓励他们建立起治疗疾病的信心，使他们正确对待疾病，达到主动配合治疗的目的。

7. 其他护理措施

协助医生的诊断检查操作，认真收集各种化验标本。针对不同的治疗方法如化学治疗、放射治疗、手术治疗等提供有效的护理。

二、化疗护理常规

化学治疗是用于小儿恶性肿瘤，特别是血液肿瘤的主要疗法。所用药物有细胞毒素类的烷化剂药物、抗代谢药、抗癌抗生素、抗肿瘤植物生物碱、激素类等。

1. 治疗前一般护理常规

（1）了解患儿的病情，包括全身状态、血象、肝肾功能等，及患儿及家长的心理状态。

（2）向家长及患儿做好有关病情与治疗的知识介绍，增加其对治疗的信心，并做好心理护理。

（3）改善患儿全身情况，鼓励患儿摄入高热量、高蛋白及富含纤维的食物，并给予患儿创造一个良好的环境，必要时根据医嘱给予支持疗法。

（4）注意保护性隔离，预防感冒。

（5）应介绍入院后检查包括：①血常规每周 2～3 次，肝肾功能和尿常规每周 1 次；②血液肿瘤（白血病、恶性淋巴瘤等）诱导化疗期复查骨髓穿刺 1～2 周 1 次，缓解后 2～3 个月 1 次；③脑脊液每次做鞘内注射后送检；④必要时复查有关肝炎标志物。

（6）有些药物（如左旋门冬酰胺酶）应做好皮肤过敏试验。

2. 治疗期间一般护理常规

（1）不同给药途径要注意不同的方法和技巧 静脉注射法：①对一般刺激性药物可直接推注，开始注药宜慢，注意观察患儿的反应，无明显反应可继续注药；②注意在注射前将药物稀释，注射前后推注生理盐水 1～2ml，尽量避免将药物注入皮下；③抽回血，检查确定针头在血管内方可注药。

静脉滴注法：①需将药物稀释后加入输液瓶中静脉点滴注入；②MTX（甲氨蝶呤）、ADM（阿霉素）、柔红霉素

（DNR）、顺铂（DDP）等药物治疗全过程中严格掌握给药速度，液体滴入不能太快，有条件具备情况下用输液泵；③静脉留置针穿刺血管时，应从远端静脉开始，注射完毕，应轻压穿刺点数分钟以免药液外渗，并保护血管有利于长期治疗。

口服给药法直接将药物送患儿口中，并由护士协助其用水服下，教育患儿或家长使其认识到口服药品的重要性防止患儿将药物弃掉不吃而影响治疗。

肌内注射：①注意轮换注射部位并做好记录；②注射时进针要深些，防止硬结发生；③必要时可进行热敷，促进药物吸收。

鞘内注射：①护士需准备药物并配合医生操作；②注意观察注射中患儿反应及注药后的药物反应如头痛、发热、呕吐、腹痛等；③注射后协助患儿去枕平卧6h，注意观察患儿有无不适，如有异常表现，应及时通知医生。

药物准备中要注意以下几点：①注射药物应现配现用，不得久置不用；②注意药物配液禁忌，如依托泊苷（VP-16）须用生理盐水稀释；③配药时严禁几种药物同时吸入一个注射器混合。

严格核对及交接班制度：①化学药物注射前必须两人核对，严格执行"三查七对"制度；②认真做好交接班，输入药物速度准确，不能提前或延迟。

（2）注意用药后局部反应并及时处理　静脉给药时药物外渗可引起局部疼痛、红肿，应立即停止注药或输液，同时用1%普鲁卡因封闭，也可用地塞米松（5mg加生理盐水10ml）封闭，或用50%硫酸镁湿敷。并发栓塞性静脉炎，如局部皮肤疼痛、变红、变硬、呈条索状，以后沿静脉可能遗留皮肤色素沉着或栓塞，可给局部理疗。

（3）注意患儿对药物的反应并做好记录与护理　阿霉素、柔红霉素等对心脏有一定影响，表现为心电图改变，还可导致充血性心力衰竭和严重的心肌病变。此类药物化疗时需做超声心电图，心电图监测观察患儿脉搏变化，如有无气短、胸闷、心律不齐、颈静脉怒张、下肢水肿等。

烷化剂如氮芥、环磷酰胺等会引起消化道反应，且发生快，一般用药 1h 至数小时内即可发生，最初反应为口干，以后食欲减退、恶心、呕吐、腹痛、腹泻。抗代谢药物如阿糖胞苷等可引起全消化道反应，包括口腔炎、胃炎、肠炎和肛周感染。在护理上应关心患儿饮食，给易消化、少油腻的清淡饮食；呕吐频繁时可遵医嘱给予止吐药物，如吗丁啉、胃复安、枢复宁、呕必停等。长春新碱和长春地辛常引起腹胀，甚至肠麻痹，防止的方法可在睡前服用普瑞博思等药物，促进肠蠕动。

大剂量化疗药物对肾功能有影响，环磷酰胺可引起出血性膀胱炎，患儿可表现尿急、尿频、血尿，严重者可引起尿闭。护理上可参照甲氨蝶呤护理常规。

（4）加强基础护理并防止各种感染的发生　所有注射穿刺需严格执行无菌操作规程，认真执行无菌技术。对皮肤、口腔、肛周采取预防感染措施：①每天用 0.1% 洗必泰漱口 3 次，并发感染用 1.5% 双氧水漱口；②每天便后清洗肛门，每晚用硼酸坐浴后肛周涂红霉素眼膏；③防止鼻黏膜干燥和口唇干燥，每天鼻腔口唇涂红霉素软膏，注意口腔溃疡的处理，清洁口腔后，溃疡部位用吹氧疗法，2～3/d，每次 15min，至溃疡愈合。对骨髓抑制、白细胞下降、血小板减少，粒细胞低于 $1 \times 10^9/L$ 要采取保护性隔离，具体隔离措施参照大剂量 Ara－C（阿糖胞苷）化疗护理。

3. 治疗后一般护理常规

（1）帮助家长树立信心并对化疗长期性有充分的思想准备。

（2）强调按时用药，不随意停药或减量，每 1～2 周在血液专科门诊复查一次。

（3）年龄较大的患儿注意心理护理，鼓励患儿用积极的态度面对疾病，保持愉快的心情，主动配合治疗，治疗期间可看书、下棋、散步、玩游戏机以利精神放松，调节生活。

（4）合理安排生活与休息，注意饮食卫生，缓解期患儿可活动，有学习兴趣者也可正常上学。

（5）合理调配患儿饮食，保证化疗期不减轻体重，多饮水，保证足量蛋白质、矿物质及维生素，血小板低时不进食坚硬及带刺激性的食物。

（6）注意保护性隔离，不要去公共场所及人多聚集地方，以防止感染。

三、放射治疗护理常规

小儿实体瘤、髓外白血病（如中枢神经系统白血病的预防和治疗，睾丸白血病的治疗）常需进行放射治疗（放疗），部分恶性淋巴瘤、郎格罕细胞增生症的局部浸润病灶也需作放射治疗。放射治疗最严重的副反应为骨髓抑制（白细胞减少、血小板减少），其次为皮肤黏膜改变、肝肾功能损害、继发性感染及胃肠道反应。

1. 治疗前护理

（1）协助医生指导家长了解放射治疗的目的，使其解除顾虑，正确对待并接受对患儿的治疗。

（2）向家长介绍治疗的计划、时间、费用等，使其积极配合治疗工作。

（3）向家长宣传有关放射治疗的知识，使其了解放射治疗的反应及毒副作用，并认真介绍治疗的安全性及减轻毒副作用的方法及措施。

（4）治疗前协助对患儿进行全面查体，制定计划，确定治疗位置，保护照射野标记。

2. 治疗期间的护理

（1）如有全身症状乏力、头痛、眩晕、恶心及时报告医生，对症处理。

(2) 合理安排患儿的作息时间，保证充足的睡眠，避免劳累和情绪低落。

(3) 注意观察，当骨髓抑制出现白细胞、血小板减少时可暂停治疗。

(4) 加强对患儿的饮示指导，给予易消化、高蛋白、高维生素的食物，补充新鲜蔬菜、水果，鼓励患儿多饮水，加速毒素排泄，避免酸辣刺激性食物和过硬食物。

(5) 照射野皮肤护理，包括：①保护皮肤，照射区避免冷、热刺激，避免日光照射及冷风；②避免采用刮除的方法清理照射区毛发，照射区皮肤不要用含金属的药物，如碘酒、万花油、红汞等，应保持皮肤、毛发清洁干燥，防止感染；③注意观察皮肤反应，如皮肤出现红斑、色素沉着、干性脱皮或有纤维素性渗出，甚至出现湿疹性皮炎等症状，及时报告医生，及时给予治疗；④注意观察患儿在治疗期的心理变化，做好心理护理。

3. 治疗后指导

(1) 保证充足的睡眠和营养摄取，以利于患儿的康复。

(2) 做好放疗后的宣教工作，照射引起的皮肤和脏器反应，通常需 3 个月才能恢复，应鼓励其战胜疾病的信心。

(3) 照射后，由于皮肤黏膜萎缩，皮肤变薄，受照射的皮肤血管分布较差，血循环不良，易受伤易溃疡，因此要注意保护，继续加强皮肤护理。

(4) 嘱患儿预防和及时治疗感冒，增强体质，增强放射治疗效果。

(5) 嘱患儿定期复查。

四、中心导管护理

因为长期或增强的治疗需要重复穿刺、血制品和液体供给、静脉营养、抗生素和化疗，常用到静脉通路装置。护士在护理置有静脉装置的儿童时，应意识到内置导管有关的并发症，如感染、出血、血栓的形成，以及导管损坏。护理外部导管的原则包括无菌技术、更换包扎、强调洗手。提供给父母和患儿的详细指导中包括先用碘酒清洗后，再用酒精清洗外部导管、接口和外围，包扎外部导管部位应包括清洗、干燥，用纱布或透明覆盖物封闭程序。

决定何时应将导管拔掉，标准的指导原则是：①证明菌血症在48h内对抗生素无效或显示通道感染；②管道封闭对溶解血栓或化学治疗无反应；③怀疑或证实败血症由与管道有关的感染引起。对有双腔或三腔管道的患儿来说，给予抗生素治疗时抗生素要兼顾到每个部位和管腔，避免遗留感染灶。置留管道的患儿，抗感染治疗的长短取决于毒血症或真菌持续时间，以及患儿的免疫状态，有免疫活性的患儿不经肠胃的治疗，通畅持续 7～10d，第一次获得阴性血培养后静脉注射或皮下注射通畅持续 7～10d。

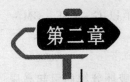

第二章

儿童常见血液肿瘤

第一节
急性白血病治疗原则

急性白血病的治疗主要是以化疗为主的综合疗法。其原则是：①早期诊断、早期治疗；②应严格区分白血病类型，按照类型选用不同的化疗方案和相应的药物剂量；③采用早期连续适度化疗和分阶段长期规范治疗的方针。同时要早期防治中枢神经系统白血病和睾丸白血病，注意支持疗法。持续完全缓解 2.5～3.5 年者方可停止治疗。

一、支持疗法

1. 防治感染

在化疗阶段，保护性环境隔离对降低院内交叉感染具有较好效果。并发细菌性感染时，应首选强力抗生素以控制病情，并根据药敏试验结果调整抗生素；并发真菌感染者，可选用抗真菌药物如两性霉素 B 或氟康唑等治疗；并发病毒感染者可选用抗病毒药物如阿昔洛韦、更昔洛韦等治疗；怀疑并发卡氏囊虫肺炎者，应使用复方新诺明。

2. 成分输血

明显贫血者可输红细胞；因血小板减少而致出血者，可输血小板。有条件时可酌情静脉输注丙种球蛋白。

3. 集落刺激因子

化疗期间如骨髓抑制明显者，可予以 G – CSF、GM – CSF 等集落刺激因子。

4. 高尿酸血症的防治

在化疗早期，由于大量白血病细胞破坏分解而引起高尿酸血症，常导致尿酸结石梗阻、少尿或急性肾衰竭，故应注意水化、碱化尿液。为预防高尿酸血症，可口服别嘌呤醇。

5. 其他

在治疗过程中，要增加营养。有发热、出血时应卧床休息。要注意口腔卫生，防止感染和黏膜糜烂。并发弥散性血管内凝血时，可用肝素治疗。

二、化学疗法

化学疗法（化疗）是治疗小儿急性白血病的最重要及最主要的方法，即使进行骨髓移植（BMT）或造血干细胞移植（SCT），也有赖于化疗获得完全缓解及大量清除白血病细胞后才能进行。

1. 治疗策略

（1）化疗原则 尽可能早期采用强化疗、联合用药、间歇用药，坚持长期治疗 3～4 年的方针。

（2）分阶段依次治疗化疗程序 分阶段、按程序、连续治疗以杀灭残留白血病细胞（RLC）。首先进行诱导缓解治疗，完全缓解后依次进行巩固治疗、髓外白血病防治、早期强化治疗、维持与定期强化治疗等多个阶段，各治疗阶段相互补充，能最大限度地杀灭体内白血病细胞并达到根治的目的。强化疗期间应该给予强有力的支持疗法，保证化疗的进行。

2. 治疗前的检查及治疗期间的观察

急性白血病的治疗是一个系统工程，对每一个患者必须在检查、诊断和治疗上进行周密安排，采用最佳治疗方案，争取获得最佳治疗效果和持续完全缓解（CCR）与长期无病生存。为此，需要制订科学、合理、可行的诊疗计划，并争取严格按计划组织实施。

（1）白血病治疗前检查　在白血病患儿治疗前，必须对患儿的身体状况有全面的了解和评估，以尽早获得正确的诊断，以便制定切实的治疗方案，为此，当患儿入院后应抓紧时间做好以下检查。

全面病史包括个人史、家族史、药物史、环境史、化学制品与放射线接触史。

全面体检包括体温是否正常，肝、脾、淋巴结、睾丸等有无肿大，胸骨或其他长骨有无压痛，有无感染病灶（皮肤、腋下、口腔、鼻咽、肺部、肛周等部位），颅神经及眼底检查是否正常等。

血常规检查，特别注意白细胞计数与血细胞形态学检查。

骨髓穿刺检查包括：①骨髓涂片细胞形态学、细胞计数及细胞化学染色（POX、PAS、SB、NSE、NAP 等）；②骨髓活检作病理检查；③单克隆抗体（McAb）或流式细胞仪（FCM）检查，包括白细胞免疫表型、DNA 指数和 P170（Pgp，膜糖蛋白、耐药相关蛋白）；④染色体核型分析或白血病细胞融合基因检测。

髓外浸润检测，常用胸片、长骨摄片、EEG、头颅正侧位平片、肝脾等 B 超。必要时 CT 或 MRI。

心电图检查用以了解心脏功能，为使用对心脏有毒性的抗白血病药物做准备。

血液生化检查包括肝功能、肾功能、电解质、LDH 及其同工酶。如使用 L－ASP 者，应检测血尿淀粉酶。

病毒抗原（体）检测甲至庚肝标志物一套，如 CMV、EBV 和 B19 等。

出凝血检查包括 PT、APTT、纤维蛋白原、3P 试验或

D-二聚体检测等。

生理指数包括身高、体重、内分泌（17羟、17酮、睾酮、TSH、PSH、T_3、T_4等。

智商测定，如 CR 后测定语言智商、动作智商。

血液免疫学，包括红细胞 ABO 血型及 HLA 组织配型。

（2）治疗期间动态监测　化疗过程中要密切观察病情变化，特别注意有无出血、感染，及时采取有效防治措施。应用 L-ASP 者，先做皮内试验（L-ASP 10~50U/0.1ml），治疗期间给予低脂低蛋白饮食，并进行血尿淀粉酶监测。诱导治疗或强化治疗时每周复查血象 2~3 次，缓解期每 1~2 周复查一次。诱导治疗第 1~2 周或疗程结束均应复查骨髓，若第 2 个疗程无进步或第 4 个疗程仍未达 CR，则应更改方案。在诱导治疗期间，常出现骨髓造血功能抑制，治疗 1~2 周后即见白细胞计数下降，继而红细胞及血小板也下降，3~4 周后可见回升。治疗过程中，如 WBC $< 1 \times 10^9$/L，应复查骨髓，了解有无抑制，如仅外周血白细胞减少，并不能作为停止化疗的唯一指标；如骨髓象中有核细胞增生活跃，一般情况不继续恶化者，可在加强支持疗法的前提下继续化疗；如果骨髓明显抑制可暂停药。

诱导缓解联合化疗的一般疗程为 7d，如白细胞数高，用药后下降不明显，可适当延长疗程至 8~10d。疗程间歇期一般为 7~14d，如白细胞下降后回升缓解，可适当延长，但不宜过长（一般不超过 21d），以免复发；如白细胞迅速回升 $> 10 \times 10^9$/L 或幼稚细胞明显增多可缩短为 5d。如化疗后白细胞低于 1×10^9/L，血红蛋白 < 30g/L，血小板 $< 10 \times 10^9$/L，多数为骨髓严重抑制，此时可根据患儿情况，给予成分输血等支持疗法，或应用 rhG~CSF，待血象好转后再进行化疗。维持治疗期间，白细胞计数应控制在 3×10^9/L 左右、ANC1.5 $\times 10^9$/L 左右为宜，并及时调整 MTX 与 6-MP 剂量，使骨髓达到轻度抑制为理想；如血小板及白细胞

或中性粒细胞下降时，应在排除感染及药物抑制所致后，注意复发可能，及早复查骨髓象。

三、造血干细胞移植

造血干细胞移植包括异基因骨髓移植（Allo - BMT）、外周血干细胞移植（PBSCT）、脐血干细胞移植（UBCT）。不仅可以提高患儿的生存率，而且还可能根治白血病。随着化疗效果的不断提高，目前造血肝细胞移植多用于 ANLL 和部分 HR - ALL 患儿，一般在第 1 次化疗完全缓解后进行，其 5 年生存率为 50% ~ 70%；SR - ALL 一般不采用此方法。

第二节
急性淋巴细胞白血病

急性淋巴细胞白血病是儿童最常见的恶性肿瘤，发病率占所有儿童癌症的 1/4，占儿童白血病病例的 75%。美国每年诊断为急性淋巴细胞白血病的患儿有 2 500 ~ 3 000 名，白人儿童中的发病率为（3 ~ 4）/10 万。根据我国 1986 ~ 88 年调查资料表明男性白血病发病率为 2.98/10 万，女性为 2.52/1 0 万。男性发病率略高于女性，尤其是青少年和老年人性别差别更为明显。儿童及青少年以急性淋巴细胞白血病为主。按 1980 年赵声涛总结我国各地区小儿白血病 6 015 例，其中急性为 5 778 例（达 96.06%），而急性淋巴细胞白血病占 70% 左右，故按此统计数字推算，我国儿童中急性淋巴细胞白血病的发病率近似于美国。

国外急性淋巴细胞白血病的发病高峰在 4 岁左右，根据我国 1 377 例小儿急性淋巴细胞白血病的统计分析，以学龄期儿童最多（占 35.52%），学龄前期次之（占 33.26%），幼儿期占 25.85%，婴儿期最少（占 5.3 7%）。男性多于女性，为（1.30~2.8）：1。在男孩中，T细胞性急性淋巴细胞白血病的发病率较高，其原因尚不明。近30年来，治疗策略及方案不断改进及完善，小儿急性淋巴细胞白血病已成为可以治愈的恶性肿瘤之一。我国北京儿童医院和上海儿童医疗中心的小儿急性淋巴细胞白血病5年生存率已达75%以上。

一、临床表现

白血病的临床表现不尽一致，小儿急性白血病可表现缓慢起病，常呈进行性苍白、乏力、食欲减退、盗汗、虚弱、低热和轻微的出血症状，从起病到诊断可长达2~6个月，也可以骤然起病，以不规则高热、进行性苍白、明显的出血症状和骨关节疼痛等为首发表现，多数患者在起病后2~6周内明确诊断。其临床表现归结为贫血、出血、发热和白血病细胞对全身各脏器、组织浸润引起的症状和体征。

各种亚型的急性白血病有其常见的共同体征，如贫血症、出血（紫癜、瘀斑等），尤其以各脏器组织浸润性体征为其特征性表现。

1. 贫血

常早期出现，轻重不等，表现为苍白、乏力、气促、心悸、颜面水肿等，随病情发展而加重，与出血症状和出血程度不成比例。

2. 出血症状

患儿多有不同程度的、广泛的皮肤和黏膜出血，表现为皮肤紫癜和瘀斑，甚至发生皮下血肿。齿龈出血、鼻出血、口腔黏膜渗血，严重者可出现眼底视网膜出血，导致视力减退、颅内压增高。耳内出血导致眩晕、耳鸣和听力减退，有时会有呼吸道、消化道和泌尿道出血，临床表现为咳血、呕血和尿血。颅内出血时表现为头痛、呕吐、抽搐和昏迷等。出血是儿童白血病致死的主要原因之一。

3. 发热

多数患儿起病时有发热，热型不定，可以是低热、不规则发热、持续高热或弛张热，暂时性热退时常大汗淋漓。低热时常伴盗汗。发热的原因有：①白血病性发热（肿瘤热），这种发热用抗生素治疗无效，常用吲哚美辛（消炎痛）0.5mg/kg，每8h口服，体温退至正常为肿瘤性发热，若体温不退或效果不良为感染性发热；②感染，常见的感染是呼吸道感染，咽喉炎、气管炎、肺炎、齿龈炎、口腔溃疡等，皮肤疖肿、肠炎、肛周炎也颇为常见。临床常见无明显感染病灶的发热，可由内源性细菌（肠道源性、口腔等）和外源性细菌侵入血液循环引起菌血症和败血症所致。

4. 感染

常见引起感染的细菌为大肠杆菌、绿脓杆菌、副大肠杆菌等革兰阴性杆菌和金黄色葡萄球菌，近年来表皮葡萄球菌的感染有增高趋势，其他还有粪链球菌、克雷白菌、阴沟杆菌、硝酸盐阴性杆菌、黏质沙雷菌、弗氏枸橼酸杆菌等条件性致病菌和厌氧菌。除了细菌感染外，还常见病毒感染，如由巨细胞病毒（CMV），疱疹病毒等引起带状疱疹、单纯疱疹、水痘等导致多脏器损害。此外还有真菌感染，常见的真菌有白色念珠菌、曲霉菌、隐球菌等，可引起鹅口疮、肛周真菌症、真菌性肠炎、肺炎。粒细胞低下时还可引起卡氏肺囊虫肺炎，表现为高热、气促、进行性呼吸困难、低氧、高碳酸血症，因缺乏呼吸系统疾病的物理体征，如不及时积极治疗常导致缺氧死亡。各种感染可单独发生也常见混合感染，临床常表现为不规则或弛张性发热。

5. 白血病细胞浸润症状

常见有网状内皮系统的浸润，表现为肝、脾和淋巴结大。白血病细胞浸润在 ALL 比 AML（M5 除外）更多见并更严重。骨和关节浸润表现为持续性疼痛伴阵发性加剧或肿痛，行动受限，多见于腕、肘、膝、踝、肩和髋关节处。骨痛的原因主要是骨髓腔内白血病细胞大量增生、压迫和破坏临近骨质以及骨膜浸润有关。中枢神经系统浸润时，常引起颅内压增高，如头痛、呕吐、视乳头水肿所致视力模糊，也可引起面瘫等颅神经损害症，甚至引发癫痫样发作，意识障碍等。其他脏器如胃肠道、肺、胸膜、泌尿系统和心脏浸润时，引起相应脏器功能障碍的症状。

6. 肝脾大

急性白血病以轻至中度肝脾大多见，肝脾多达肋下 2 ~ 5cm，质地中等，表面多光滑，可有压痛。ALL 肝脾大发生率与严重程度常超过 AML。

7. 淋巴结大

淋巴结大在 ALL 中表现更为显著，表现为全身各浅表淋巴结和深部淋巴结（纵隔、肠系膜、胃肠壁淋巴组织和腹膜后腹主动脉旁淋巴结）增大，严重者可呈"淋巴瘤样"巨大淋巴结，直径可超过 2.5cm，质地较硬，多无压痛。有时可见多个肿大的淋巴结融合成团块。纵隔淋巴结肿大引起压迫症状表现为呛咳、呼吸困难和静脉回流受阻。ALL 时淋巴结肿大的范围和程度往往较 AML 和 CML 严重。

8. 腮腺大

腮腺浸润性肿大在小儿急性白血病并不少见，常表现为两侧腮腺无痛性增大，质地较硬，表面高低不平，无压痛或轻度压痛。

9. 睾丸大

白血病细胞睾丸浸润时可见单侧或双侧睾丸无痛性肿大，质地多坚硬，可呈节结状高低不平，无压痛，透光试验呈阴性。超声检查可表现为非均质性回声区。

10. 皮肤或软组织浸润

多见于婴儿 AML 和 M4，M5，但 ALL 中也有所见。皮肤浸润表现为无色或暗红色或紫色的白血病性灶性皮疹，高出皮面。还可见皮下软组织肿块或结节，乳房肿块。眼眶及眶周、眼球后浸润时形成绿色瘤（chloroma），表现为单侧或双侧眼球凸出，外观为紫绿色，以婴幼儿 M2、M4、M5 和 M1 时多见。

二、诊断

1. 急性淋巴细胞白血病（ALL）的诊断及分型

（1）临床症状、体征　有发热、苍白、乏力、出血、骨关节疼痛，有肝、脾、淋巴结大等浸润灶表现。

（2）血象改变　血红蛋白及红细胞计数降低，血小板减少，白细胞计数增高、正常或减低，分类可发现不等数量的原、幼淋巴细胞，或未见原、幼淋巴细胞。

（3）骨髓形态学改变　是确诊本病的主要依据。骨髓涂片中有核细胞大多呈明显增生或极度增生，仅少数呈增生低下，均以淋巴细胞增生为主，原始 + 幼稚淋巴细胞必须 ≥ 30% 才可确诊为 ALL。除了对骨髓涂片作瑞氏染色分类计数并观察细胞形态改变外，应该做过氧化酶（POX）、糖原（PAS）、非特异性酯酶（NSE）和酯酶氟化钠（NaF）抑制试验等细胞化学染色检查，以进一步确定异常细胞性质并与其他类型的白血病鉴别。

（4）ALL 的 MIC 分型　除了临床及细胞形态学（M）诊断以外，还应该用单克隆抗体作免疫分型（I）及细胞遗传学（C）检查，即 MIC 分型诊断，尽可能作分子遗传/融合基因（M）检测，即 MICM 分型。

根据原淋细胞形态学不同，分为 L1、L2 和 L3 型（细胞形态学分型，FAB 分型），L1 型多见，L3 型最少，但 L1、L2 型之间已不具有明显的预后意义。

免疫学分型分为 T、B 型两大系列。T 系急性淋巴细胞白血病（T - ALL）具有阳性的 T 淋巴细胞标志，如 CD1、CD2、CD3、CD4、CD5、CD7、CD8 以及 TdT 等。B 系急性淋巴细胞白血病（B - ALL）根据其对 B 系淋巴细胞特异的单克隆抗体标志反应的表现临床分为 3 个亚型，早期前 B 型急性淋巴细胞白血病（B - ALL），CD79a、CD19 和（或）CyCD22、CD10 及 HLA - DR 阳性，SmIg、CyIg 阴性；前 B 型急性淋巴细胞白血病（Pre B - ALL），CyIg 阳性，SmIg 阴性，其他 B 系标志 CD79a、CD19、CD20、CD10、CyCD22 以及 HLA - DR 常为阳性；成熟 B 型急性淋巴细胞白血病（B - ALL），SmIg 阳性，其他 B 系标志 CD79a、CD19、CD22、CD10、CD20 以及 HLA - DR 常为阳性。

此外，尚可见伴有髓系标志的 ALL（My^+ - ALL），具淋巴系的形态学特征表现，以淋巴系特异的抗原标志表达为主，但伴有个别、次要的髓系特征的抗原标志（CD13、CD33 或 CD14 等）。

细胞遗传学改变：①染色体数量　有≤45 条染色体的低二倍体或≥47 条染色体的高二倍体；②染色体核型　与 ALL 预后有利的核型异常有 t（12；21）/AML1 - TEL（ETV6 - CBFA2）融合基因、与 ALL 预后不利的核型异常有 t（9；22）/BCR - ABL 融合基因、t（4；11）/MLL - AF4 融合基因等。

（5）临床危险度分型　与儿童 ALL 预后确切相关的危险因素：①年龄 <12 个月的婴儿白血病或≥10 岁的年长儿童；②诊断时外周血白细胞计数≥50×10^9/L；③诊断时已发生中枢神经系统白血病（CNSL）或睾丸白血病（TL）者；④免疫表型为 T 细胞白血病；⑤不利的细胞遗传学特征，染色体数目为 <45 的低二倍体，t（4；11）/MLL - AF4 融合基因或其他 MLL 基因重排，或 t（9；22）/BCR - ABL 融合基因异常；⑥早期治疗反应不佳者，泼尼松诱导试验［泼尼松 60mg/（$m^2 \cdot d$），连用 7d，第 8 天外周血幼稚淋巴细胞≥1×10^9/L（1 000/μl），定为泼尼松不良效应者（PPR）］，和（或）标准方案联合化疗（包括泼尼松诱导试验）第 19 天骨髓幼稚淋巴细胞 >5% 者；⑦初治诱导缓解治疗失败（标准诱导方案联合化疗6周未获完全缓解）。

根据上述危险因素，临床危险度分型分为：①低危 ALL（LR－ALL） 不具备上述任何一项危险因素者；②中危 ALL（MR－ALL） 具备年龄 ≥10 岁、诊断时外周血白细胞计数 ≥50×10^9/L、诊断时已发生 CNSL 和（或）TL、免疫表型为 T 细胞白血病、染色体数目 < 45 的低二倍体或 t（12；21）与 t（9；22）核型以外的其他异常染色体核型或 t（4；11）外的其他 MLL 基因重排五项中任何一项；③高危 ALL（HR－ALL） 具备年龄 <12 个月的婴儿白血病、诊断时外周血白细胞计数 ≥100×10^9/L、染色体核型为 t（9；22）且有 *BCR－ABL* 融合基因或 t（4；11）且有 *MLL－AF4* 融合基因、早期治疗反应不佳者、初治诱导缓解治疗失败五项中任何一项。

2. 中枢神经系统白血病的诊断标准

（1）中枢神经系统白血病的表现：①诊断时或治疗过程中脑脊液（CSF）中白细胞计数 ≥5×10^6/L（5/μl）；②同时在 CSF 沉淀制片标本中有形态学可确定的原、幼淋巴细胞；③有或无中枢神经系统症状或体征。

（2）排除其他病因引起的中枢神经系统病变。

3. 睾丸白血病的诊断标准

单侧或双侧睾丸大，质地变硬或呈结节状，缺乏弹性感，透光试验阴性，超声波检查可发现睾丸有非均质性浸润灶，活组织检查可见白血病细胞浸润。

三、治疗

1. 治疗原则

按不同危险度分型选择方案，采用早期连续适度化疗和分阶段长期规范治疗的方针。治疗程序依次是诱导缓解治疗、巩固治疗、髓外白血病预防治疗、早期强化治疗、维持治疗和维持治疗期间的强化治疗（为了使 ALL 患儿经治疗后获得更好的远期疗效，提高长期存活机率及生活质量，建议尽可能将患儿转送到有儿童血液肿瘤专业的医院，以获得及时的、系统的规范诊治，不做无序的化疗）。

2. HR - ALL 化疗

（1）诱导缓解治疗　　VDLP 方案 4 周：长春新碱（VCR）1.5mg/m² （每次最大量不大于 2mg），静脉注射，于第 8，15，22，29 天；柔红霉素（DNR）30mg/m²，用 5% 葡萄糖液 100ml 稀释快速静脉滴注（30min），于第 8~10 天，共 3 次；左旋门冬酰胺酶（L - ASP）6~10 天 U/m²，静脉滴注或肌注，于第 11，13，15，17，19，21，23，25，27，29 天共 10 次；泼尼松第 1~7 天，为泼尼松试验，60mg/（m²·d），分次口服，第 8~28 天 40mg/（m²·d），分次口服，第 29 天起每 2d 减半，1 周内减停。

说明：①对于高白细胞血症（WBC≥100×10⁹/L）者，用戊羟脲 20~30mg/（kg·d），口服，至白细胞 <50×10⁹/L 开始化疗，对有肺部低氧和（或）脑部症状者，有条件的单位应作血浆置换去除白细胞，预防肿瘤细胞溶解综合征，并服用别嘌呤醇 200~300mg/（m²·d）预防高尿酸血症，充分水化和碱化尿液，DNR 推迟到白细胞 <50×10⁹/L 时开始，连用 3d；②于诱导缓解化疗的第 19 天必须复查骨髓涂片，可能出现 M1 型（骨髓明显抑制、原淋 + 幼淋 <5%）、M2 型（骨髓呈不同程度抑制、原淋 + 幼淋 5%~25%）、M3 型（骨髓抑制或不抑制、原淋 + 幼淋 >25%）三种不同的发现。M1 提示疗效和预后良好；M2 者提示疗效较差，即改用 CAM 方案，用法见下述；M3 或不缓解者提示无效，属难治性白血病，必须及时改换更为强烈的化疗方案，如 DAEL 方案等。

DAEL 方案：地塞米松（Dex）20mg/（m²·d），分次口服或静注，第 1~6 天；阿糖胞苷（Ara - C）2g/m²，每 12h 给药 1 次，共 5 次，静滴 3h，第 1~3 天；依托泊苷

（VP－16）100mg/m²，每12h给药1次，共5次，静滴3h，第3～5天；L－ASP 25 kU/m²，静滴4h，第6天。第3天时VP－16与Ara－c间隔12h。

（2）巩固治疗　在诱导缓解治疗达CR时，尽早在诱导缓解治疗第36±7天开始用CAM方案：环磷酰胺（CTX）1 000mg/m²，溶于0.9%氯化钠100ml，快速静滴，第1天；Ara－C每次1g/m)，每12h给药1次，共6次，第2～4天，或每次2g/m²，每12h给药1次，共4次，第2～3天，静脉滴注；6－巯基嘌呤（6－MP）50mg/（m²·d），晚间一次口服，第1～7天。

（3）髓外白血病的预防性治疗　三联鞘注（TIT）：于诱导治疗的第3天起仅用甲氨蝶呤（MTX）＋Dex。此后第8，15，22，29天用三联鞘注（表2－1），诱导期间共5次，早期强化治疗末用1次。大剂量甲氨蝶呤（HDMTX）＋甲酰四氢叶酸钙（CF）后三联鞘注每8周1次，共22次。初次鞘注时应避免损伤。

表2－1　不同年龄三联鞘注的药物剂量（mg）

年龄（月）	MTX	Ara－C	Dex
＜12	5.0	12	2
12～25	7.5	15	2
25～35	10.0	25	5
≥35	12.5	35	5

注：MTX和Ara－C制剂均需有合适的冲配浓度，太浓时易引起化学性鞘膜炎

HDMTX＋CF：于巩固治疗休息1～3周后，视血象恢复情况，待中性粒细胞（ANC）＞1.5×10^9/L，WBC≥3×10^9/L，肝、肾功能无异常时尽早开始，每10d为1个疗程，共3个疗程。每疗程MTX 5.0g/m²，1/6量（每次不超过500mg）作为突击量在30min内快速静脉滴入，

余量于 24h 内均匀滴入。突击量 MTX 滴入后 0.5~2h 内，行三联鞘注 1 次。开始滴注 MTX 36h 后用 CF 解救，剂量为 15mg/m^2，每 6h 给药 1 次，首剂静脉注射，以后每 6h 给药 1 次，口服或肌注，共 6~8 次。有条件者检测血浆 MTX 浓度（<0.1pmol 为无毒性浓度，不需 CF 解救），以调整 CF 应用的次数和剂量。HDMTX 治疗前、后 3d 口服碳酸氢钠 1.0g，3/d，并在治疗当天给 5% 碳酸氢钠 5ml/kg 静滴，保持尿 pH≥7。用 HDMTX 当天及后 3d 需水化治疗，给予 4 000ml/（m^2·d）。在用 HDMTX 同时，每晚顿服 6-MP 50mg/m^2，共 7d，HDMTX+CF 连续 3 个疗程后每 12 周重复 1 个疗程，共 6 个疗程。如没有条件监测血浆 MTX 浓度，建议用 3.0g/m^2 的 HDMTX+CF。但应创造条件监测血浆 MTX 浓度，尽量争取做 5.0g/m^2 的 HDMTX+CF，以提高高危 ALL 的远期疗效。

颅脑放疗原则上适用于 4 岁以上的患儿。凡诊断时 WBC 计数≥100×10^9/L 的 T-ALL，诊断时有 CNSL，在完成 4 个疗程 HDMTX+CF 后，于 CR 后 5~6 个月后进行。因种种原因不宜作 HDMTX 治疗者也可作颅脑放疗。总剂量 12Gy，分 15 次于 3 周内完成，同时每周鞘注 1 次。放疗第 3 周用 VDex 方案：VCR 1.5mg/m^2，静注 1 次；Dex 8mg/（m^2·d），第 1~7 天，口服。

（4）早期强化治疗 VDLDex 方案：VCR、DNR 均于第 1、8 天，剂量和用法同诱导治疗方案；L-ASP 6~10kU/m^2，第 1、3、5、7、9、11、13、15 天，共为 8 次；Dex 6mg/（m^2·d），第 1~14 天，第 3 周减停。休疗 1~2 周（待血象恢复，肝肾功能无异常）后用 VP-16+Ara-c 3 次（剂量与用法见下述）。

VP-16 或替尼泊苷（VM-26）+Ara-C：VP-16（或 VM-26）200mg/m^2，静脉滴注 3h；Ara-C 300mg/m^2，第 1、4、8 天，静脉滴注 2h（每次均是 VP-16 在先，Ara

－ C 在后）。

（5）维持及加强治疗 6 － MP ＋ MTX 维持治疗：6 － MP 75mg/（m² · d），夜间睡前顿服，第 1 ~ 21 天；MTX 每次 20mg/m²，肌注，每周 1 次，连用 3 周。接着 VDex（VCR ＋ Dex）用 1 周，如此反复序贯用药，遇强化治疗时暂停。在 6 － MP ＋ MTX 用药 3 周末 WBC 计数保持 3 × 10⁹/L 左右，ANC（1.0 ~ 1.5）× 10⁹/L。根据 WBC、ANC 计数和肝功能状况，调整 6 － MP 和 MTX 剂量。

COADex 加强治疗：自维持治疗起，每年第 3，9 月各用 1 个疗程。CTX 600mg/m²，第 1 天；VCR 1.5mg/m²，第 1 天；Ara － C 100mg/m²，分 2 次，每 12h 给药 1 次，皮下或肌注，第 1 ~ 5 天；Dex 6mg/（m² · d），第 1 ~ 7 给药 1 次。

加强强化治疗：维持治疗期每年第 6 个月用 VDLDex 方案。每年第 12 个月用 VP － 16（或 VM － 26）＋ Ara － C 1 个疗程。

在连续 3 个疗程 HDMTX ＋ CF 后 3 个月重复进行 HD-MTX ＋ CF 治疗，每 3 个月 1 个疗程，共 3 个疗程。此后，每 8 周三联鞘注 1 次，共 22 次。作过颅脑放疗者，不能再作 HDMTX ＋ CF 治疗，只能采用三联鞘注，每 8 周 1 次。

（6）总疗程 女孩 2.5 年，男孩 3.0 年。

（7）造血肝细胞移植 有 t（9；22）/BCR － ABL 融合基因和（或）t（4；11）/MLL － AF4 融合基因者，完全缓解后在有条件的情况下做异基因造血干细胞移植。

3. MR － ALL 化疗

（1）诱导缓解治疗 同 HR － ALL 的 VDLP 方案，但 L － ASP 减为 8 次。

（2）巩固治疗方案 CAM：CTX 1g/m²，快速静滴，第 1 天；Ara － C 每次 1g/m²，每 12h 静滴 1 次，共 6 次，第 1 ~ 3 天；6 － MP 50mg/（m² · d），晚间顿服，第 1 ~ 7 天。

（3）髓外白血病的预防 三联鞘注及 HDMTX ＋ CF 疗法

同 HR – ALL。HDMTX + CF 每 3 个月 1 个疗程，共 2 个疗程，完成 HDMTX + CF 治疗共 5 个疗程后三联鞘注每 8 周 1 次，共 20 次。

（4）早期强化治疗　除了 L – ASP 减为 6 次外，其余同 HR – ALL。

DVL + 中剂量阿糖胞苷（IDAra – C）（8d 为 1 个疗程）：Dex 8mg/（m^2 · d），3/d，口服，第 1 ~ 8 天；VCR 1.5mg/m^2（最大量每次 2.0mg），静注，第 1，8 天；L – ASP 6 ~ 10kU/m^2，静滴 3 ~ 4h，第 4，5 天；Ara – C 1g/m^2，每 12h 给药 1 次，第 1 ~ 3 天（共 6 次），静滴 3h。

（5）维持治疗及加强治疗　维持治疗：6 – MP + MTX 及 VDex 序贯维持用药（用法及剂量同 HR – ALL）。

强化治疗：维持治疗期间每年强化 1 次，第 1、3 年末选用 VDLDex。第 2 年末选用 DVL + IDAra – C。

HDMTX + CF 同 HR – ALL，但比 HR – ALL 减少 1 个疗程 HDMTX，共用 5 个疗程。

（6）总疗程时间　女孩 2.5 年，男孩 3 年。

4. LR – ALL 化疗

（1）诱导缓解治疗　同 HR – ALL 的 VDLP 方案，但 DNR 减为 2 次，第 8，9 天；L – ASP 从第 10 天起，并减为 6 次。

（2）巩固治疗　CAM：CTX1g/m^2，快速静滴，第 1 天；Ara – C 75mg/（m^2 · d），每天分 2 次，每 12h 肌注 1 次，第 1 ~ 4 天，第 8 ~ 11 天；6 – MP 50mg/（m^2 · d），晚间顿服，第 1 ~ 14 天。

（3）髓外白血病的预防　三联鞘注在诱导治疗期间用 4 次。HDMTX + CF 疗法，剂量是 3g/m^2（与 HR – ALL 相比），总疗程减少 2 次，共 4 次。HDMTX + CF 后三联鞘注每 8 周 1 次，共 18 次。

（4）早期强化治疗　VDLDex：VCR、DNR 均于第 1，8

天，剂量同前，L - ASP 6 ~ 10kU/m^2，第 1，3，5，7，9，11 天，共为 6 次；Dex 6mg/（m^2 · d），第 1 ~ 14 天，第 3 周减停。

DVL + IDAra - C：Dex 8mg/（m^2 · d），分 3 次口服，第 1 ~ 8 天；VCR 1.5mg/m^2（最大量每次 2.0mg），静推，第 1，8 天；L - ASP 10kU/m^2，静滴 3 ~ 4h，第 4，5 天；Ara - C 1g/m^2，每 12h 给药，第 1 ~ 3 天（共 6 次），静滴 3h。

（5）维持及加强治疗　6 - MP + MTX 维持治疗：6 - MP 75mg/（m^2 · d），夜间睡前顿服，第 1 ~ 21 天；MTX 每次 20mg/m^2，肌注，每周 1 次，连用 3 周，接着 VDex，如此反复序贯用药，遇强化治疗时暂停。在 6 - MP + MTX 用药 3 周末保持 WBC 计数 3 × 10^9/L 左右，ANC（1.0 ~ 1.5）× 10^9/L。根据 WBC、ANC 计数和肝功能状况，调整 6 - MP 和 MTX 剂量。

加强强化治疗：CCR 12 个月时用 VDLDex 强化治疗 1 次。

（6）总疗程　女孩 2.0 年，男孩 2.5 年。

5. 成熟 B - ALL 化疗

按 Ⅳ 期 B - NHL 方案治疗。

6. 初诊时 CNSL 的治疗

在进行诱导化疗的同时，三联鞘注第 1 周 3 次，第 2，3 周每周 2 次，第 4 周 1 次，共 8 次。一般在鞘注化疗 2 ~ 3 次后 CSF 转阴。然后在完成早期强化治疗后（诱导、巩固、髓外白血病防治和早期强化后，第 6 个月），作颅脑放疗 18Gy。作完放疗后不能再作 HDMTX + CF 治疗，但三联鞘注必须每 8 周 1 次，直至终止治疗。CR 后发生 CNSL 复发的患儿也可按这一方法治疗，但在完成三联鞘注第 5 次后，必须用 VDLDex 和 VM 26 + Ara - C 各 1 个疗程作全身强化治疗，以免由 CNSL 引发骨髓复发，并继续完成总共 8 次的三联鞘注。颅脑放疗紧接全身强化治疗之后。此后三联鞘注每 8 周

1 次，直至终止治疗。

7. 初诊时睾丸白血病（TL）的治疗

在确诊 TL 后，若是双侧 TL，则作双侧睾丸放疗，总剂量为 24～30Gy；若是单侧 TL，也可作双侧睾丸放疗（因为目前尚无作单侧睾丸放疗的方法）或病侧睾丸切除，另一侧作睾丸活检，若阳性则再作放疗。在作 TL 治疗的同时继续进行巩固、髓外白血病防治和早期强化治疗。若 CR 后发生 TL 的患儿，先作上述 TL 的治疗，紧接着 VDLDex 和 HD-MTX＋CF 方案各 1 个疗程，作全身治疗，以免由 TL 引发骨髓复发。

8. 支持治疗及积极防治感染的要点

（1）尽可能清除急、慢性感染灶。对疑似结核病者需用抗结核等保护性治疗。

（2）加强营养，不能进食或进食极少者可用静脉营养；加强口腔、皮肤和肛周的清洁护理；加强保护隔离；预防和避免院内交叉感染。

（3）强化疗期间可酌情用成分输血，用少浆红细胞悬液或单采血小板悬液；有条件者还可预防性应用大剂量丙种球蛋白静脉输注；还可酌情应用粒细胞集落刺激因子（G－CSF 或 GM－CSF）等。

（4）骨髓抑制时应用复方 SMZ 25mg/（kg·d），每周连用 3d 预防卡氏囊虫肺炎，积极治疗细菌、病毒、真菌等感染。

（5）预防高尿酸血症，在诱导化疗期间充分水化及碱化尿液，WBC＞25×10^9/L 时必须要同时服用别嘌呤醇 200～300mg/（m^2·d）或 10mg/（kg·d），共 7～10d。

9. 化疗注意事项

（1）每个疗程化疗完成后，一旦血象恢复（WBC≥3×10^9/L，ANC＞1.5×10^9/L），肝肾功能无异常，须及时作下一阶段化疗，尽量缩短两个疗程之间间歇时间（一般是 2～3

周）。

（2）在每一化疗疗程中，一旦疗程未完成时出现 WBC 低下，尤其是诱导过程中出现骨髓抑制时，不能轻易终止化疗，应该作积极支持治疗的同时，继续完成化疗。一旦出现严重感染，应减缓或暂时中断化疗，待积极控制感染后继续尽快完成化疗。

（3）维持化疗期间，尤其是维持化疗早期，WBC 应依 $3 \times 10^9/L$、ANC $1.5 \times 10^9/L$ 左右为基准，及时调整（增或减）MTX 和 6 - MP 的剂量；若 WBC 始终 $>4 \times 10^9/L$，不能下降者，易复发；若 ANC 过早或长时间 $<1 \times 10^9/L$，则易发生严重感染。

（4）遇严重出血时，及时积极止血，注意防治 DIC，血小板极低（$<10 \times 10^9/L$）时，及时输注足量单采血小板悬液，以免发生致死性颅内出血。

（5）每个疗程前后必须检查肝肾功能，尤其是 HDMTX 和 HDAra - C 治疗前后。若肝肾功能异常，须及时积极干预，以期尽早恢复。>10 岁的年长患儿在 HDMTX 治疗前宜作肾图检查，以排除肾脏隐匿性分泌和排泄功能障碍。

（6）在缓解后治疗过程中，不能用化疗、感染因素解释的不明原因的白细胞和（或）血小板低下，并迟迟不能恢复者，要警惕早期复发，应及时作骨髓涂片检查，明确原因，不能盲目等待和延长休疗时间。

（7）用 DNR 前后必须作心电图检查，注意维护正常心功能。须密切注意 DNR 累积量不得 $>300mg/m^2$，以避免不可回逆性的心肌损害，CTX 累计剂量不宜 $>6.0g/m^2$，以免发生继发性肿瘤和影响生育功能。

第三节

急性髓细胞白血病

急性髓细胞性白血病（AML）是一类由多种不同亚型组成的造血系统恶性肿瘤，其特征为异常白血病细胞过度增殖和正常血细胞生成受阻。AML在儿童和青少年急性白血病中仅占15%~20%，但占此年龄组白血病病死率的1/3以上。过去30年，发达国家的研究组对儿童AML采用更强的化疗及造血干细胞移植，并改进支持治疗，显著提高了疗效。大约一半的患儿在诊断后5年仍处于无病状态，并几乎已治愈。目前，AML治愈率仍明显低于儿童急性淋巴细胞白血病（ALL），导致治疗失败的主要原因是复发和治疗相关性死亡。因此急需研究新的治疗方法以克服耐药性、降低复发率，同时减少治疗引起的近期和远期副作用。

一、临床表现

AML初步诊断通常是根据患者的临床表现和外周血检查。大部分患者出现发热、苍白、虚弱、疲乏、食欲减退和消瘦。病程常为4~6周。

常见的临床症状有发热、贫血、出血、浸润。许多儿童AML以发热伴严重感染为首发症状，因为大量白血病细胞恶性增生，正常的中性粒细胞减少，当中性粒细胞绝对值低于500时，发生感染的机率很高。黏膜和皮肤出血在诊断时较常见，极少发生严重出血。半数以上的儿童有肝、脾、淋巴结大，但重度肿大者少见。约10%的患儿可见严重齿龈增生。有1%~2%发生皮肤和皮下结节，小婴儿更常见。皮肤损害可表现为一个或多个淡红到淡紫色的丘疹、斑疹、各种大小（0.5～3cm）的结节或斑丘疹。有时皮肤结节在白血病细胞累及骨髓前可发生。不常见的临床症状有骨痛、上呼吸道黏膜炎和腹痛。极少数病例表现源自髓细胞性肿瘤的，如粒细胞肉瘤、绿色瘤、髓细胞瘤、巨核细胞瘤产生的压迫效应或中枢神经系统的髓外沉淀。这些肿块易出现于有较强造血功能和骨膜脆弱的骨骼中，如眶底和椎体。因此，具有绿色瘤的患者通常首先表现为眼眶浸润和硬膜外压迫。

二、诊断

1. 急性髓细胞白血病（AML）的诊断和 MIC 分型

（1）临床症状、体征　有发热、苍白、乏力、出血、骨关节疼痛及肝、脾、淋巴结大等浸润灶表现。

（2）血象改变　血红蛋白及红细胞降低，血小板减少，白细胞增高、正常或减低，分类可发现数量不等的原、幼粒（或幼单）细胞或未见原、幼粒（或幼单）细胞。

（3）骨髓形态学改变　是确诊的主要依据。骨髓涂片中有核细胞大多呈明显增生或极度增生，仅少数呈增生低下，均以髓细胞增生为主，原粒＋早幼粒（或原单＋幼单）细胞必须≥20% 才可确诊为 AML。红白血病（M6）除上述外尚有红系≥50% 且伴形态异常；急性巨核细胞白血病（M7）骨髓中原巨核细胞≥30%。除了对骨髓涂片作瑞氏染色分类计数并观察细胞形态改变外，过氧化酶（POX）、糖原（PAS）、非特异性酯酶（NSE）和酯酶氟化钠（NaF）抑制试验等细胞化学染色检查，能进一步确定异常细胞性质并与急性淋巴细胞白血病（ALL）鉴别。

2. AML 的 MICM 分型

除了临床及细胞形态学（M）诊断以外，还必须作免疫表型（I）及细胞遗传学（C）检查，即 MIC 分型诊断，尽可能作分子生物学（M）融合基因检测，即 MICM 分型。

（1）细胞形态学分型　按照 FAB 分型标准分为 M0 和

M1～M7型。

（2）免疫表型　髓系免疫标志 CD13，CD33，CD14，CD15，CDW65，CD45，MPO 等，红系免疫标志 CD71，血型糖蛋白，巨核系免疫标志，CD41，CD42，CD62，CD61。免疫表型常伴有淋系抗原表达，较常见的有 CD7、CD19 等，则诊断为伴有淋系标记的 AML（Ly$^+$ – AML）。

（3）细胞遗传学改变　染色体数量改变可见高二倍体（≥47），低二倍体（≤45），＋21，－7，－8，－11 等。染色体核型改变可见 t（9；11）/MLL – AF9 融合基因（儿童急性白血病中该融合基因阳性者86% 为 AML，其中75% 为 M5、t（11；19）/ENL – MLL 融合基因，该融合基因阳性者儿童可为 AML，也可为 ALL，成人则均为 AML）、t（8；21）/AML1 – ETO 融合基因（是 M2b 的特异标记，预后较好）、t（15；17）/PML – RARα 融合基因（APL，M3 型的特异标记）、t（11；17）/PML – PLZF 融合基因（是 APL 变异型的特异标记）、inv16（多见于 M4Eo，预后较好）等。

3. AML 的危险因素及临床危险度分型

（1）与小儿 AML 预后相关的危险因素　包括：①诊断时年龄≤1 岁；②诊断时 WBC≥100×10^9/L；③染色体核型 –7；④MDS – AML；⑤标准方案 1 个疗程不缓解。

（2）临床危险度分型　分为三型：①低危 AML（LR – AML）　APL（M3），M2b，M4Eo 及其他伴 inv16 者；②中危 AML（MR – AML）　非低危型以及不存在上述危险因素者；③高危 AML（HR – AML）　存在上述危险因素中任何一项。

三、治疗

化疗是治疗 AML 的最重要的方法。与 ALL 相比，AML的诱导化疗难度更大且并发症多，患儿均须经过骨髓抑制期才有可能完全缓解。

1. 基本治疗方案

（1）DAE 方案　柔红霉素（DNR）40mg/（m²·d），第1～3天，静滴30min；阿糖胞苷（Ara－C）200mg/（m²·d），第1～7天，分2次，每12h给药1次，皮下注射；依托泊苷（VP－16）100mg/（m²·d），第5～7天，静滴3～4h。

（2）HAD 方案　高三尖杉酯碱（HRT）3mg/（m²·d），第1～7天，静滴2～3h；Ara－C 200mg/（m²·d），第1～7天，分2次，每12h给药1次，皮下注射；DNR 40mg/（m²·d），第1～3天，静滴30min。

（3）HAE 方案　仅限于不宜用环蒽类药物者。HRT 3mg/（m²·d），第1～7天，静滴2～3h；Ara－C 200mg/（m²·d），第1～7天，分2次，每12h给药1次，皮下注射；VP－16 100mg/（m²·d），第1～3天，静滴3～4h。

（4）IA 方案　去甲氧柔红霉素（IDA）10mg/（m²·d），第1～3天，静滴30min；Ara－C 200mg/（m²·d），第1～7天，分2次，每12h给药1次，皮下注射。

（5）HA 方案　HRT 3mg/（m²·d），第1～7天，静滴2～3h；Ara－C 200mg/（m²·d），第1～7天，分2次，每12h给药1次，皮下注射。

（6）DA 方案　DNR 40mg/（m²·d），第1～3天，静滴30min；Ara－C 200mg/（m²·d），第1～7天，分2次，每12给药1次，皮下注射。

（7）EA 方案　VP－16 100mg/（m²·d），第1～3天，静滴3～4h；Ara－C 200mg/（m²·d），第1～7天，分2次，每12h给药1次皮下注射。

（8）CE 方案　环磷酰胺（CTX）200mg/（m²·d），第1～5天，静滴30min；VP－16 100mg/（m²·d），第1～5天，静滴3～4h。

2. AML 诱导缓解治疗

（1）MR - AML 及除 APL 以外的 LR - AML　首选 DAE 方案，次选 HAD 方案。

（2）APL　以下方案任选其一。方案一：全反式维甲酸（ATRA）25 ~ 30mg/（$m^2 \cdot d$），第 1 ~ 60 天，口服；DNR 40mg/（$m^2 \cdot d$），第 8 ~ 10 天，静滴 30min；Ara - C 100mg/（$m^2 \cdot d$），第 8 ~ 14 天，分 2 次，每 12h 给药 1 次，皮下注射。方案二：ATRA 25 ~ 30mg/（$m^2 \cdot d$），第 1 ~ 30 天，口服；三氧化二砷（As_2O_3）0.3 ~ 0.5mg/（$m^2 \cdot d$），第 1 ~ 20 天，静滴。

（3）高危 AML　可选 IA 方案，也可选 DAE 方案（无经济条件用 IA 方案者，其缓解率较 IA 方案低）。

诱导化疗前 WBC 计数 ≥ 100×10^9/L 者用 HRT 2mg/（$m^2 \cdot d$），第 1 ~ 7 天；VCR 1.5mg/m^2，第 1，8 天，以减轻白血病细胞负荷，有效防止肿瘤溶解综合征，直至 WBC < 50×10^9/L 时再进入 IA 方案或 DAE 方案。

（4）低增生性 AML　先用 HRT 2 ~ 3mg/（$m^2 \cdot d$），7 ~ 14d；VCR 1.5mg/m^2，每周 1 次，1 ~ 2 次，待骨髓象、血象增生状态改善后再进入上述诱导缓解化疗。

3. 缓解后治疗

（1）巩固治疗　诱导化疗达完全缓解（CR）者再用原方案 1 个疗程，APL 用 DAE 方案 1 个疗程。

（2）根治性缓解后治疗　完成巩固治疗后选择化疗或造血干细胞移植。

中、大剂量 Ara - C 化疗可以提高长期无病存活率。化疗按以下顺序进行，首先给予中大剂量 Ara - C + DNR（或 VP - 16），即 DNR 40mg/（$m^2 \cdot d$），第 1 ~ 2 天，静滴 30min 或 VP - 16 100mg/（$m^2 \cdot d$），第 1 ~ 2 天，静滴 3 ~ 4h；Ara - C 2g/m^2，每 12h 给药 1 次，第 1 ~ 3 天，静滴 2 ~ 3h 或 Ara - C 1mg/m^2，每 12h 给药 1 次，第 1 ~ 4 天，静滴 2

~3h。间歇 3~4 周，连做 3 个疗程。然后给予 HA 方案，2 个疗程。最后中大剂量 Ara－C＋DNR（或 VP－16），1 个疗程。如果 Ara－C 剂量为 $1g/m^2$ 的中剂量治疗，则再进行 2 个疗程（共 6 个疗程）。疗程之间间歇 3~4 周，总疗程 12~15 个月。

异基因造血干细胞移植应用指征：①HR－AML 第 1 次 CR 后（CR1）；②复发 AML 第 2 次缓解后（CR2）；③有条件的 MR－AML，第 1 次缓解后（持续缓解 6 个月时）；④APL 治疗 1 年后融合基因持续阳性者。

（3）骨髓抑制性维持治疗　只限于因经济条件原因不能进行上述治疗者。DA 方案、HA 方案、EA 方案、CE 方案中选 3 个有效方案轮替应用，CR 后第 1 年每 4 周 1 个疗程，第 2 年每 6 周 1 个疗程，第 3 年每 6~8 周 1 个疗程，持续缓解 3 年终止治疗。

4. CNSL 预防性治疗

AML 各形态亚型（除 M4、M5 外）在诱导治疗期进行 1 次三联鞘注，CR 后进行 2 次三联鞘注，M4、M5 患儿诱导化疗期进行三联鞘注 3~4 次，CR 后每 3 个月鞘注 1 次，至终止治疗。鞘注药物剂量参照表 2－2。

表 2－2　不同年龄三联鞘注药物剂量（mg）

月龄（岁）	甲氨蝶呤（MTX）	阿糖胞苷（Ara－C）	地塞米松
＜12（~1 岁）	5.0	12	2
12~24（1 岁）	7.5	15	2
24~36（2 岁）	10.0	25	5
≥36（3 岁~）	12.5	35	5

注：MTX 和 Ara－C 制剂均需有合适的配制浓度，高浓度易引起化学性鞘膜炎

5. CNSL 的治疗

参照 ALL 并发 CNSL 的治疗

6. 治疗中注意事项

（1）诱导缓解化疗中要用别嘌呤醇 10mg/（kg·d），第 1~14 天。

（2）诱导缓解化疗力争 1 个疗程达到 CR，1 个疗程用药结束后 48h（第 9 天）复查骨髓象，若原、幼细胞 ≥15%，骨髓抑制不显著，预计 1 个疗程难获 CR 者，可追加 Ara-C 200mg/（m²·d）3d；原、幼细胞＜15%，有明显骨髓抑制者不排除应用 G-CSF 或 CM-GSF。

（3）诱导缓解化疗 1 个疗程未达到 CR，应再进行下 1 个疗程争取达到 CR。

（4）必要时加强支持治疗（成分输血和大剂量静脉丙种球蛋白等），积极防治感染。

（5）DNR 总剂量必须 ≤300mg/m²。

第 四 节
骨髓增生异常综合征

骨髓增生异常综合征（myelodysplastic syndrome，MDS）是一种因造血干/祖细胞水平损伤而产生的异常克隆性疾病，特点是无效造血和病态造血并存，导致外周血一系或多系血细胞进行性减少，终致骨髓造血功能衰竭，部分病例发展为急性白血病，故以前曾名白血病前期。本病是一组获得性的、不均一性的疾患，多见于老年人，但近年儿童病例报道日见增多，其中包括部分染色体畸变的 MDS。

一、临床表现

儿童 MDS 可见于婴儿到青春期的任何年龄段。男孩发病稍多于女孩。起病隐匿，其症状主要表现为贫血、出血、发热、感染和肝脾大。病情发展较成人快、预后差。

1. 贫血

绝大多数患者都有贫血，且是首发症状。发病缓慢，程度呈中度至重度，常有皮肤苍白、乏力、虚弱、易倦、头晕、不适感等。

2. 出血

多为较轻的皮肤、黏膜出血，病情进展至晚期可有严重出血，甚至发生颅内出血而死亡。

3. 发热和感染

发热和感染的发生率为 50% ~60%。感染的原因多为中性粒细胞数量减少和功能改变以及机体免疫能力下降所致。疾病末期常并发败血症，是主要的死亡原因。

4. 肝脾、淋巴结大

肝脾大发生率为 10% ~70%，多为轻度大，淋巴结常不大，极少数患者有颌下、颈部、腋下淋巴结大，直径约在1cm。慢性粒单核细胞白血病（CMML）有明显的肝脾大、淋巴结大及皮肤结节性白血病细胞浸润。

MDS 患者无明显的体重减轻，少数可有关节肿痛，也很少有胸骨压痛。病程中可出现自身免疫性疾病。

总之，MDS 的临床表现差别很大，一般来说 RA 和 RAS 症状较轻，随病情的演进而逐渐增重。

二、辅助检查

1. 血象

全血细胞减少或任 1~2 系血细胞减少。多数正细胞正色素性贫血可见巨大红细胞、巨大血小板和有核红细胞等病态造血表现。网织红细胞减少。白细胞常减少，分类中多有淋巴细胞增多，病程进展为白血病者白细胞计数可增高。血小板计数减少或正常，可见巨大血小板。

2. 骨髓象

增生多为活跃或明显活跃。有 3 系或任 2 系或任 1 系血细胞呈病态造血表现。

3. 骨髓组织病理学检查

多有造血组织过度增生，其特征为粒细胞幼稚前体细胞异位（ALIP），即原粒及早幼粒聚集成簇，并位于骨髓腔的中央。ALIP 病例更具有演变为急性粒系白血病的倾向。

4. 骨髓细胞培养

各种类型 MDS 的骨髓细胞培养结果不同。大多数 MDS 患者骨髓粒 - 巨噬细胞集落形成单位（GFU - GM）、红系爆式集落形成单位（BFU - E）、红系集落形成单位（CFU - E）、巨核细胞集落形成单位（CFU - Meg）和巨核系祖细胞（CFU - MK）集落不生长或生长减少。其中以 RAEB、RAEB - T、CMML 更明显。而在 RA 和 RARS 中上述细胞培养结果相反，在 RARS 中 CFU - GM 多表现正常，但是如果增加集落刺激因子（CSF），集落反而进行性或持续性降低，则预示患者将有迅速转化为急性白血病的可能。

5. 细胞遗传学

MDS 骨髓细胞染色体异常检出率为 40% ~ 70%，常见染色体异常主要有 5q$^-$，-7，+8，20q 等。

三、诊断

1. 诊断标准

（1）临床表现　以贫血为主，可有发热或出血，部分患儿可有肝、脾、淋巴结大。

（2）血象　全血细胞减少，或任 1~2 系细胞减少，可有巨大红细胞、巨大血小板、有核红细胞等病态造血表现。

（3）骨髓象　有 3 系或 2 系或任 1 系血细胞的病态造血。

（4）除外其他伴有病态造血的疾病　如慢性粒细胞白血病（慢粒）、骨髓纤维化、红白血病、原发性血小板增多症、急性非淋巴细胞白血病（M2b 型）、非造血组织肿瘤等；除外其他红系统增生性疾病，如溶血性贫血、巨幼细胞贫血等；除外其他全血细胞减少的疾病，如再生障碍性贫血、阵发性睡眠性血红蛋白尿（PNH）等。

2. 形态学分类

（1）FAB 分型诊断标准　1982 年法、美、英等国协作组（FAB）根据骨髓象、血象的形态学特点，包括原始细胞及环状铁粒幼细胞的百分数、单核细胞绝对计数、病态造血、Auer 小体等将 MDS 分为 5 个亚型（表 2 - 3）。1987 年又根据形态、免疫和细胞遗传（MIC）等分类作了补充，指出单纯 $5q^-$ 综合征提示预后较好，-7、$7q^-$ 和复杂核型异常提示预后不良。1994 年又将 CMML 分为骨髓增生异常（MD）型和骨髓增生（MP）型。

表 2 - 3　MDS 的 FAB 分型（1982）

疾病类型	骨髓原始细胞** （%）	外周血原始细胞（%）	环状铁粒/Auer 小体	病态造血
难治性贫血（RA）	0 ~ 5%	0	-	≥2 系
难治性贫血伴环状铁粒细胞（RARS）	0 ~ 5%	0	+ ≥15%	≥2 系
难治性贫血伴原始细胞增多（RAEB）	6% ~ 19%	1% ~ 4%	+/-	3 系
难治性贫血伴原始细胞增多转化型（RAEBT）	20% ~ 29%	5% ~ 29%	+/-	3 系
慢性粒-单核细胞白血病 CMML*	6% ~ 20%	0 ~ 5%，单核绝对值 > 1×10^9/L	-	3 系

* CMML 又分为 MD 型（WBC < 13×10^9/L）和 MP 型（WBC ≥ 13×10^9/L）

** 原始细胞：Ⅰ型包括原始粒细胞及大小不等的不易分类的细胞，胞浆中无颗粒，核染色质疏松，核仁明显，核/浆比例大（约 0.8）。Ⅱ型胞浆中有少数嗜天青颗粒，核/浆比例比Ⅰ型小，其他方面与Ⅰ型同。

（2）WHO 分型诊断标准　2000 年 WHO 髓系肿瘤分类方案中，将 MDS 作了新的分型。新分类中保持 FAB 分型中的 RA、RAS、RAEB 3 个亚型不变，而且前 2 个亚型中的骨髓病态造血仅限于红系；将 FAB 中 RAEBT 直接划归急性髓系白血病；将具有 2 系以上的血细胞减少和病态造血命名为难治性血细胞减少伴多系增生异常（refractory cytopenia with mutilineage dysplasia，RCMD）；5q⁻ 综合征和未定型 MDS（MDS－U）被单独分型；CMML 被划入骨髓增殖性疾病中（MD/MPD）。WHO 分型及与 FAB 分型比较如表 2－4，5。

表 2－4　WHO 的 MDS 分类及其标准

疾病类型	外周血	骨髓
难治性贫血（RA）	贫血，无原始细胞或罕见	仅有红系发育异常，原始细胞 <5%，环状铁粒幼细胞 <15%
难治性贫血伴环状铁粒幼细胞（RARS）	贫血，无原始细胞	仅有红系发育异常，原始细胞 ≥15%，环状铁粒幼细胞 <5%
难治性血细胞减少伴有多系增生异常（RC-MD）	血细胞减少（两系减少或全血细胞减少），无原始细胞或罕见，无 Auer 小体，单核细胞 $<1 \times 10^9$/L	髓系中≥2 个细胞系中发育，异常的细胞 ≥10%，原始细胞 <5%，无 Auer 小体，环状铁粒幼细胞 <15%
难治性血红细胞减少伴有多系增生异常和环状铁粒幼细胞（RC-MD－RS）	血细胞减少（两系减少或全血细胞减少），无原始细胞或罕见，无 Auer 小体，单核细胞 $<1 \times 10^9$/L	髓系中≥2 个细胞系中发育，异常的细胞 ≥10%，环状铁粒幼细胞 ≥15%，原始细胞 <5%，无 Auer 小体
难治性贫血伴原始细胞增多－1（RAEB－1）	血细胞减少，原始细胞 <5%，无 Auer 小体，单核细胞 $<1 \times 10^9$/L	1 系或多系发育异常，原始细胞 9% ~ 10%，无 Auer 小体

疾病类型	外周血	骨髓
难治性贫血伴原始细胞增多-2（RAEB-2）	血细胞减少，原始细胞5%～19%，有或无 Auer 小体，单核细胞 $<1\times10^9/L$	1系或多系发育异常，原始细胞10%～19%，有或无 Auer 小体
MDS，不能分类（MDS-U）	血细胞减少，无原始细胞或罕见，无 Auer 小体	粒系或巨核细胞1系发育异常，原始细胞 $<5\%$，无 Auer 小体
MDS 伴单纯 del（5q）	贫血，原始细胞 $<5\%$，血小板计数正常或增高	巨核细胞数正常或增加伴有，核分叶减少，原始细胞 $<5\%$，无 Auer 小体，单纯 del（5q）

表2-5　MDS 的 FAB 和 WHO 分类比较（2000 年）

FAB 分类	WHO 分类	增生异常（病态造血）
难治性贫血（RA）	5q⁻综合征	红系
	RA	红系
	RCMD	2～3系
	MDS-U	1系
难治性贫血伴环状铁粒幼细胞（RARS）	RARS	红系
	RCMD-RS	2～3系
难治性贫血伴原始细胞增多（RAEB）	RAEB-1	1～3系
	REB-2	1～3系
难治性贫血伴原始细胞增多转化型（RAEB-T）	AML	

　　WHO 分型较多地考虑了病理学家的观点，仍存在一定的分歧，目前世界上 FAB 与 WHO 分型并用。

四、治疗

目前尽管治疗方法很多，但能肯定改变自然病程的治疗只有骨髓移植。

1. 支持治疗

输血与否应根据患者临床表现、年龄、心肺脏器功能等情况来决定。Hb < 70g/L 或出现明显乏力时应及时输血，使 Hb ≥ 90g/L，如输血间隔缩短和需要量增加提示病情在发展。除伴有相应物质缺乏外，应用叶酸、维生素 B_{12} 治疗无效。儿童患者 Hb ≤ 80g/L 即应输血，为了保证儿童的生长发育，尽量使 Hb 接近正常。

2. 诱导分化

（1）维甲酸（Retinoic Acid） 顺式或反式维甲酸，剂量 2 ~ 4mg/（kg·d）或 10 ~ 60mg/d，疗程 6 ~ 12 周。常见不良反应包括肝功能损害、唇炎、黏膜炎、皮疹、结膜炎、恶心、关节疼痛和三磷酸甘油酯升高。

（2）1，25 – $(OH)_2D_3$ 及其衍生物 体外研究证实能抑制白血病细胞增生及促进分化成熟，但临床治疗研究很少。

（3）5 – 氮杂胞嘧啶核苷（5 – Aza） $P15^{INK4B}$ 启动子的高度甲基化在 MDS 发病中起了重要作用，本品可抑制 DNA 甲基转移酶，降低 DNA 甲基化，诱导细胞正常分化。本品对 MDS 的各亚型均可使用，剂量 75mg/（m^2·d），皮下注射，1/d，共 7d，4 周 1 个疗程；或 45mg/（m^2·d），3d 为 1 个疗程，每 5 ~ 7d 重复，共 6 ~ 8 个疗程。

（4）干扰素（IFN） 人 IFN – α、IFN – β 及 IFN – γ 在体外均能诱导 AML 和 MDS 患者幼稚细胞向单核细胞分化，目前临床应用表明前两者疗效甚微，且不良反应明显。而 IFN – γ 是一种免疫型干扰素，能促进造血因子的分泌和造血祖细胞对生长因子的敏感性，并对恶性克隆有直接作用，诱导分化效果较好。

（5）诱导分化剂联合应用　全反式维甲酸（ATRA）60mg/（m^2·d），3d；小剂量阿糖胞苷（Ara－c）10～20mg/（m^2·d），14d为1个疗程。此外ATRA还可联合干扰素，或G－CSF，或维生素D_3等。

3. 造血细胞生长因子

（1）粒巨噬细胞集落刺激因子（GM－CSF）　GM－CSF 60～200μg/（m^2·d），连续皮下注射2～8周不等。

（2）粒细胞集落刺激因子（G－CSF）　G－CSF可增加网织红细胞计数、提高粒细胞绝对计数、改善中性粒细胞功能、减少感染危险、降低输血需求量，作用明显优于GM－CSF，而治疗后原始细胞增加的例数则明显低于GM－CSF，但对提高血小板数量二者无明显差异，且作用轻微。常用剂量60～200μg/（m^2·d）或5μg/（kg·d）。GM－CSF和G－CSF有促使RAEB－T转化成急性白血病的可能，所以一般不用于RAEB及RAEB－T型。

（3）白介素－3（IL－3）　IL－3能够刺激多能干细胞增殖，使粒细胞和血小板有不同程度增加，对红细胞影响较小。剂量50～200μg/（m^2·d），疗程2～8周。

（4）红细胞生成素（EPO）　刺激红系髓细胞增殖分化，改善贫血状态，减少输血，以RA效果较佳。常用50～300U/（kg·d），皮下注射，1/d或隔日1次，2个月为1个疗程。

（5）造血生长因子联合应用　实验研究提示IL－3主要作用于早期祖细胞和前期体细胞，而GM－CSF、G－CSF和EPO主要作用于较晚阶段的祖细胞，联合应用则可能更有效的增加外周血各系成熟细胞。IL－3联合GM－CSF能使CFU－GM的产率明显高于单一应用，但有待临床应用证实。此外造血生长因子价格较贵，有注射部疼痛等副作用。

4. 雄性激素及肾上腺皮质激素

（1）雄性激素　司坦唑醇，剂量6～12mg/d，疗程3～

12月，主要副作用为肝功能损害，停药后大多恢复正常；丹那唑为一种人工合成的雄性激素，剂量 10~15mg/（kg·d）分次口服，疗程 3~6 月，治疗效果较司坦唑醇差，副作用为肝功能损害。

（2）肾上腺皮质激素　强的松，剂量 1mg/（kg·d），疗程 3 月；大剂量强的松龙冲击疗法，剂量 30mg/（kg·d）（总量≤1 000mg/d），连用 3d。

5. 免疫抑制剂

抗胸腺淋巴细胞免疫球蛋白（ATG）2~5mg/（kg·d），连用 5d，注意血清病样反应。环孢霉素 A（CsA）5~8mg/（kg·d），分次口服，连用 2~3 个月，根据药物浓度及毒副反应调节剂量。

6. 化疗

Ara-C，剂量 10~20mg/（m^2·d），14d 为 1 个疗程，或三尖杉酯碱 1mg/d，10~14d 为 1 个疗程。小剂量 Ara-C 可使约 1/3 病例红细胞和血小板输注减少，但并不能诱导 MDS 患者的 GM-CFU 发生形态学和免疫表型的变化。

7. 造血干细胞移植

（1）异基因骨髓移植是目前 MDS 患者获得长期生存及治愈的唯一方法。IPSS 评分为高度危险和中度危险-2 的患者，如果有 HLA 相匹配的异基因造血干细胞供体，则主张尽早进行异基因骨髓移植。若没有供体，也可先用 5-氮杂胞嘧啶核苷治疗，如果效果不好，再考虑用异基因骨髓移植及其他方法治疗；对于评分为低度危险和中度危险-1 的患者，不主张作异基因骨髓移植，建议均 EPO、ATG 及 5-Aza 治疗，如果治疗效果不好，再考虑用其他的方法。

（2）对强化疗后复发，又无 HLA 相匹配的 MDS 应考虑自体干细胞移植方法。国内这方面研究报道较少。复发的原因主要是无法彻底清除恶性克隆。

总的来说，目前 MDS 的治疗需要根据 FAB 或 WHO 分型以及 IPSS 危险度分组进行治疗。对 RA、RARS 亚型以及 IPSS 低度到中度危险组的患者以支持和诱导分化治疗为主；对高危险组的 RAEB、RAEBT，则可选用免疫抑制剂、化疗或造血干细胞移植。

第 五 节
组织细胞增生症

组织细胞增生症（histiocysis），也称为组织细胞病（histiocyte disorders），是表现为组织细胞数量病理性增加的一组疾病。组织细胞起源于骨髓的造血干细胞，经单核细胞阶段的分化发育后，进入组织中成熟为具有吞噬功能和抗原提呈功能的巨噬细胞和仅具抗原提呈功能的树突状细胞（dendritic cell）。国际组织细胞协会（Histiocyte Society）将此类疾病分为三大类：①Ⅰ类　为与树突状细胞有关的朗格罕细胞组织细胞增生症；②Ⅱ类　为与巨噬细胞有关的噬血细胞综合征；③Ⅲ类　为单核－巨噬细胞系的恶性肿瘤。单核－巨噬细胞系的恶性肿瘤属于白血病和淋巴瘤的范围，不在本章内讨论。

一、朗格罕细胞组织增生症

朗格罕细胞组织细胞增生症（Langerhan's cell histiocytosis，LCH），既往命名为组织细胞增生症 X（hstiocytosis X），是以朗格罕细胞（Langerhan's cell，LC）增生造成多种组织器官损害为特点的疾病，目前多认为是一种单克隆性组织细胞增生性疾病，而非反应性多克隆病。本病传统上根据临床表现不同分为勒－雪病（Letterer－Siwe disease）、韩－薛－柯病（Hand－Schuller－Chfistian syndrome）和骨嗜酸性肉芽肿（eosinophilic granuloma of bone）三种疾病。

1. 病因与发病机制

LCH 的病因和发病机制至今尚不明了。一般认为，LCH 无遗传倾向，也无证据表明其为感染因素所致，LCH 可能是一种免疫性疾病。免疫功能和免疫调节异常可能在 LCH 的发病机制中有一定作用。有研究表明，LCH 病变中增生的组织细胞是表皮中的树突状细胞，此类细胞虽然吞噬功能较弱，但具有抗原提呈和诱发迟发性超敏反应的作用，而且可以分泌多种活性细胞因子，在免疫传入中起重要作用。病理性的朗格罕细胞光镜下为圆形单个核细胞，大小较一致，胞浆量中等，有细小的粉红色颗粒，细胞核常有折叠或切迹，呈咖啡豆样，含 1～3 个嗜碱性核仁。透射电镜下，胞浆中含有一种病理性朗格罕细胞特有的颗粒，形状呈网球拍状，即 Birbeck 颗粒。细胞化学染色发现朗格罕细胞胞膜呈 ATP 酶阳性，胞浆和胞核 S－100 蛋白阳性，细胞表面 CD1a 抗原染色阳性。

2. 临床表现

LCH 从新生儿到成人均可发病，高峰年龄为 1～3 岁，75% 以上患者在 10 岁前确诊。本病临床表现差异极大，轻者仅表现单一无痛性的骨骼病变，严重者可侵犯全身多个器官系统；损害器官功能并伴发热、贫血和消瘦等表现者，预后不良。年龄越小，病变越广泛；年龄越大，病变越局限。在疾病诊断时约 80% 的患儿有溶骨性损害，50%～60% 的患儿有淋巴结大、皮肤损害和肝大，30%～40% 的患儿有中耳炎和发热，20% 的患儿有尿崩症或肺部受累。

（1）骨病变　骨骼为最常见的受累部位，多表现为单纯骨痛，其次为肿痛或仅局部肿胀。病灶可单发或多发，各部位骨骼均可受累，以扁骨受累多见。典型的骨骼病变为溶骨性破坏，伴周围软组织肿胀。以颅骨破坏最常见，表现为虫蚀样或巨大缺损，圆形或椭圆形，边界不规则呈锯齿状，其次为下肢骨、肋骨、骨盆、脊柱。其他骨骼病变如眼框骨受损可致眼球突出，颌骨病变可致口腔颌面部肿胀或出现包块，牙齿松动、疼痛，甚至脱落，颅底骨受累引起外耳道炎，颅骨的蝶鞍部位受累影响垂体功能，出现尿崩症等。

（2）皮肤病变　皮肤病变常为该病的首发症状，也可与其他器官损害同时出现。皮疹多见于躯干、头皮、发际、耳后和皮肤皱褶处，四肢少见。皮疹类型多样，典型皮疹为伴有出血的细小丘疹，触之有针刺感，也可呈黄色瘤样皮疹，其他类型如脂溢性皮炎样皮疹和湿疹样皮疹也可出现，皮疹消退或脱痂后留有白斑或色素沉着。皮疹成批出现，各期皮疹可同时存在或成批出现。

（3）耳与乳突病变　外耳道炎可以是少数 LCH 患儿的唯一症状，主要表现为外耳道"溢脓"，耳后肿胀、耳聋。乳突病变可表现为乳突炎、慢性中耳炎、胆脂瘤形成和听力丧失。

（4）肝脾大　肝脏损害在多系统 LCH 患儿中常见，主要表现为肝脏大、肝酶升高。脾脏肿大可导致血细胞在脾脏滞留增多，引起一系或多系血细胞减少。

（5）淋巴结大　可为单纯的原发性嗜酸性肉芽肿，或伴溶骨性病变或皮肤病变，也可为多系统病变的一部分，常见颈部、纵隔和腹腔淋巴结肿大。单纯性淋巴结受累者预后良好。

（6）骨髓　骨髓受累可见于多系统 LCH 患儿，临床上出现贫血、白细胞减少和血小板减少表现。骨髓中一般无 LC 细胞浸润，即使发现有，骨髓中 LC 细胞的数量和骨髓功能异常的程度也不成比例。

（7）肺部损害　肺部损害在多系统 LCH 患儿中多见，年龄越小越易受累。临床表现为咳嗽、呼吸急促或呼吸困难，易误诊为肺炎，重者出现发绀、气胸、胸腔积液、多发性囊肿、肺大泡、肺纤维化等，甚至呼吸衰竭而死亡。典型的 X 线表现为广泛的肺间质浸润，肺纹理增多，呈网状或网点状阴影。

（8）**胃肠道病变**　表现为呕吐、腹泻和吸收不良等，久病可导致患儿生长发育停滞。

（9）**神经和内分泌系统病变**　下丘脑－垂体为最常见的病变部位之一。颅骨病变累及垂体可引起尿崩症，尿崩症可作为 LCH 的首发表现，或与其他表现同时出现，也可在 LCH 诊断数年之后出现。多系统 LCH 还可有脑实质受累，表现有颅内高压、共济失调、构音障碍、眼球震颤、反射亢进或减弱、视物模糊等。

3. 辅助检查

（1）**血象**　无特异变化。可有血红蛋白降低、白细胞下降、血小板减少，或因脾功能亢进出现全血细胞减少。

（2）**骨髓**　一般正常，偶可见病理性 LC 浸润。

（3）**肝功能**　可正常，也可出现肝酶升高、胆红素增高和白蛋白降低。

（4）**免疫功能**　可正常，也可出现非特异的改变如 IgM 增高，CD4/CD8 细胞比例增高或降低，T 淋巴细胞组胺 H_2 受体缺乏等。

（5）**X 射线检查**　骨骼 X 线检查仍然是诊断骨骼病变的最好方法之一。肺部病变常规应用 X 线胸片检查，胸部高分辨率 CT、扫描对常规胸片检查阴性的肺部病变诊断有帮助。

（6）**病理活检**　皮疹印片、活检和病灶活检是确诊本病的重要依据。片中可见大量分化良好的组织细胞，特殊细胞化学染色（S－100、CD1a）阳性，电镜下可发现 LC 细胞中的 Burbeck 颗粒。

4. 诊断

LCH 诊断主要靠临床表现、X 线检查和病理检查。1987年，国际组织细胞协会提出了诊断 LCH 可信度的三级标准（表 2－6），已被国际上广泛采用。

表2-6　国际组织细胞协会诊断 LCH 的标准

可信度	诊断类型	诊断依据
Ⅰ	初步诊断	临床表现，X 线表现，组织病理学的光镜检查发现病理性 LC 细胞浸润
Ⅱ	明确诊断	在初步诊断基础上加以下病理组织切片 4 种染色中 2 种或 2 种以上阳性：①ATP 酶；②S-100 蛋白；③α-D-甘露糖酶；④花生凝集素
Ⅲ	肯定诊断	初步诊断基础上加透射电镜发现病变细胞内存在 Birbeck 颗粒和（或）病变细胞 CD1a 染色阳性

5. 临床分型及分级

LCH 临床分型的目的是为了判断预后和指导治疗。

（1）传统分型　分为：①勒-雪病　多见于婴儿，1 岁以后发病减少，最常见症状为皮疹和发热，其他常见受累器官为肺、骨和肝脾；②韩-薛-柯病　发病高峰年龄为 3~5 岁，典型表现为尿崩症、突眼和颅骨缺损三联征，也可伴有其他系统器官受累；③骨嗜酸性肉芽肿　多见于 4~7 岁以上儿童，一般为局限性单发或多发的骨骼病变，可累及任何骨骼，但以四肢骨骼、脊柱和骨盆多见，此型预后最好。

（2）临床分型　近年来，国际组织细胞协会将 LCH 分为两大类：①单系统病变　包括单部位骨骼损害、孤立性皮肤损害、孤立性淋巴结受累单部位型，多部位骨骼损害、多部位淋巴结受的累多部位型；②多系统病变　指多器官受累，伴或不伴其功能异常。单系统病变在临床上多见，约占 65%，多系统病变占 35%。

此外，国际组织细胞协会总结 DAL-HLX、LCH-Ⅰ和 LCH-Ⅱ三个临床研究的结果，提出造血系统、肺、肝、脾的受累是 LCH 的高危因素，年龄小于 2 岁也是高危因素。根据高危因素的有无，将多系统病变的患者分为高危组（有高危因素）和低危组（无高危因素）。两组患者的预后和疗效明显不同，因而在治疗上也应区别对待。

（3）临床分级　1987 年 Lavin 和 Osband 综合 LCH 患者的年龄、受累器官的数目和器官的功能状态提出了如下临床分级方法（表 2 - 7）。此分级方法虽然是过去提出的标准，但因临床应用上具有一定的实用性，还可作为基本参考。

表 2 - 7　LCH 临床分级方法（Lavin 和 Osband，1987 年）

项目	标准	分值
诊断时年龄	>2 岁	0
	<2 岁	1
受累器官数目	<4 个	0
	≥4 个	1
受累器官功能障碍	无	0
	有	1

注：Ⅰ级为 0 分；Ⅱ级为 1 分；Ⅲ级为 2 分；Ⅳ级为 3 分

器官功能障碍的评定标准，肝功能损害指存在以下一项异常者：①低蛋白血症，血浆总蛋白 <55g/L；②低蛋白血症，血浆白蛋白 <25g/L；③水肿、腹腔积液；④高胆红素血症，血清总胆红素 >25.7μmol/L；⑤凝血功能异常。

肺功能损害，无感染情况下出现呼吸增快、呼吸困难、发绀、咳嗽、气胸、胸腔积液中一项或多项表现。

血液系统异常，出现以下一项或多项：①贫血　Hb <100g/L，排除缺铁性贫血和感染因素；②白细胞减少　WBC <4.0 × 10^9/L；③血小板减少　PLT <100 × 10^9/L。

6. 治疗

LCH 的预后差异极大，一般预后良好，部分病例甚至可自然缓解，但高危组患儿死亡率仍较高，因此，其具体治疗策略应根据患儿的年龄、病变范围、受累器官功能受损状况及疾病的临床分型来决定。

（1）单系统病变的治疗　单系统病变为良性病变，预后良好，可治愈或自然缓解。单纯骨骼受累（不论单部位或多部位），即使复发也不影响生存。

单系统病变的治疗手段根据具体受累部位和数目不同而异。对局灶性骨骼病变，活检同时刮除病灶即达治疗目的，部分患儿可在数月或数年后自愈，不需全身化疗。对有自发性骨折倾向的承重部位骨骼病变，可考虑在局部注射皮质激素。全身性骨骼损害者，可短期全身应用皮质激素。对病变进展可能影响重要器官功能，而局部难以进行皮质激素注射的部位，可考虑局部放疗，剂量一般小于10Gy。对孤立性淋巴结或皮下病变结节，单纯手术切除即可。局部皮肤病变可局部使用皮质激素，全身广泛性皮肤病变则需要全身皮质激素应用或激素联合长春花碱（VBL）化疗。5岁以下单系统病变患儿，特别是皮肤受累者，常有疾病复发或发展为多系统LCH的倾向，目前主张在手术后加用一种或两种化疗药物。

（2）多系统病变的治疗　对多系统病变或Lavin和Osband分级在Ⅲ、Ⅳ级的LCH患儿，目前主张根据患儿诊断时的预后因素而进行分级治疗，主要是联合化疗，并进行较长时间的维持治疗，可有效抑制疾病进展，减少复发和持久后遗症。预后因素包括：①年龄；②受累器官的功能状况；③受累器官的数目；④对最初治疗的反应。常用化疗药物有泼尼松（Pred）、长春花碱（VBL）、甲氨蝶呤（MTX）、6-巯基嘌呤（6-MP）、足叶乙苷（VP-16）等。

国际组织细胞协会LCH-Ⅰ方案（1992年）的总结发现病初的治疗反应具有重要的预后意义，治疗6周时反应好的患者5年存活率为91%，无反应患者仅为34%。总的死亡率18%，反应良好患者的发病年龄、受累器官数目和器官功能状态与疗效并无明确关系。国际组织细胞协会LCH-Ⅱ方案（1996）将多系统病变的患者分为高危组和低危组（见临床分型及分级）。低危组诱导治疗为6周的Pred和VBL，维持治疗阶段仍然应用Pred和VBL，每3周1个疗程，总疗程6个月；高危组随机分成A、B两个组，A组诱导治疗同低危组，维持治疗在低危组方案基础上加用6-MP，B组诱导治疗及维持治疗都是在A组方案基础上加VP16，总疗程6个月。对诱导治疗反应良好者，低危组为89%，高危组为66%，无病生存率在低危组为84%，高危组为57%。提示重要器官（肺、肝脏、血液）功能受累和对最初治疗的反应是最重要的预后因素，而年龄（2岁以下）似与预后没有直接的相关性。另外，VP-16无论单药应用，还是联合应用，都没有表现出更高的疗效，考虑到其引起继发性急性非淋巴细胞白血病的副作用，不建议在初始治疗中常规使用VP-16。

国际著名的研究方案DAI-HX，LCH-Ⅰ and LCH-Ⅱ的临床观察发现多系统病变患者的生存率在80%左右，但有较高的复发率和死亡率。目前，正在进行的LCH-Ⅲ研究正在进行临床观察以期降低死亡率及复发率。

（3）其他　异基因骨髓移植成功治疗本病已有报道，其他应用的药物还有胸腺肽、环孢菌素A、抗淋巴细胞球蛋白、抗胸腺细胞球蛋白等。近年还有针对病理性LC细胞上的CD1a抗原的单克隆抗体治疗，疗效尚待观察。

（4）并发症的治疗　继发尿崩症者可应用抗利尿激素如垂体后叶素—加压素治疗，生长障碍者可试用生长激素，严重肝损害的LCH也有联合肝移植的报道。

二、噬血细胞综合征

噬血细胞综合征（HS或HPS）又称噬血细胞淋巴组织细胞增生症（HLH），归属于组织细胞增生症这一大类疾病。目前认为HLH是单核/巨噬细胞系统反应性疾病，病理特征为组织细胞良性增生伴吞噬血细胞现象。

HLH按照病因初步分为原发性及继发性两大类。

（1）家族性噬血细胞综合征（FHL）　也称原发性噬血

细胞综合征（HLH），为常染色体隐性遗传疾病，常无家族史，瑞典统计的平发病率为 100 万儿童 1.2（约 1∶500 000 活产婴）。

（2）继发性噬血细胞综合征（sHLH） 根据引起噬血细胞综合征的原因分为：①病毒（感染）相关噬血细胞综合征（VAHS 或 IAHS） 病因可为病毒，也可为细菌、真菌或寄生虫，VAHS 中大部分为 EB 病毒引起；②肿瘤相关噬血细胞综合征（MAHS） 其中最常见的肿瘤为淋巴瘤；③其他原因所致噬血细胞综合征 常由风湿免疫性疾病如类风湿关节炎、系统性红斑狼疮等，又称为巨噬细胞活化综合征，代谢病、长时间的静脉营养如脂肪过度负荷综合征也可以引起 HLH。

1. 发病机制

研究 HLH 的病理生理机制更多地从 FHL 着手，发现 FHL 患者存在淋巴细胞介导的杀伤功能降低及凋亡触发机制缺陷。而临床的一系列症状由高细胞因子（前炎症因子，pro – inflammatory cytokines）血症引起，，患者血清细胞因子明显增高。高细胞因子血症有"细胞因子风暴"之称，增高的因子由 Th1 细胞产生，包括可溶性 IL – 2 受体（sCD25）、IL – 6、γ – IFN、TNF – α、IL – 12 及 IL – 10。

在 FHL 患者体内有大量的 T 细胞和巨噬细胞累积，因而有人提出此种现象是因为细胞凋亡不能启动引起。研究发现，患者的 T 细胞和巨噬细胞在体外条件下可以凋亡，提示体内可能存在凋亡触发机制缺陷。凋亡触发缺陷可能存在于凋亡的主要途径——Fas 配体、穿孔素 – 粒酶（perforin – granzyme）系统。而穿孔素 – 粒酶系统又与杀伤 T 细胞和 NK 细胞的杀伤功能有关。已发现 FHL 患者存在基因缺陷，并证实有细胞杀伤功能缺陷的 FHL 患者存在穿孔素基因缺陷。穿孔素（perforin）基因定位于 10q21 – 22（FHL2），与细胞杀伤功能缺陷有关，同时也引起凋亡启动缺陷。最近的研究提示，与 10q21 – 22 位点有关的穿孔素基因突变可出现于 20% ~ 40% 的 FHL 患者，另一个位于 9q21.3 – 22（FHL1）的基因突变出现于 10% 的 FHL 患者。还有其他相关基因突变被发现。

在杀伤性 T 细胞或 NK 细胞（效应细胞）与靶细胞结合时，穿孔素从效应细胞中分泌出来，进入靶细胞膜，在细胞膜上形成孔，引起细胞渗透性溶解，同时分泌的粒酶进入靶细胞启动凋亡机制。可以认为，杀伤细胞的功能涉及清除恶性细胞、感染原及异物，也涉及免疫系统自身的动态平衡，即穿孔素对稳定机体的免疫系统起重要作用。

此外，最新研究还发现 hMunc 基因突变也是引起 FHL 的原因。hMuncβ – 4 缺陷是引起细胞溶解作用的颗粒胞外分泌的障碍。多数性联淋巴增殖综合征（XLP）有定位于 Xq25 的 SAP（SH2 – DIA）基因突变，其作用是调节 T 细胞和 NK 细胞信号传导有关的一种蛋白质，FHL 与 XLP 在临床表现上有相似之处，且可用相同方案治疗。总之，FHL 和 HLH 的发病机制研究越来越深入。

2. 临床表现

FHL 与 sHLH 的临床表现无明显区别，一般认为 FHL 发病年龄小，有认为 2 岁以下 FHL 可能性大，但亦有认为 8 岁以内发病的不能除外 FHL。最常见的典型临床表现如下。

（1）发热　是最常见的表现，高热多见，可为持续性，也可呈现波浪式变化，也有病初中度发热，进行性加重，至晚期高热持续不退。

（2）肝、脾、淋巴结大　肝脾大多见，多为中至重度肿大。常伴有转氨酶增高、胆红素增高、低蛋白血症（或低白蛋白血症）及凝血功能障碍。淋巴结大多为全身性，可见于颈部等浅表部位，也可存在于腹腔等深在部位。

（3）出血　早期多因血小板减少引起紫癜、瘀斑、鼻出血，晚期多因肝功能损害引起凝血障碍，除上述出血表现外，最严重的为消化道出血，也可以有其他内脏出血。

（4）贫血　程度不等，进行性加重。

（5）皮疹　无特定类型，可有斑丘疹、充血性丘疹，可为全身性，也可仅在局部出现。

（6）神经系统症状　可在疾病早期出现，也可于疾病后期出现，多为中枢神经系统病变，偶见外周神经病变，可有烦躁、头痛、惊厥、瘫痪、肌张力改变、颈强直等。可见脑脊液异常或相应的影像学改变。

（7）肺部浸润　表现似肺部感染。

（8）其他　水肿、食欲不振、消瘦等。

3. 辅助检查

（1）血常规　全血细胞减少（三系减低），三系减低并非成比例下降，以血小板减少明显。

（2）骨髓　骨髓中可以找到噬血细胞，吞噬有核红细胞及中性粒细胞的噬血细胞最有诊断价值。

（3）血生化　血脂代谢紊乱，甘油三酯增高明显，低密度脂蛋白增高，高密度脂蛋白减低。亦有肝酶增高、胆红素增高、白蛋白降低等肝损害表现。可有低钠血症。

（4）凝血功能　纤维蛋白原降低，晚期部分凝血活酶时间（APTT）及凝血酶原时间（PT）延长示肝损害严重。

（5）肝、脾、淋巴结活检　可发现噬血细胞增多，并有广泛的淋巴细胞和成熟的巨噬细胞存在。肝活检可以发现类似慢性活动性肝炎的病理变化。

（6）脑脊液　可有压力增高，化验检查蛋白增高，细胞数量增多，以单核细胞为主，有时可以发现噬血细胞。

（7）免疫学检查　NK细胞数量变化并无特异性，NK细胞活性下降。血浆可溶性 IL－2 受体（sIL－2R，sCD25）、γ－IFN、IL－6、TNF－α 等升高。

（8）其他检查　血清铁蛋白明显增高，乳酸脱氢酶（LDH）明显增高。

4. 诊断和鉴别诊断

1991 年 Henter 等代表组织细胞协会 FHL 研究组提出 HLH 的诊断指南（1991），以临床常见表现及实验室检查作为基本标准，有较好的操作性及实用性。根据对大量临床诊断病例的观察，发现除 1991 指南中列出的标准外，多数 HLH 患者还可有血清 LDH 及血清铁蛋白明显增高等表现。随着对 HLH 的本质认识的不断深化，也发现 HLH 发病的免疫学机制及分子免疫学异常表现，因而组织细胞协会 2004 年进行修订，在 1991 指南的 5 条标准之外又增加 3 条新标准：①NK 细胞活性降低或完全缺少；②血清铁蛋白 ≥ 500mg/L；③可溶性 CD25（可溶性 IL - 2 受体）≥2.4kU/ml。HLH 诊断指南（2004）同时将分子生物学诊断内容加入标准。因国内条件所限，目前仍以 1991 指南作为基本诊断条件（表 2 - 8）。如果初次骨髓检查没有发现噬血细胞，应复查骨髓穿刺，或进行其他器官，如肝脾的活检。

表 2 - 8　噬血细胞淋巴组织细胞增生症（HLH）诊断指南（1991）

分类	症状体征
临床标准	1. 发热（持续时间 ≥7d，最高体温 ≥38.5℃） 2. 脾大（肋下 ≥3cm）
实验室标准	1. 血细胞减少（外周血可以有 2 系或 3 系受累），不是由于骨髓增生减低或增生异常所致，血红蛋白 < 90g/L，血小板 < 100×10^9/L，中性粒细胞 < 1.0×10^9/L 2. 高甘油三酯血症和（或）低纤维蛋白原血症，甘油三酯（空腹）≥2.0mmol/L 或增高 ≥ 正常值 ±3 个标准差，纤维蛋白原 ≤1.5g/L 或降低 ≤ 正常值 ±3 个标准差组织病理学标准 3. 骨髓或脾或淋巴结发现噬血细胞存在（增多），无恶性病证据

注：1. 诊断噬血细胞综合征必须满足所有的诊断条件；2. 诊断家族性

噬血细胞综合征（FHL）必须符合所有标准，并且有阳性家族史。父母亲为近亲婚配作为支持诊断的条件

HLH 诊断指南中对 HLH 诊断作出明确指导，而对于 HLH 类型的诊断并无详细的说明。对符合诊断标准的 HLH 患者应进一步确定类型。临床上对具体患者确定类型并不简单（特别是在没有进行分子生物学诊断之前）。即使诊断同时存在感染亦不能完全肯定为感染引起，如 FHL 经常无家族史，而 EBV 又可能是 FHL 的触发因素，即可能同时存在 EBV 感染。继发性 HLH 除掌握 HLH 诊断标准之外，还应对原发病作出相应明确诊断。如 EB 病毒相关噬血细胞综合征（EBV－HLH），应有 EBV 的诊断条件——EBV 的 VAC－IgM、VAC－IgG、EA、PCR 等方法检测 EBV 基因组成分。

很多疾病可以引起 HLH 的类似临床表现，如恶性肿瘤（白血病、淋巴瘤及实体瘤）、感染（病毒、细菌、寄生虫）、风湿免疫性疾病（巨噬细胞活化综合征）等。具有 HLH 相似临床表现的疾病很多，大部分患者鉴别并不困难，如表现为全血细胞减少的疾病（再生障碍性贫血、骨髓增生异常综合征、急性白血病等），通过骨髓涂片检查大多可以鉴别。表现为发热及肝脾大的疾病（传染性单核细胞增多症、病毒性肝炎、其他病毒感染、败血症、恶性肿瘤、系统性红斑狼疮等自身免疫病等）则需通过各种辅助检查进行鉴别。神经系统的受累在 HLH 并非少见，因而应与神经系统疾病［脑退行性变、急性播散性脑脊髓膜炎（ADEM）、多发性硬化等］进行鉴别。有些疾病与 HLH 临床表现相似，如性联淋巴增殖综合征（XLP），Chediak－Higashi 综合征和 Griscelli 综合征，这些疾病采用 HLH－94 方案治疗也有效。

5. 治疗

噬血细胞综合征虽属反应性疾病，但疾病进展十分

迅速，死亡率高。确诊后应立即开始治疗，甚至不完全符合诊断标准时也可以在继续观察病情的同时开始治疗，有学者认为 FHL 的唯一根治方法是异基因造血干细胞移植。由于 FHL 病情凶险且进展迅速，确诊后立即开始的化学/免疫治疗可以使病情得到控制，得以赢得时间准备进行移植。

1994 年 HLH 研究组开展了第一个国际 HLH 的治疗研究，其方案为 HLH - 94 方案，主要治疗药物为地塞米松（Dex）、VP - 16 和环孢素 A（CSA）。113 例患者平均随访时间 3.1 年，预计 3 年存活率为 55% ±9%（其中的 FHL 为 51% ±20%）。20 例未行造血干细胞移植，结束治疗 12 个月后仍存活。65 例进行移植，移植后 3 年预计存活率为 62% ±12%。113 例患者中 25 例死于移植前，25 例死于移植后。HLH - 94 方案适用于 FHL 及继发性 HLH 中的重型病例及病情持续存在的病例。HLH 方案简要内容如下。

（1）早期治疗　VP - 16 150mg/m²，每周 2 次，第 1 ~ 2 周；VP - 16 150mg/m²，每周 1 次，第 3 ~ 8 周。Dex 10mg/（m²·d），第 1 ~ 2 周；Dex 5mg/（m²·d），第 3 ~ 4 周，Dex 2.5mg/（m²·d），第 5 ~ 6 周；Dex 1.25mg/（m²·d），第 7 周；Dex 减量至停药，第 8 周。CSA 6mg/（kg·d），分 2 次服，第 9 周开始（也可从第 1 周开始）。IT MTX 和强的松龙，4 次。

（2）维持治疗　继发性 HLH 患者如果在早期治疗后病情不稳定，可以开始维持治疗。VP - 16 150mg/m²，每 2 周 1 次；Dex 10mg/（m²·d），每 2 周连用 3d。总治疗时间 40 周。

第 六 节

霍奇金淋巴瘤

霍金奇淋巴瘤（Hodgkin's lymphoma，HL）曾称霍奇金病（Hodgkin's disease，HD），是淋巴组织慢性进行性增殖所致的恶性淋巴瘤，常发生于一组淋巴结并扩散于其他淋巴结及结外组织或器官的恶性肿瘤。恶性淋巴瘤是小儿常见的恶性肿瘤，占小儿时期肿瘤的第三位。根据瘤组织细胞特点，本病分为霍奇金淋巴瘤和非霍奇金淋巴瘤（non－Hodgkin's lymphoma，NHL）两大类。其中霍奇金淋巴瘤占40%，发病年龄多为2岁以上小儿，以6~10岁为最多见。

一、临床表现

1. 全身症状

30%患儿有非特异性全身症状包括发热、乏力、厌食、轻度消瘦、瘙痒。原因不明38℃以上持续发热或周期性发热、6个月内体重减轻10%以上、大量盗汗时应考虑本病。

2. 淋巴结大

无痛性淋巴结大最常见，约占90%。淋巴结质硬有橡皮样感觉，原发于锁骨上、颈部较多见，其他部位如腋下、腹股沟、腹腔淋巴结为原发者相对少见。肿块增大时可产生相关部位的压迫症状。

3. 气管支气管受压症状

约2/3的患者就诊时有不同程度的纵隔浸润，引起咳嗽等气管支气管受压症状。

4. 其他常见受累脏器

脾脏受累较常见，占脾切除患儿26%，肺部受累占

17%，骨受累占 2%，骨髓受累占 5%，肝受累占 2%。

5. 可并发免疫功能紊乱

如并发免疫性溶血性贫血，有贫血、黄疸、网织红细胞升高、COOMBS 试验阳性。并发免疫性血小板减少症时，有血小板减少、出血倾向、血小板相关抗体增高、骨髓巨核细胞成熟障碍。

二、辅助检查

1. 血液学检查

血常规检查常无特异性异常，部分患儿有贫血，15% ~ 20% 患儿有嗜酸细胞或单核细胞增多。血沉可增快，血铜、血清铁蛋白、血纤维蛋白原、血清碱性磷酸酶均可升高，但均为非特异性。

2. 淋巴结活检

病理组织形态检查是确诊的必需手段。

3. 影像学检查

影像学结果是霍奇金淋巴瘤分期的依据之一。

选择性作胸部 X 线平片、腹部 B 超、胸部 CT、腹部 CT，以确定病变范围。由于[67]镓对淋巴组织亲和力高，[67]镓扫描可作为补充检查确定肿瘤浸润范围。随访中应重复检查。

4. 骨髓活检

HD 可发生灶性骨髓转移，因此骨髓活检比骨髓涂片容易发现肿瘤细胞，在治疗前应常规作骨髓活检。

三、诊断

完整的诊断必须包括疾病分期，以指导临床治疗与随访。根据体格检查及影像学检查、骨髓活检等相关实验室检查可作出分期诊断，较常用的 HD 分期系统为 Ann Arb 分期（表 2 - 9）。各期又可分为无全身症状型（A）和有全身症状型（B）。

表 2-9 HD Ann Arbor 分期标准

分期	定义
Ⅰ期	单个解剖区淋巴结（Ⅰ），或单个结外病变（IE）
Ⅱ期	横膈同一侧的≥2 个淋巴结区病变（Ⅱ），或横膈同一侧的单个肿块（结外）伴有区域淋巴结浸润或≥2 个淋巴结外病变（Ⅱ$_e$）
Ⅲ期	横膈二侧淋巴结病变（Ⅲ），伴有脾脏浸润（Ⅲ$_s$），伴有结外病变（Ⅲ$_e$），或二者多有（Ⅲ$_{se}$）
Ⅳ期	广泛的或远处结外转移

四、治疗

近年来由于病理分型、临床分期与化疗、放疗、手术治疗等联合应用，疗效有显著提高。早期诊断、按期与坚持治疗是治疗关键。由于化疗及放疗的进展，目前大多数（80%）的霍奇金淋巴瘤病患儿有可能被治愈，首次治疗争取完全缓解（CR）是获得长期生存的重要关键。

1. 对不同病期的治疗原则

（1）Ⅰ期、Ⅱ期　酌情选用 MOPP 或 ABVB 或两者交替化疗 6 个疗程，并于第 3 个疗程或完成 6 个疗程后低剂量（15~25Gy）受累野放疗。5 年无病生存率（DFS）90% 以上，甚至可高达 100%。Ⅰ$_a$、Ⅱ$_a$期且无巨大瘤块者也可不放疗。具有巨大纵隔肿块及有症状者，必须进行现代联合化疗与局部放疗联合治疗。

（2）Ⅲ$_a$期　联合化疗 12~18 个月，酌情加局部放疗。

（3）Ⅲ$_b$期、Ⅲ$_s$期、Ⅳ期　联合化疗包括诱导缓解、巩固及维持治疗，疗程 2 年以上，酌情加局部放疗。DFS 可达 60%~90%。

2. 常用化疗方案

（1）MOPP 方案　M（氮芥），每次 6mg/m^2，静脉滴注，第 1，8 天；O（长春新碱），每次 1.5mg/m^2，静脉注

射，第 1，8 天；P（甲基苄肼），每日 100mg/m²，口服，第 1，14 天；P（泼尼松），每日 40～60mg/m²，口服，第 1～14 天。14d 为 1 个疗程，随后休息 14d。第 2 个疗程时撤去泼尼松，第 3 个疗程再加用激素。如此交替应用，以减轻长期应用激素引起的副作用。

（2）COPP 方案　MOPP 方案中 M（氮芥）用环磷酰胺（CTX）取代，即 COPP 方案。CTX，每次 750mg/m²，静脉滴注，第 1，8 天。该方案为我国各医院常用方案。

（3）ABVD 方案　A（阿霉素），每次 25mg/m²，静脉滴注，第 1，14 天；B（博莱霉素），每次 8～10mg/m²，静脉滴注，第 1，14 天；V（长春新碱），每次 1.5mg/m²，静脉注射，第 1，14 天；D（氮酰咪胺），每次 150mg/m²，静脉滴注，第 15 天，或每次 250mg/m²，静脉滴注，第 1，14 天。

以上化疗方案每 28d 重复 1 个疗程。近年主张交替应用 MOPP 或 COPP 方案与 ABVD 方案，即用 2～3 个疗程 MOPP 方案，用 1 个疗程 ABVD 方案，以避免或减轻连续应用单一方案的毒副作用，并可提高疗效。

一般于 6 个疗程完成后即可得到缓解，此时应继续维持治疗，将原方案的间歇期延长，如第 1 年每 2 个月重复 1 个疗程，第 2 年每 3 个月重复 1 个疗程，第三年每半年重复 1 个疗程。对于是否需要维持治疗，尚有不同看法，有人认为 MOPP/ABVD 应用 6 个或 12 个疗程缓解后，停药患儿与加用维持治疗患儿，其缓解时间并无差别。

（4）BEACOPP 方案　用于复发难治性霍奇金淋巴瘤。B（博莱霉素），每次 10mg/m²，静脉滴注，第 8 天；E（VP-16，依托泊苷），每次 100mg/m²，静脉滴注，第 1～3 天；A（阿霉素），每次 25mg/m²，静脉滴注，第 1 天；C（环磷酰胺），每次 650mg/m²，静脉滴注，第 1 天；O（长春新碱），每次 1.4mg/m²，静脉注射，第 8 天；P（甲基苄肼），每日

100mg/m^2，口服，第 1～7 天；P（泼尼松），每日 40mg/m^2，口服，第 1～7 天。每 3 周为 1 个疗程。缓解率可达 88%。

3. 放射治疗

关于放疗时间问题，有学者主张在第 3 个化疗疗程后作局部受累区扩大野放疗，总剂量 15～25Gy。亦有学者主张在第 6 个疗程后，在原发灶处加用局部放疗，以增强疗效。

4. 造血干细胞移植

对放疗加 MOPP/ABVD 联合治疗无效的难治性、复发性霍奇金淋巴瘤预后极差。应用自体或异基因造血干细胞移植，对治疗复发性霍奇金淋巴瘤的作用，尚在进一步研究中。

5. 支持治疗

大多数霍奇金淋巴瘤患儿，特别是早期患儿一般不需要特殊的支持治疗，晚期患儿往往有贫血、白细胞数或血小板数减少。为了化疗、放疗能顺利进行应给予必要的支持治疗，包括输血或成分输血，当粒细胞缺乏时可以应用粒细胞集落刺激因子（GM－CSF、G－CSF）。对于化疗、放疗期间严重呕吐者，在化疗前 15min 可应用枢复宁 4～8mg 静脉注射或口服，止呕效果好。应用大剂量 CTX 时需补充足量水分和碱化尿液，并及时防治出血性膀胱炎。

四、疗效标准

采用肿瘤客观疗效（缓解率）、缓解期、治疗后生存期几种指标。

1. 肿瘤客观疗效

分为以下几级：①完全缓解（CR） 可见的肿瘤完全消失超过 1 个月；②部分缓解（PR） 病灶的最大直径及其最大垂直直径的乘积减少 50% 以上，其他病灶无增大，持续超过 1 个月；③稳定（NC） 病灶两径乘积缩小不足 50% 或增大不超过 25%，持续超过 1 个月；④进展（PD） 病灶两径乘积增大 25% 以上，或出现新病灶。

2. 缓解时间

（1）CR（完全缓解）的时间　自开始判定为 CR 起，至肿瘤开始再现的时间。

（2）PR（部分缓解）的时间　自开始判定为 PR 起，至肿瘤两径增大到治疗前 1/2 以上的时间。

3. 生存时间

生存时间指从开始化疗至死亡或末次随诊时间（注明是否生存）。无病生存时间指 CR 患者从开始化疗至开始复发或死亡的时间（未取得 CR 者无此项指标）。

五、预后

霍奇金淋巴瘤各型中淋巴细胞为主型预后最好，淋巴细胞削减型最差。近年来应用联合化疗以后，5 年无病生存率（DFS）为 80% ～ 90%，其中 I 期、II 期病例可达 90% 以上，是个很有治疗价值的疾病。霍奇金淋巴瘤骨髓浸润远远少于非霍奇金淋巴瘤。

第 七 节
非霍奇金淋巴瘤

儿童非霍奇金淋巴瘤（NHL）是源于淋巴系统器官和细胞的一系列疾病的总称，包括所有未归类于霍奇金病的恶性淋巴瘤。北美 < 15 岁的儿童 NHL 年发病率为 8.3/100 万。1992 - 1996 年上海市肿瘤登记系统统计结果表明，0 ~ 14 岁组儿童 NHL 发病率为 8.94/100 万，仅次于白血病和颅内肿瘤。

在淋巴细胞分化发育过程中各阶段细胞均可发生恶变，形成不同病理亚型 NHL，因此 NHL 的形态学、免疫学特征及临床呈现多样化表现。我国儿童 NHI 的诊断、治疗在多个方面仍与国际先进水平有较大差异，尤其在病理分类、分型、临床分期、分组治疗方案选择及治疗经验方面仍有欠缺，大样本报道仍然很少。

一、临床表现

NHL临床表现差异大，一些患者仅有外周淋巴结大，几乎无全身症状，病理检查也很典型，因此在活检时即可明确诊断。但另一些患者却临床表现复杂而危重，而且病理标本的获得与病理诊断均十分困难。各种病理亚型有相对特殊的临床表现。

1. 非特异性症状

发热，热型不定，浅表淋巴结大，盗汗。晚期患者出现消瘦、贫血、出血倾向、肝脾大等症状和体征。

2. 肿瘤原发于胸腔表现

NHL原发于胸腔时以淋巴母细胞型多见（70%为T细胞性），肿块常位于前或中纵隔，巨大肿块可压迫气管、上腔静脉、心脏和肺，有时还并发大量胸腔积液，出现胸痛、刺激性咳嗽、气促、平卧困难，重者有呼吸困难、紫绀、颈头面部及上肢水肿，称为上腔静脉压迫综合征。胸部X线平片可见中、前纵隔巨大肿块，可伴有不等量胸腔积液。

3. 肿瘤原发于腹部表现

NHL原发于腹腔时（以B细胞型即小无裂型为主），可有腹痛、腹围增大、恶心、呕吐、大便习惯改变、肝脾大、腹腔积液。有时可表现为肠套叠、胃肠道出血、阑尾炎样表现、甚至少数患者发生肠穿孔等急腹症。右下腹肿块较多见，需与炎性阑尾包块、阑尾炎鉴别。

4. 其他较少见原发灶表现

以大细胞型（70%为T细胞型，30%为B细胞型）为主，病程相对较长，可有较特殊部位的浸润，如原发于皮肤皮下组织、中枢神经系统、肺、睾丸、骨、甚至肌肉等，并出现相应的症状。B细胞性NHL较多见的其他原发部位为鼻咽部，出现鼻塞、打鼾、血性分泌物及吸气性呼吸困难。

5. 中枢浸润

儿童 NHL 可在诊断时和病程中出现中枢神经系统浸润，并有相应症状与体征，各型 NHL 均可发生，与骨髓浸润同时存在较为多见，包括脑膜、脑神经、脑实质、脊髓、脊髓旁及混合性浸润，出现头痛、呕吐等颅内高压症状，或面瘫、感觉障碍、肌力改变、截瘫等。如不给予中枢浸润预防性措施，病程中中枢浸润风险很高，眼神经与面神经受累机会较多。少数患者因中枢浸润所致的临床表现而首诊。

二、辅助检查

1. 疾病分期检查

治疗前必须明确分期。常规分期检查包括以下项目。

（1）详尽体格检查。体表肿块或淋巴结 >1cm，质硬并在化疗开始后短期内（如 7d 内）明显消退，应考虑为该淋巴结（或体表肿块）受累。

（2）骨髓涂片和（或）活检。

（3）胸、腹、盆腔影像学检查（以增强 CT 检查为主），必要时增强头颅 MRI 或 CT 查除外颅内转移。

（4）脑脊液检查应采用离心甩片法寻找肿瘤细胞；有条件时在脑脊液中细胞数增高时采用流式细胞术检查证实是否为肿瘤细胞。

（5）全身骨扫描在有条件时进行。

（6）必要时眼底检查。

通过以上检查确定肿瘤浸润范围，并据此作出临床分期诊断。

2. 病理分型、免疫分型及分子生物学检查

（1）组织病理形态学分型　组织病理学检查是 NHL 最基本和最重要的诊断手段。有多个分类系统，建议病理科采用已被广泛接受的 WHO 分类、分型标准，依照最新版（2008），儿童常见类型如表 2 – 10。免疫表型在 NHL 病理分

型诊断方面具有极为重要的作用，对病理组织石蜡切片可选用免疫组织化学染色法，而骨髓或体液标本则可采用活细胞流式细胞术。常用组织石蜡切片标记应尽量包括 LCA（CD45）、CD79a、TdT、Ki－67、CD10、CD19、CD20、CD34、UCHL1（CD45RO）、CD3、CD4、CD5、CD8、CD56、CD30、ALK、MPO、BCL－2、BCL－6。除上述标记外，流式细胞术尚可进行 B 系 cyCD22、κ 轻链、λ 轻链、SmIg 和 T 系 CD1、CD2、CD7、cyCD3 检测。

表 2－10　WHO－2008 淋巴系恶性肿瘤分类中儿童常见类型

前驱淋巴母细胞型

　1. 前驱 B 淋巴母细胞型白血病/淋巴瘤

　2. 前驱 T 淋巴母细胞型白廊病/淋巴瘤

成熟 B、T/NK 淋巴细胞型

　1. 成熟 B 淋巴细胞型

　　（1）非霍奇金淋巴瘤

　　　①Burkitt's 型淋巴瘤

　　　②弥漫大 B 细胞型

　　　③纵隔（胸腺）原发大 B 细胞型

　　　④ALK$^+$大 B 细胞型

　　　⑤B 细胞性淋巴瘤，未能进一步分类，介于弥漫大 B 细胞型和 Burkitt's 型之间

　　　⑥B 细胞性淋巴瘤，未能进一步分类，介于弥漫大 B 细胞型和经典型霍奇金淋巴瘤之间

　　　⑦儿童结节性边缘区 B 细胞淋巴瘤

　　　⑧儿童滤泡型淋巴瘤

　　（2）霍奇金淋巴瘤

　　　①结节性淋巴细胞优势型

　　　②经典型，分为结节坏死型、淋巴细胞丰富型、淋巴细胞削减型、混合细胞型

　2. 成熟 T/NK 淋巴细胞型淋巴瘤

（续表）

（1）ALK⁺T 细胞性间变大细胞型淋巴瘤

（2）ALK⁻T 细胞性间变大细胞犁淋巴瘤

（3）结外 NK/T 细胞淋巴瘤 - 鼻咽部

（4）儿童全身性 EBV 阳性 T 细胞型淋巴组织增生性疾病（与慢性活动性 EB 感染相关）

（5）痘疱状淋巴瘤

（6）外周 T 细胞性淋巴瘤，未特指

（2）细胞遗传学和分子生物学检查　有条件时应尽量进行此类检查。Burkitt's 淋巴瘤常见与 $C-myc$ 相关的易位如 t（8；14）、t（2；8）和 t（8；22），可进行细胞染色体分析或荧光原位杂交技术（FISH）检测。间变型大细胞性淋巴瘤常见 t（2；5）和 ALK/NPM 融合基因。通常采用 PCR、FISH 和染色体分析方法，三者可互补。

三、诊断

拟诊 NHL 时应首选快速、简便并可能明确诊断的检查，首先进行骨髓涂片形态学检查及免疫分型检查排除白血病或明确诊断 NHL 骨髓浸润及其免疫亚型和病理类型。如不能明确病理类型，尽快进行手术肿块活检，获得足够组织标本以明确诊断及分型。不推荐肿块针吸涂片仅作细胞形态学诊断。在获得标本困难时可考虑体液（如胸腹腔积液等）细胞形态学检查，但必须结合临床特征、免疫表型、分子生物学检查结果才能明确诊断。应尽量避免诊断不明时使用激素及化疗类药物。

四、分期标准

中华医学会儿科学分会血液学组建议采用 St. Jude 分期系统（表 2 - 11）。

表 2 – 11   St. Jude NHL 分期系统

分期	定义
Ⅰ 期	除外纵隔及腹部起源的单个淋巴结外肿块或单个淋巴结解剖区受累
Ⅱ 期	横隔同侧病变，≥单个淋巴结或淋巴结外肿块伴有区域淋巴结浸润；胃肠道原发（通常为回盲部）病变，伴或不伴系膜淋巴结浸润，手术已完全切除
Ⅲ 期	横隔两侧有病变；所有原发于胸腔的病变；所有未能手术切除的广泛腹腔病变；所有脊椎旁或硬膜外肿瘤
Ⅳ 期	有中枢浸润或骨髓浸润

注：存在以下任何一项认定为中枢神经系统浸润：①CSF 标本离心发现淋巴瘤细胞；②有明确中枢神经系统受累症状和（或）体征，如颅神经瘫痪，并不能用其他原因解释；③脊髓浸润；④孤立性脑内肿瘤占位性病变。存在下列任何一项认定为骨髓受累：①骨髓穿刺涂片见肿瘤细胞（通常为≥5% 的淋巴系幼稚细胞）；②或骨髓活检发现局灶性肿瘤细胞浸润。

五、疾病状态评估标准

应根据原发部位及浸润部位选择相应的影像及细胞学检查进行评估。

1. 完全缓解（CR）

CT/MRI、脑脊液及体检均未发现残留肿瘤迹，骨髓涂片 <5% 幼稚淋巴细胞或经病理证实残留病灶无肿瘤细胞，并维持 1 个月以上。

2. 部分缓解（PR）

肿瘤缩小 >50%，但未达 CR，无新发或重新进展灶，骨髓涂片 <5% 幼淋巴细胞、脑脊液必须无肿瘤细胞，并维持在 1 个月以上。

3. 无进展（PF）

所有可检测病灶减少 <50%，无新发病灶或重新进展。

4. 进展（DP）

原有疾病状态基础上的进展或出现新病灶。

六、治疗

治疗方法以化疗为主，根据病理及免疫分型、不同临床分期及分组采用相应治疗方案。

1. 放疗

不推荐常规放疗。存在中枢浸润、脊髓肿瘤压迫症状、化疗后局部残留病灶、需姑息性治疗等特殊情况时，根据临床情况由临床医生决定是否放疗。

2. 手术

主要用于下列情况。

（1）手术活检　尽量争取获得足够组织标本以明确病理诊断及分型，如肿块较小并为局限性病变，可将肿块完全切除。如估计肿块不能完全切除，应进行小切口活检术，不推荐肿瘤部分或大部切除术。

（2）急腹症　出现肠套叠、完全性肠梗阻、肠穿孔、严重胃肠道出血等外科急腹症时考虑急诊手术。

（3）二次活检及手术　化疗3个疗程后仍存在稳定残留病灶时应考虑再次手术切除病灶同时进行病理评估，为进一步治疗提供依据。

3. 急诊处理

部分儿童NHL临床进展极快，应尽快完成各项检查明确诊断。如为巨大纵隔肿块伴有气管及上腔静脉压迫症状，无外周淋巴结大，细胞形态及免疫学检查（如标本为骨髓及体液）也不能明确诊断时，可选择性采取纵隔镜活检、胸骨旁切口活检或肿块切割针穿刺活检。如病情危重，且经评估全身麻醉可能危及患儿生命，临床表现及影像学检查符合NHL，为抢救生命可予紧急低剂量化疗（如成熟B－NHL治疗方案中的P化疗）。12～24h后多数患儿压迫症状可得到有效缓解。病情稍稳定后及时进行活检（化疗24~48h内），应尽最大可能获得明确的病理诊断。大量胸腔积液或心包积液时可引流改善症状。对明确诊断的肿瘤负荷较大的患儿，应尽早给予3~7d低强度化疗（如B-NHL方案中的P化疗），同时充分水化给予3 000ml/（m^2·d），5%碳酸氢钠5ml/（kg·d）碱化尿液、别嘌呤醇10mg/（kg·d）抑制过多的尿酸形成，密切监测并维持水电解质酸碱平衡，保证尿量不少于3ml/（kg·h），如有少尿给予利尿剂，速尿每次1mg/kg。预防和积极处理肿瘤细胞溶解综合征。刚开始治疗时，因输入液体多可致原有的胸腹腔积液增多，必要时可留置引流。如有肾脏浸润或肾功能不全应禁止在CT时使用造影剂，以免加重肾功能不全。对有椎管内硬膜外肿块压迫造成截瘫者，应及时化疗，必要时可考虑局部放疗或减压性手术。

4. 支持治疗

（1）治疗期间及治疗结束后3个月，给予复方磺胺甲基异噁唑（TMP-SMZ）25~50mg/（kg·d），分2次口服，每周连续3d。大剂量甲氨蝶呤前24h至甲氨蝶呤血浓度降至<0.1μmol/L期间停用。

（2）酌情应用粒细胞刺激因子（G-CSF）或粒单核细胞刺激因子（GM-CSF）3~10μg/（kg·d）。

（3）血小板减少并有活动性出血，或血小板<10×10^9/L，或血小板<20×10^9/L并伴有发热时可酌情输注血小板。

5. 治疗方案

对成熟B细胞型NHL，国际上主要采用欧洲德国柏林-法兰克福-蒙斯特白血病研究协作组（BFM）和法国儿童肿瘤协会（SFOP）成熟B细胞性淋巴瘤（LMB）方案，国内也有类似经验。推荐BFM和国内方案供选择，对淋巴母细胞性NHL，推荐改良BFM淋巴母细胞型-NHL方案。

6. 随访

治疗结束时进行全面评估，以后第一年每月随访 1 次，第二、三年每 3 个月随访 1 次，第四、五年每 6 个月随访 1 次。随访时进行常规体格检查、血常规及相关影像学检查。

附录：成熟 B 淋巴细胞型 NHL 推荐治疗方案

一、方案一（B – NHL 2010 国内方案）

类似方案由美国国立癌症研究所 Dr. Magrath 在 1984 年首先应用，又称 MCP – 84 方案，在 Burkitt's 型 NHL 首先获得良好疗效，国内多家医院开始应用，经国内改良后与本方案相似的 2001 方案总体 5 年无病生存率为 88.3%，Ⅰ、Ⅱ期为 100%，Ⅲ、Ⅳ期为 79.9%。

1. 适应证

（1）未经治疗的成熟 B 细胞型 NHL（以 WHO – 2008 淋巴系恶性肿瘤分类中名称为标准，见表 2 – 10）：①Burkitt's 型 NHL；②弥漫大 B 细胞型 NHL；③纵隔（胸腺）原发大 B 细胞型 NHL；④ALK⁺ 大 B 细胞型 NHL；⑤B 细胞性 NHL，未能进一步分类，介于弥漫大 B 细胞型和 Burkitt's 型之间；⑥B 细胞性 NHL，未能进一步分类，介于弥漫大 B 细胞型和经典型霍奇金淋巴瘤之间。

（2）ALK⁺ 和 ALK⁻ 的 T 细胞性间变大细胞型 NHL 也可采用本方案。

（3）各脏器功能基本正常。

（4）无先天性免疫缺陷病、无器官移植史、非第二肿瘤。

2. 分组

（1）G1 组　手术已完全切除肿块的 Ⅰ、Ⅱ期，乳酸脱氢酶（LDH）正常。

（2）G2 组　LDH 小于正常 2 倍的 Ⅰ、Ⅱ期，手术未完全切除。

（3）G3组 Ⅲ、Ⅳ期或 LDH 大于正常 2 倍。

（4）G4组 2 个疗程未获完全缓解者。

3. 化疗方案

B 细胞型 NHL 治疗方案化疗剂量与时间安排如表 2 - 12，鞘内化疗（IT）剂量表 2 - 13。

表 2 - 12 B - NHL 治疗方案化疗剂量与时间安排

方案	药物	剂量	给药时间（第 X 天）
诱导方案 P	环磷酰胺	300mg/（m² · d），静滴 2h	1
（3 ~ 7d 接 A）	长春新碱	1.5mg/m²，静注（最大量 2mg）	1
	泼尼松	45mg/（m² · d），分 3 次口服	1，2，3，4，5，6，7
	IT[a]		1
A 方案	环磷酰胺	800mg/（m² · d），静滴 2h	1
		200mg/（m² · d），静滴 2h	2，3，4
	长春新碱	1.5mg/m²，静注（最大量 2mg）	1，8，15
	阿霉素	20mg/（m² · d），静滴 2h	1，2
	阿糖胞苷[b]	500mg（1 500mg）/m²，静滴 2h，每 12h 给药 1 次，共 2 次	1
	泼尼松	60mg/（m² · d），分 3 次口服	1，2，3，4，5，6，7
	IT[a]		1（R1 组）
			1（R2 组，第一疗程第 8 天加 1 次）
B 方案	异环磷酰胺	1 200mg/（m² · d），静滴 2h	1，2，3，4，5

（续表）

方案	药物	剂量	给药时间（第 X 天）
	美斯那（美安）	300mg/m², 静注, 0、3、6、9h	1, 2, 3, 4, 5
	依托泊苷	60mg/（m²·d）, 静滴2h	1, 2, 3
	甲氨蝶呤[c]	300mg/（m²·d）, 静滴2h	1
	长春新碱	1.5mg/m², 静滴8h（最大量2mg）	8h
	泼尼松	60mg/（m²·d）, 分3次口服	1, 2, 3, 4, 5, 6, 7
	IT		1
BB 方案	异环磷酰胺	1 200mg/（m²·d）, 静滴3h	1, 2, 3, 4, 5
	美斯那（美安）	300mg/m², 静注, 0、3、6、9h	1, 2, 3, 4, 5
	依托泊苷	60mg/（m²·d）, 静滴2h	1, 2, 3
	甲氨蝶呤[d]	3 000mg/（m²·d）, 静滴24h	1
	四氢叶酸钙	15mg/m², 静注, 第42小时起每6h给药1次, 共4次	
	长春新碱	1.5mg/m², 静滴8h（最大量2mg）	8
	泼尼松	60mg/（m²·d）, 分3次口服	1, 2, 3, 4, 5, 6, 7
	IT[a]		1, 8
CC 方案	顺铂	100mg/（m²·d）, 静滴2h	1
	地塞米松	12.5mg/（m²·d）, 分3次口服	1, 2, 3, 4, 5
	依托泊苷	100mg/（m²·d）, 静滴2h	3, 4, 5
	阿霉素	30mg/（m²·d）, 静滴2h	1
	IT[a]		1, 8

注：每疗程 21d，并且粒细胞绝对计数达 0.8×10^9/L、血小板达 100×10^9/L 时可进入下一疗程。除长春新碱类和鞘注外，所有药物剂量根据体表面积调整：①IT[a] 鞘内化疗剂量如表 2-13；②阿糖胞苷[b] 第 2 疗程起增加至 1 500mg/m²；③甲氨蝶呤[c] 42h 后甲氨蝶呤浓度检测，如 > 0.1μmol/L 需解救，原则同上；④甲氨蝶呤[d] 10% 静滴 30min，90% 23.5h，42h 后四氢叶酸钙（CF）解救，剂量根据甲氨蝶呤血浓度调整，42h 甲氨蝶呤浓度应 < 1μmol/L，1 ~ 2μmol/L 时 CF 剂量为 30mg/m²，每 6h 给药 1 次，2 ~ 3μmol/L 时剂量为 45mg/m²，以此类推（表 2-14），72h 甲氨蝶呤浓度应 < 0.1μmol/L，0.1 ~ 0.2μmol/L 时 CF 剂量为 30mg/m²，0.2 ~ 0.3μmol/L 时剂量为 45mg/m²，以此类推，直至 < 0.1μmol/L

表 2-13　鞘内化疗剂量（mg）

年龄	甲氨蝶呤	阿糖胞苷	地塞米松
< 12 个月	6	15	2.5
12 ~ 36 个月	9	25	2.5
> 36 个月	≤ 12.5	35	5.0

注：脑膜肿瘤浸润者隔天鞘注直至正常，接着每周 2 次，再每周 1 次，共 8 次

表 2-14　甲氨蝶呤化疗时四氢叶酸钙（CF）解救方法及计量

甲氨蝶呤血浓度（μmol/L）		CF 每剂（mg/m²）
42h	72h	
< 0.1	< 0.1	停止解救
~ 1.0	~ 0.2	15（B - NHL - BFM 中为 30）
~ 2.0	~ 0.3	30
~ 3.0	~ 0.4	45
~ 4.0	~ 0.5	60
~ 5.0	~ 0.6	75
> 5.0		甲氨蝶呤血浓度 × 体重（kg）

二、方案二（BFM - 95 成熟 B 细胞型 NHL 治疗方案）

本方案来自 BFM，国内外许多医疗中心应用，BFM 报

道总体 5 年无病生存率为 89.0%，Ⅰ、Ⅱ期为 98%，Ⅲ期为 87%，Ⅳ期为 81%，B 细胞型白血病为 77%。

1. 适应证

同方案一。

2. 分组标准

（1）R1 组　手术已完全切除肿块的Ⅰ、Ⅱ期。

（1）R2 组　手术未完全切除Ⅰ、Ⅱ期，LDH < 500U/L 的Ⅲ期。

（3）R3 组　LDH 在 500 ~ 1 000U/L 的Ⅲ期；Ⅳ期和 B 细胞白血病并 LDH < 1 000U/L 并中枢无浸润。

（4）R4 组　Ⅳ期和 B 细胞白血病并 LDH ≥ 1 000U/L，和（或）中枢无浸润。

3. 化疗方案

表 2 - 15 为 BFM - 95 原始化疗方案，鞘内化疗剂量表 2 - 16。

表 2 - 15　BFM - 95 B - NHL 治疗方案化疗剂量与时间安排

方案	药物	剂量	给药时间（第 X 天）
诱导治疗 V	环磷酰胺	200mg/（$m^2 \cdot d$），静滴 1h	1，2
	长春新碱[a]	1.5mg/m^2，静注	1
	地塞米松	5mg/（$m^2 \cdot d$），分 3 次口服	1，2
		10mg/（$m^2 \cdot d$），分 3 次口服	3，4，5
	IT[b]		1
A 方案	异环磷酰胺	800mg/（$m^2 \cdot d$），静滴 1h	1，2，3，4，5
	长春新碱[a]	1.5mg/m^2，静注	1
	VP - 16	100mg/（$m^2 \cdot d$），静滴 1h	4，5
	阿糖胞苷	150mg/m^2，静滴 1h，每 12h 给药 1 次，共 4 次	4，5
	地塞米松	10mg/（$m^2 \cdot d$），分 3 次口服或静脉	1，2，3，4，5
	甲氨蝶呤[c]	1g/（$m^2 \cdot d$），静滴 4h	1

（续表）

方案	药物	剂量	给药时间（第 X 天）
	IT^b		1
B 方案	环磷酰胺	200mg/（$m^2 \cdot d$），静滴 1h	1, 2, 3, 4, 5
	阿霉素	25mg/（$m^2 \cdot d$），静滴 1h	4, 5
	甲氨蝶呤^c	1g/（$m^2 \cdot d$），静滴 4h	1
	长春新碱^a	1.5mg/m^2，静注	1
	地塞米松	10mg/（$m^2 \cdot d$），分 3 次	1, 2, 3, 4, 5
		口服或静脉	
	IT^b		1
AA 方案	异环磷酰胺	800mg/（$m^2 \cdot d$），静滴 1h	1, 2, 3, 4, 5
	长春新碱^a	1.5mg/m^2，静注	1
	VP-16	100mg/（$m^2 \cdot d$），静滴 1h	4, 5
	阿糖胞苷	150mg/m^2，静滴 1h，每	4, 5
		12h 给药 1 次，共 4 次	
	地塞米松	10mg/（$m^2 \cdot d$），分 3 次	1, 2, 3, 4, 5
		口服或静脉	
	甲氨蝶呤^c	5g/（$m^2 \cdot d$），静滴 24h	1
	IT^b		1
BB 方案	环磷酰胺	200mg/（$m^2 \cdot d$），静滴 1h	1, 2, 3, 4, 5
	阿霉素	25mg/（$m^2 \cdot d$），静滴 1h	4, 5
	甲氨蝶呤^c	5g/（$m^2 \cdot d$），静滴 24h	1
	长春新碱	1.5mg/m^2，静注	1
	地塞米松	10mg/（$m^2 \cdot d$），分 3 次	1, 2, 3, 4, 5
		口服或静脉	
	IT^b		1
CC 方案	长春地辛^e	3mg/m^2，静注	1
	地塞米松	20mg/（$m^2 \cdot d$），分 3 次	1, 2, 3, 4, 5
		口服或静脉	
	依托泊苷	100mg/m^2，静滴，每 12h	3, 4, 5
		给药 1 次，共 5 次	
	阿糖胞苷	3g/m^2，静滴 3h，每 12h	1, 2
		给药 1 次，共 4 次	
	IT^b		5

注：①长春新碱[a] 最大剂量为 2mg，R1 组不用长春新碱；②IT[b] 鞘内注射剂量如表 2－16，A、B、AA 和 BB 方案中大剂量甲氨蝶呤开始后 24h 鞘内注射；③甲氨蝶呤[c] $1g/m^2$ 时静脉 4h 给药，$5g/m^2$ 时 10% 静滴 30min，其余 90% 静滴 23.5h，42h 后给予 CF $30mg/m^2$（甲氨蝶呤 $1g/m^2$ 时为 15mg）、48、54h 时给予 CF $15mg/m^2$ 解救（CF 剂量调整同前一方案，见表 2－14），CNS 表现阳性患儿在 AA 和 BB 方案中第 2，3，4、5 天脑室内给甲氨蝶呤 3mg 加甲泼尼龙 2.5mg，第 6 天给阿糖胞苷 30mg，在 CC 方案中第 3，4，5，6 天脑室内给甲氨蝶呤 3mg 加甲泼尼龙 2.5mg，第 7 天给阿糖胞苷 30mg；④长春地辛[c] 最大剂量为 5mg

表 2－16 鞘内化疗剂量（mg）

年龄	甲氨蝶呤	阿糖胞苷	甲泼尼龙
<12 个月	6	15	5
12～36 个月	9	25	8
>36 个月	≤12	30	10

前驱淋巴母细胞型 NHL 推荐治疗方案

推荐改良 BFM－95 儿童淋巴母细胞型 NHL 治疗方案，原方案来自欧洲 BFM 协作组，国内外许多医疗中心应用，BFM 报道总体 5 年无病生存率为 82.0%，Ⅲ＋Ⅳ期（除外 CNS 浸润者）为 78%。

1. 适应证

包括：①前驱 B 淋巴母细胞型淋巴瘤；②前驱 T 淋巴母细胞型淋巴瘤；③骨髓幼稚细胞 <30%；④无先天性免疫缺陷病，无器官移植史，非第二肿瘤。

2. 分组

分为：①低危组 Ⅰ、Ⅱ期；②高危组 Ⅲ、Ⅳ期。

3. 化疗方案

儿童淋巴母细胞型 NHL 化疗药物剂量与时间安排如表 2－17，鞘内化疗剂量见表 2－16，甲氨蝶呤化疗时 CF 解救方法及剂量见表 2－14。

表2-17 前驱淋巴母细胞型 NHL 化疗药物剂量与时间安排

	药物	剂量	给药时间（第 X 天）
诱导方案 I	泼尼松	60mg/（m²·d），分3次口服	1~28，减停9d
	长春新碱	1.5mg/m²（最大量2mg），静注	8, 15, 22, 29
	柔红霉素[a]	30mg/（m²·d），静滴2h	8, 15, 22,（29）
	左旋门冬酰胺酶	6kU/（m²·d），肌注或静滴	9, 12, 15, 18, 21, 24, 27, 30
	IT		1, 15, 29（CNS+，加8, 22）
CAT×2个疗程	环磷酰胺	1g/（m²·d），静滴2h	1
	美斯钠	400mg/m²，第0, 4, 8h	1
	阿糖胞苷	75mg/（m²·d），皮下注射，1/d	3~6, 10~13
	6-巯基嘌呤	50mg/（m²·d），睡前空腹口服	1~14
	IT		10
方案 M	6-巯基嘌呤	25mg/（m²·d），睡前空腹口服	1~56
	甲氨蝶呤[b]	5g/（m²·d），静滴24h	18, 22, 36, 50
	IT		8, 22, 36, 50
再诱导 II（I+II期不用）	地塞米松	10mg/（m²·d），分3次口服	1~7, 15~21
	长春新碱	1.5mg/m²（最大量2mg），静注	1, 8, 15, 22
	阿霉素	30mg/（m²·d），静滴2h	1, 8, 15,（29）
	左旋门冬酰胺酶	10kU/（m²·d），肌注或静滴	1, 3, 5, 7, 9, 11
CAT（I+II期不用）	环磷酰胺	1mg/（m²·d），静滴2h	1
	美斯钠	400mg/m²，第0, 4, 8h	1
	阿糖胞苷	75mg/（m²·d），皮下注射，1/d	3~6, 10~13
	6-巯基嘌呤	50mg/（m²·d），睡前空腹口服	1~14
	IT		3, 10

（续表）

	药物	剂量	给药时间（第 X 天）
维持治疗	甲氨蝶呤	20mg/m^2，每周1次口服	连续应用
	6－巯基嘌呤	50mg/（m^2·d），睡前空腹口服	连续应用
	长春新碱	1.5mg/m^2，静注，每8周用1次	
	地塞米松	6mg/（m^2·d），分3次口服，每8周用5d	
	IT		每8周1次，Ⅰ、Ⅱ期至总11次，Ⅲ、Ⅳ期至17次，CNS＋至20次

注：进入下一疗程需粒细胞绝对计数达 0.8×10^9/L、血小板达 100×10^9/L。除长春新碱类和鞘注外，所有药物剂量根据体表面积调整：①柔红霉素[a]患儿条件允许情况下，第29天加1次；②甲氟蝶呤[b] 10%量静滴30 min，其余90%量静滴23.5h，42 h后CF解救15mg/m^2，每6h给药1次，剂量根据甲氨蝶呤血浓度调整，42h后甲氨蝶呤浓度应＜1μmol/L，1～2μmmol/L时CF剂量为30mg/m^2，每6h给药1次，2～3μmou/L时CF剂量为45mg/m^2，以此类推，72h甲氨蝶呤浓度应＜0.1μmol/L，0.1～0.2μmol/L时CF剂量为30mg/m^2，0.2～0.3μmol/L时CF剂量为45mg/m^2，以此类推，直至＜0.1μmol/L（见表2－14）；③IT 鞘内化疗剂量见表2－13。门冬酰胺酶过敏时建议改用欧文菌（Erwinia carotovora）来源制剂

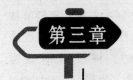

第三章

儿童常见恶性实体肿瘤

第一节
小儿颅内肿瘤

脑肿瘤（brain tumor）是儿童实体肿瘤中最常见的类型。儿童肿瘤引起的死亡中，约20%由脑肿瘤引起。全年龄组患病率为15%～20%，15岁以下儿童组肿瘤中40%～50%为脑肿瘤。

儿童期各年龄段均可发生脑肿瘤，好发年龄为10岁之前，高发年龄为5～8岁。2岁以下最常见幕上肿瘤，多为侧脑室及第三脑室肿瘤；3～10岁常见幕下肿瘤，多为先天性及松果体区肿瘤；10岁以上则幕上肿瘤增多，以各类胶质瘤和血管网状细胞瘤为主。除脉络丛乳头状瘤外，1岁以下脑肿瘤患儿预后不佳。

性别分布大致相当，男女比可达（1.02～1.06）:1。男性多见松果体区肿瘤、脉络丛乳头状瘤、畸胎瘤、髓母细胞瘤、室管膜瘤和垂体瘤，女性多为鞍区生殖细胞瘤。

一、组织学特点

脑肿瘤可来源于神经系统内各类细胞。中枢神经系统由神经元、胶质细胞构成，后者包括星形细胞、少突胶质细胞及室管膜细胞。胶质细胞发生胶质瘤，包括星形细胞瘤、少突胶质细胞瘤、胶质母细胞瘤、室管膜瘤等。由神经元及胶质细胞共同构成的肿瘤为神经节细胞肿瘤，主要有神经节神经胶质瘤（ganglioglioma）、促纤维增生性婴儿型节细胞胶质瘤（desmoplastic infantile ganglioglioma）、神经节细胞瘤（gangliocytoma）及胚胎发育不良性神经上皮瘤（dysembryoplastic neuroepithelial tumor，DNET）。胚胎性肿瘤包括婴儿期的髓母细胞瘤、髓上皮瘤（medulloepithelioma）、神经母细胞瘤、黑色素神经外胚瘤（melanotic meuroectodermal tumor）及非典型畸胎瘤样/横纹肌样瘤（atypical teratoid/rhabdoid tumor AT/RT）等。

较常见的儿童脑肿瘤有髓母细胞瘤、星形细胞瘤、室管膜瘤、颅咽管瘤、脑干肿瘤等。

二、常见颅内肿瘤的临床病理特点

1. 星形细胞瘤

是由星形细胞发生的肿瘤，可见于中枢神经系统任何部位，成年人多发生于大脑半球，小儿多见于小脑，少数位于第四脑室及脑干。学龄儿童发病较多，属良性胶质瘤，但有时可发生恶变。临床上常以头痛、呕吐和阻塞性脑积水症状为主。

2. 髓母细胞瘤

是颅内最恶性的胶质瘤，多发生于学龄及学龄前儿童。好发部位在小脑蚓部，可造成局部组织破坏，也可向第四脑室内或延髓池侵犯，造成梗阻性脑积水。细胞脱落可沿脑脊液径路在脑室系统及蛛网膜下腔转移，甚至可转移至脊椎管内蛛网膜下腔。临床上以颅内压增高、小脑损害体征及脑干受压等症状为主。

3. 室管膜瘤

是小儿常见的一种胶质瘤，多发生于幕下，少数在幕上，学龄儿童多见。肿瘤发生在脑室壁的室管膜细胞，绝大多数病变位于第四脑室内，肿瘤可经正中孔向小脑延髓池发展，甚至侵入椎管内，少数位于大脑半球。室管膜瘤常造成脑室系统梗阻而出现脑积水症状。

4. 颅咽管瘤

发病率占小儿先天性颅内肿瘤的第一位，是最常见的小儿幕上肿瘤，好发于鞍蝶上部，少数病例只发生在鞍蝶内。肿瘤可压迫视交叉及丘脑下部，也可向第三脑室内发展，从而影响脑脊液循环。临床上除颅内压增高外，常有内分泌紊乱和视力障碍等症状。

5. 松果体区肿瘤

松果体区肿瘤是一组原发于松果体区的肿瘤，其组织来源各异，每一类肿瘤的病程、临床表现、治疗及预后都各有其特点。常见的有（胚）生殖细胞瘤、松果体细胞瘤、松果体母细胞瘤、畸胎瘤、皮样囊肿和表皮样囊肿。松果体区肿瘤的临床表现与肿瘤位置、大小及组织学类型有关。肿瘤压迫四叠体而引起眼球运动障碍为本病特点，内分泌紊乱也不少见。

6. 大脑半球胶质瘤

多发生于成人，儿童较少见。肿瘤组织学分类以星形细胞瘤、多形胶质母细胞瘤和室管膜瘤多见。临床上以颅内压增高和局灶性神经系统体征为明显，约50%的首发症状为癫痫发作，感觉障碍较少见。

7. 脑干胶质瘤

是发生在脑干部位（即中脑、脑桥、延髓）的主要肿瘤，儿童较成人常见，占小儿颅内肿瘤的8.8%～25%。生长特点为浸润性生长及沿神经纤维蔓延。肿瘤病理性质以星形细胞瘤和多形性胶质母细胞瘤多见。临床上有颅神经损害，常伴有锥体束损害与对侧肢体偏瘫。如肿瘤侵犯小脑－齿状核－红脑－丘脑束时，可表现步态不稳、眼震、共济失调和闭合难立征阳性。

三、病因

脑肿瘤病因复杂，以下是根据研究推测的病因。

1. 胚胎残余组织在胚胎发育过程中，部分原始细胞未分化或发生异常转化增殖而产生肿瘤，如畸胎瘤、颅口咽管瘤等。

2. 基因遗传基因的结构功能异常、原癌基因的激活或过表达、抑癌基因的缺失或失活均可发生肿瘤。22 号染色体异常与神经纤维瘤病 2 型有关，此类患儿多伴发脑膜瘤、听神经瘤；此外 22 号染色体还与非典型畸胎瘤样/横纹肌样瘤有关。神经纤维瘤病 1 型与儿童胶质瘤，特别是下丘脑、脑干、视交叉等处胶质瘤有关。致病基因可能位于 17q 11.2，它编码神经纤维瘤蛋白（neurofibromin）。$N-myc$ 基因的扩增与神经母细胞瘤有关。

3. 环境因素多种化学致肿瘤物质，如苯并芘、苯并蒽，甲基亚硝脲类烷化剂、肼类等与肿瘤发生有关。环境污染、高激素食物等被认为与垂体瘤等肿瘤发生有关。此外，高放射性环境也可能诱导肿瘤发生。

4. 与其他癌症的关系也影响小儿颅内肿瘤的发生。视网膜母细胞瘤患儿患松果体母细胞瘤的机率较高，恶性肾脏横纹肌样瘤与颅内肿瘤有关，某些恶性肿瘤的放疗可能导致高级别星形细胞瘤。

四、临床表现

1. 一般症状

（1）呕吐　70% ~ 85% 的患儿有呕吐，并且是唯一的早期症状，以清晨较重，与饮食无关。

（2）头痛　头痛可为间歇性或持续性，清晨为重，额枕部为主，婴幼儿不能诉说头痛，常表现为烦躁不安，哭闹，双手抱头或拍打头部等。

（3）眼部症状和体征　出现复视和视力障碍，视乳头水肿并发展为视神经萎缩，这是由于颅内压增高而引起。视乳头水肿的程度取决于肿瘤的部位、性质及病程，后颅窝肿瘤引起视乳头水肿发生早而重，脑干肿瘤发生视乳头水肿较晚。

（4）头颅增大，颅缝分离　见于囟门及颅缝未闭合的婴幼儿。叩诊有破壶音，部分患儿前囟膨隆。

（5）颈部抵抗或强迫头位　后颅窝肿瘤有头向患侧偏斜，颈有抵抗，第三脑室肿瘤时患儿常呈膝胸卧位。

（6）癫痫发作　发生率较成人低。因小儿幕下肿瘤较多，并恶性肿瘤多见，脑组织破坏症状多于刺激症状。

（7）发热　部分患儿有发热，温度高低不等。

2. 局部症状

（1）锥体束征　幕上肿瘤多见，脑干肿瘤可有双侧异常，多不对称。

（2）共济失调　多见于幕下肿瘤，如小脑蚓部肿瘤及小脑半球肿瘤，表现走路不稳、动作不协调、眼震，指鼻及跟膝试验阳性。

（3）下丘脑及垂体功能障碍　多见于颅咽管瘤，视神经胶质瘤等，表现生长落后、性早熟、尿崩及肥胖等。

（4）颅神经受损症状　多见于脑干肿瘤，如面瘫、复视、外展神经麻痹等。

五、辅助检查

1. 脑脊液检查

白细胞计数增高，但应与脱落的肿瘤细胞相鉴别。蛋白增高，糖及氯化物多正常，压力增高。对有明显颅内压增高患儿慎重，必须行腰穿者，应先给 20% 甘露醇 0.5～1g/kg 脱水后进行，以免发生脑疝。

2. 病理检查

组织病理学及一些特异性单克隆抗体检查，可进一步鉴别肿瘤性质。

3. CT 及 MRI 检查

MRI 检查具有更高的分辨率，可以提供更详实的神经解剖及病变信息。对比增强后，对肿瘤的显示效果更佳，且有助于判断肿瘤的组织学类型。3D－CTA 及脑血管造影对动脉瘤、血管畸形等脑血管异常的诊断很有帮助。此外，新兴的 MRI 弥散成像技术、灌注及波谱成像技术、功能 MRI 等检查手段，能更全面地显示肿瘤的形态及定位，更清晰地显示中枢神经系统解剖结构，对脑肿瘤的类型、级别判断有帮助。

六、诊断

1. 诊断要点

儿童脑肿瘤诊断应注意：①是否有脑肿瘤；②肿瘤的部位、范围；③肿瘤分类。主要根据患儿的临床症状、体征并结合影像学检查得出诊断，详细的病史采集、查体也很重要。儿童脑肿瘤症状不及成人典型，局灶性神经系统体征不明显。加之病史叙述及症状描述能力差、查体不配合，临床诊断困难，易被误诊为消化道疾病、压力、在校焦虑、偏头痛、鼻窦炎或眼镜佩戴不适等。根据小儿无明显原因出现反复呕吐和头痛，应考虑颅内肿瘤的可能，应进行：①头颅 CT 或 MRI，了解有无占位病变；②脑血管造影；③腰穿。

2. 鉴别诊断

（1）中枢神经系统感染　脑室系统肿瘤、恶性胶质瘤等脑脊液中性粒细胞增高，糖和氯化物下降应与脑膜炎及脑炎鉴别。

（2）消化系统疾病　颅内高压时可反复呕吐，易误诊为胃肠炎或其他消化道疾患。

（3）先天性脑积水　在生后头颅逐渐增大，前囟饱满，眼球落日征，很少出现呕吐等可与颅内肿瘤鉴别。

（4）眼部病变　肿瘤引起视乳头水肿和大多数继发性视神经萎缩影响视力，易诊断为视乳头炎或视神经炎。

（5）小脑性共济失调　为小脑退行性病变，进展缓慢，无颅内压增高可与后颅窝肿瘤鉴别。

七、治疗

与成人类似。目前儿童脑肿瘤的治疗原则仍以外科手术切除为主，辅以放化疗等治疗措施。

1. 手术治疗

以手术治疗为主，术后可辅助放射治疗，恶性胶质癌可用化疗或免疫治疗。外科手术的目的是尽可能切除肿瘤；充分减压以解除脑组织压迫；重建脑脊液循环通路或进行分流；提供病理诊断。

2. 放射治疗

放射治疗主要针对手术无法完全切除或术后复发、恶性度高的肿瘤。放射治疗在对颅内肿瘤的综合治疗中占有重要地位，辐射可有效杀伤恶性肿瘤细胞，一般恶性程度越高对放疗越敏感，如髓母细胞瘤、生殖细胞瘤、松果体细胞瘤等。临床应用广泛的是体外照射，主要应用深部 X 线、^{60}Co 高能电子束等。若将放射性核素置入瘤腔内则可进行体内照射。局限的小病变可采用 X - 刀或 γ - 刀治疗。

颅内肿瘤患儿放疗的并发症主要有胃肠道反应、放射性皮肤坏死、脑坏死、脑水肿、骨髓抑制及生长发育迟缓。

3. 化学治疗

化疗在颅内肿瘤治疗中，目前还属辅助疗法，主要用于治疗术后的残留脑肿瘤组织、细胞。国内外多年实践证明，于术后放疗前、放疗中及放疗后应用化疗，可使某些脑肿瘤患儿存活率提高。

已经证明对脑肿瘤治疗有效的常用药物有 CCNU（环己

亚硝脲)、Me－CCNU（甲环亚硝脲）、BCNU（卡氮芥）、CTX（环磷酰胺）、DDP（顺铂）、AMD（放线菌素 D）、VCR（长春新碱）、Pred（强的松）、HU（羟基脲）、PCR（甲基苄肼）、DTIC（氮烯米胺）、VP－16（依托泊苷）、VM－26（替尼泊苷）等。

CCNU、Me－CCNU、BCNU 等治疗肿瘤的亚硝基脲类药物，其分子质量低、脂溶性好、口服后血脑屏障透过性高，是目前肯定有效的治疗脑肿瘤药物。应用单剂量 CCNU 每次 $100 \sim 200 mg/m^2$，每周口服 1 次，治疗各种星形细胞瘤有效反应率达 $17\% \sim 35\%$。

脑肿瘤联合化疗较常用单一用药效果好。国外较多用改良的 CPV 方案。

（1）方案 1（CPV 方案） CCNU（环己亚硝脲），$75 mg/m^2$，口服，第 1 天；PCB（甲基苄肼），$100 mg/(m^2 \cdot d)$，口服，第 8 ～ 20 天；VCR（长春新碱），每次 $1.5 mg/m^2$，静脉注射，第 8，15 天。

国内报道用 CCNU 联合 VM－26 治疗恶性脑胶质瘤有效率为 63%，术后 2 年的存活率为 37%，4 年存活率为 25.6%（具体见方案 2）。

（2）方案 2（VM－26＋CCNU） VM－26（替尼泊苷），$60 mg/(m^2 \cdot d)$，加入 10% 葡萄糖液 250ml 中静脉滴注 2h，第 1，2 天；CCNU（环己亚硝脲），$60 mg/(m^2 \cdot d)$，口服第 3，4 天。服 CCNU 前、后 30min 服止吐剂。

（3）方案 3 美国 Seattle、Dever、Ohio 三个医疗中心试用"1 天 8 药"多药联合强化疗方案（表 3－1），治疗 107 例复发性和诊断时手术未能切除的脑瘤，治疗 2 个疗程后（4～6 周），50% 证实有效，其中 15.5% 肿瘤完全消失，其余部分反应（肿瘤直径缩小 50% 以上）。复发性髓母细胞瘤或原发性神经外胚层肿瘤（MB/PNET）为 57.8%，新诊断而未完全切除的 MB/PNET 2 年存活率达 73.1%。临床应用中应注意强化疗方案的毒性作用，主要是神经、听力损害和骨髓抑制。

表 3 -1　小儿脑肿瘤"1 天 8 药"方案药物及剂量

药　　物	用量（mg/m²）		给药时间（一天内时间）	备　注
	A	B		
甲基强的松龙	300	300	0，6，12 时	①A 方案用于 MB/PENT 及室管膜瘤；②B 方案用于神经胶质瘤；③水化与疗程见下注
VCR（长春新碱）	1.5	1.5	0 时	
CCNU（环己亚硝脲）	75	75	0 时	
PCB（甲基苄肼）	75	75	1 时	
HU（羟基脲）	1 500	3 000	2 时	
DDP（顺铂）	60	90	3 ~ 9 时	
Ara – C（阿糖胞苷）	300	300	9 时	
CTX（环磷酰胺）	300		12 时	
DTIC（氮烯咪胺）	—	150	12 时	

注：①水化液疗用 1/2 张，5% 葡萄糖盐水，含氯化钾 20mmol/L，每天 3 000ml/m²，当尿量达 3ml/（kg·h）时方可化疗（此时为 0）；②静脉滴注 DDP，将 DDP 溶于 0.9% 盐水葡萄糖溶液中（含甘露醇 15g/L），速度为每小时 125ml/m²；③该方案每 4 周重复 1 次，给药 12 ~ 24 次，直至 CT 出现肿瘤恶化或不能耐受

　　颅内肿瘤患儿预后取决于肿瘤组织类型、肿瘤生长部位、手术是否完全切除及术后放疗化疗等综合治疗。近年来，由于手术技术及辅助治疗水平的不断提高，患儿术后生存期延长，生活质量也有所提高。

八、星形细胞瘤的诊断与治疗

　　多数学者认为星形细胞瘤属良性神经胶质瘤，但常发生恶变，是儿童常见的后颅窝肿瘤之一。以幕下居多，幕上较少，常见于小脑半球，临床上病程较长。肿瘤位于白质中，可侵入皮质内，如囊壁型肿瘤的囊壁为神经胶质组织及结缔

组织，囊液为黄色液体，蛋白含量高。根据恶性程度分为Ⅰ
～Ⅳ级，Ⅰ级可为低度恶性或良性，Ⅱ级为恶性，Ⅲ～Ⅳ级
为高度恶性。

临床表现为：①头痛、呕吐为主要症状；②侵犯第四脑
室并造成阻塞可形成阻塞性脑积水；③一侧小脑损害症状，
表现一侧共济失调，肌张力降低，腱反射减弱，如肿瘤位于
蚓部，可出现步态不稳，闭目难立征阳性，眼球水平震颤，
2/3 患者出现视力减退；④少数患者有强迫头位。

辅助检查包括：①头颅 CT　可见小脑半球及中线部低
密度占位，有囊肿形成时，表示单房或多房囊壁，增强扫描
可见环状或不均一强化，占位效应明显；②头颅 MRI　常为
T_1 加权为低信号，T_2 加权呈高信号，增强扫描时肿瘤的实
质部分增强而囊变坏死区不增强。

要注意与小脑血管网状细胞瘤鉴别，后者虽行头颅 MRI
或 CT 显示小脑半球内含有瘤结节的囊性占位，但强化比星
形细胞明显。小脑血管网状细胞瘤在儿童发病率较低，可伴
有多脏器多发囊肿，少部分患儿有家庭史，血管造影可见畸
形血管团。

治疗：①首选手术　如肿瘤位于小脑可全切除，位于小
脑蚓部，第四脑室仍可全切除，若肿瘤侵犯脑干则允许残留
少许，以免损伤脑干；②放疗　对残余肿瘤应采用放射治
疗，最好用立体定向放射外科技术，副作用比普通放疗小；
③化疗　对小脑星形细胞瘤部分切除的弥散肿瘤，可用
化疗。

九、髓母细胞瘤的诊断与治疗

髓母细胞瘤由原始髓样上皮未继续分化导致，是颅内最
恶性的胶质瘤，最常见的儿童恶性脑肿瘤，占儿童胶质瘤的
6%～10%，约占颅内肿瘤的 7%。平均发病年龄为 14 岁，
大部分发生于 12 岁以下。男女比为 2:1。肿瘤多数发生于小

脑蚓部，并突向第四脑室生长，少数位于小脑半球，肿瘤恶性极高，并可转移，瘤细胞脱落可沿脑脊液循环播散转移，可迁移至脊髓或大脑表面等处。偶见位于小脑半球。

病理检查，肉眼观紫红色，少数呈灰红色，晚期肿瘤可见坏死，液化量胶冻状组织，少数病例有钙化灶。部分病例有类似星形细胞囊性变，镜下见肿瘤细胞缺乏胞浆的原始小细胞，具有圆形或卵圆形的细胞核，富于染色质，有核分裂现象。

临床表现为：①颅内压增高　表现为头痛、呕吐，呕吐多发生于晨起，常伴有过度换气，之后症状缓解，视乳头水肿，婴幼儿可见头颅增大，前囟增宽；②小脑损害　走路不稳，共济失调，眼球震颤，Rombery 征阳性，肌张力降低；③肿瘤侵犯或压迫　侵犯脑干、延髓可有颅神经损害及锥体束征，如吞咽发呛等。

辅助检查包括：①脑脊液　脑脊液压力增高，蛋白定量增加，晚期约 50% 患者的白细胞数增加，脑脊液细胞学检查可找到肿瘤细胞；②头颅 CT　CT 表现为小脑蚓部均一的高或等密度病变，界限清楚，可见第四脑室被推挤，梗阻性脑积水，少有钙化；③头颅 MRI　MRI 呈多种变化，T_1 为低、稍低信号，T_2 为低或高信号，明显强化，弥散像呈高信号。

治疗以手术切除为主要方法，术后易复发，故术后应结合放化疗。术后平均 5 年生存率为 30%～70%。综合治疗可延长生存期，常用：①手术治疗　尽可能完全切除，如肿瘤向蚓部生长，必须切开蚓部，方能完全切除肿瘤；②放疗髓母细胞瘤对放疗极敏感，一般于术后 1～2 周早期放疗，包括全中枢神经系统，并在病灶局部增加放疗剂量；③化疗可用于治疗髓母细胞瘤或原发性神经外胚层肿瘤（MB/PNET）。常用的化疗方案有：①国际儿童肿瘤协会（SIOP）方案　放疗期 VCR，每次 $1.5 mg/m^2$，静脉注射，每周 1 次，共 8 次，放疗后第 4 周开始给予 VCR，每次 $1.5mg/m^2$，静脉注射，每周 1 次，共 3 次（第 1，8，15 天）；CCNU $100mg/m^2$，口服 1 次（第 1 天）；Pred $40mg/(m^2 \cdot d)$，口服 14d，第 1~14 天，每 6 周 1 个疗程，共 8 个疗程；②美国费城儿童医院辅佐化疗方案（1992）放疗期 VCR 每次 $1.5mg/m^2$，静脉注射，每周 1 次，共 6 次，放疗后 CCNU $75mg/m^2$，口服 1 次，第 1 天，DDP $75mg/m^2$，静脉滴注，第 1 天，每 6 周重复 1 个疗程，共 8 个疗程。

十、颅咽管瘤的诊断与治疗

颅咽管瘤由颅咽管残存的鳞状上皮细胞发展而来，为仅次于胶质瘤的第二多发颅内肿瘤，是儿童最常见的鞍区肿瘤，占脑肿瘤的 4%~7%。可发生于任何年龄，发病年龄高峰为 7~13 岁、20~25 岁、50~60 岁，但 60% 以上发生于 15 岁以下。组织学为良性。肿瘤大多数发生于漏斗部，常向上生长进入第三脑室，由于梗阻室间孔而致颅内压增高。肿瘤多为囊性，肿瘤边界清楚，大小不一，囊液可为淡黄色、绿竭色，也可以混浊。多数患者有肿瘤钙化。

主要临床表现为：①颅内高压症状 由于肿瘤阻塞室间孔引起梗阻性脑积水，多数患儿可发生颅内高压症状，如头痛、呕吐、视乳头水肿甚至抽搐、昏迷等，头痛多先于颅高压出现，为肿瘤压迫鞍隔及局部硬脑膜所致，后期头痛多因颅内压升高所致；②视力障碍 肿瘤压迫视叉可发生视力减退（甚至失明），室间孔梗阻可引起视乳头水肿及继发性视神经萎缩，视野向心性缩小；③内分泌功能障碍 因压迫垂体前叶使其分泌相应激素明显减少，生长发育缓慢，皮肤干燥及第二性征不发育，表现为生长发育障碍、身材矮小、尿崩、代谢低下、倦息少动；④其他 肿瘤向邻近组织扩展，伸入额叶、颞叶、大脑脚等，可出现复视、偏瘫、惊厥发作等。

辅助检查包括：①头颅 CT 检查　多数为鞍上池内囊或囊实性占位，表现为低密度，增强扫描可见明显增强阴影囊壁，钙化灶为高密度影；②头颅 MRI　无论囊性或实性瘤的 T_2 值均较长，故在 T_2 加权像呈高信号，囊性肿瘤在 T_1 加权像上呈高信号，实体瘤在 T_1 加权像呈略低信号。

鉴别诊断需注意区别：①鞍上生殖细胞瘤　可表现多饮、多尿及视神经萎缩，但肿瘤钙化囊变罕见，颅内压增高者少见，病理活检可予鉴别；②视神经胶质瘤　以视力减退为首发症状，突眼多见，影像学检查钙化仅少见，病理活检可予鉴别。

治疗方法为手术切除，以显微外科切除为首选，亦可选择 γ-刀或 X-刀切除。对术后残留或复发者可结合放疗。手术并发症主要为：①垂体功能低下　多种垂体激素低下致甲状腺功能低下、精神异常、生长发育迟缓；②下丘脑损伤　意识障碍、高热、尿崩、离子紊乱，甚至危及生命；③其他　视力减退、情感障碍、颅内血肿以及颈内动脉假性动脉瘤等。

治疗后 10 年长期生存率可达到 90%，但存在一定的复发率，可达 7%～26%。

十一、室管膜瘤的诊断与治疗

室管膜瘤是小儿常见的一种胶质瘤，多发生于幕下，少数在幕上，学龄儿童多见，肿瘤发生于脑室壁的室管膜细胞。绝大多数病变位于第四脑室内，可蔓延生长至桥小脑角、椎管内或幕上，极少数发生于大脑半球内。常引起脑室系统梗阻导致脑积水。发病率占颅内肿瘤的 2%～9%。平均发病年龄为 3～5 岁。

病理特征可见肿瘤常为粉红色，结节状，常靠近室管膜附近生长。脑室内突出部边界清楚，脑室内生长部分呈浸润性生长。肿瘤切面为实性，可有囊性变及黏液样变性。

临床表现为：①颅内高压征象　特点为随头位或体位变化而波动，如头痛、呕吐、视乳头水肿；②小脑征　如肿瘤生长压迫小脑脚或其腹侧部时，可出现眼震、共济失调、肌张力降低；③脑干受压症状　如面瘫、复视及锥体束征；④颈神经根受压症状　如颈部疼痛及强迫头位；⑤部分患儿出现脊髓受损征象。

辅助检查包括：①CT 检查　肿瘤可发生于脑室系统任何部位，多发生于第四脑室，平扫为等密度或略高密度影像，可见小的低密度囊变及分布小斑片状钙化灶，增强扫描易强化，但多不均匀；②MRI　见长 T_1 及长 T_2 病变，信号不均匀，呈结节状。

鉴别诊断应与髓母细胞瘤和小脑星形细胞瘤鉴别，根据临床特点及病理检查可给予鉴别。

治疗要点：①首选手术治疗　对于第四脑室底的肿瘤，可残留一些肿瘤组织在脑室底，以免损伤脑干和面丘，但必须使脑脊液梗阻恢复通畅；②放疗　实行全脑及椎管放疗；③化疗　室管膜瘤对化疗敏感度较差，可用 MB/PNET 的化疗方案（见髓母细胞瘤化疗部分）治疗室管膜瘤，疗效在探索中。

治疗以手术切除为主，术后放疗可改善预后。因室管膜瘤可原位或沿脑脊液流动播散转移，全切 5 年生存率为 60% ~80%，非全切仅为 30% 左右。

十二、大脑半球胶质瘤的诊断与治疗

大脑半球胶质瘤（cerebral hemisphere glioma）多发生于成人，儿童较少见，Matson 统计儿童颅内肿瘤中大脑半球胶质瘤占 10% ~14%，儿童各年龄组均可发病，婴幼儿较少，性别差异不大，据文献统计男女之比约 1.1:1。

肿瘤组织学分类以星形细胞瘤、多形胶质母细胞瘤和室管膜瘤多见。

临床特点：①病史较长，平均病程约 1 年，胶质母细胞瘤病程相对短；②急性起病或症状突然加重；③较突出为两大症状，即颅内压增高（表现为头痛、呕吐、视乳头水肿、视力减退等）和局灶性神经系统（因肿瘤发生部位不同其症状及体征也有差异）表现，癫痫发作（约 50% 为首发症状）、运动障碍、精神症状，如记忆减退、呆滞、淡漠或行为异常及各种类型失语，感觉障碍较少见。

辅助检查包括：①脑电图　有癫痫发作者，表现为局灶性或弥漫性棘波、慢波和棘慢综合波；②颅骨 X 线平片　颅内高压征（如颅缝分离、脑回压迹增加等）及局限性骨质改变（肿瘤直接压迫所致）；③头颅 CT　表现为半球深部低密度或等密度病灶，可见坏死出血及囊变，胶质瘤 CT 的特点是钙化，肿瘤位于深部或周边呈结节状或较为弥散，有不规则强化，低恶性肿瘤可不强化；④MRI　表现为长 T_1，长 T_2 信号变化，边界不清，难与周围水肿鉴别，需增强扫描来区别肿瘤定性及周围结构。

治疗方法：①手术治疗　对Ⅰ～Ⅱ级星形细胞瘤及少枝胶质细胞瘤尽早行肉眼切除，或近全切除，对恶性程度较高的肿瘤尽可能全切除，但对位于或近重要功能区肿瘤可大部分或部分切除，避免伤及重要的功能区；②放疗及立体定向放射外科治疗　对大脑半球恶性程度较高的肿瘤，如多形性胶质母细胞瘤等，术后均应予以放疗；③化疗　对大脑半球恶性肿瘤，特别复发肿瘤者有一定疗效。

十三、脑干胶质瘤的诊断与治疗

脑干胶质瘤（brain stem glioma），儿童较成人常见，是发生在脑干部位（即中脑、脑桥、延髓）的主要肿瘤，文献报道脑干肿瘤约占儿童颅内肿瘤的 8.8%～25%。性别无显著差异，发病年龄常见于 5～10 岁。好发于脑桥、中脑及延髓。肿瘤生长特点为浸润性生长及沿神经纤维蔓延。肿瘤病理性质以星形细胞瘤和多形性胶质母细胞瘤多见。

临床表现为：①颅神经损害　这是脑干肿瘤重要特征，常见于外展神经，其次为面神经、吞咽神经及迷走神经等，表现为复视、眼球内斜及外展不全、嘴歪、眼睑闭合不全、吞咽发呛及有关损伤神经的相应体征；②锥体束征　脑干肿瘤同时损害锥体束时会出现同侧颅神经损害并发对侧肢体偏瘫，表现肢体肌力减弱、肌张力增高、腱反射亢进及病理征阳性；③小脑体征　如肿瘤侵犯小脑－齿状核－红脑－丘脑束时，可表现步态不稳、眼震、共济失调和闭合难立征阳性；④颅内高压　文献报道发生率15%～23.3%，一般在晚期出现；⑤少数患儿有精神改变和智力减退。

辅助检查包括：①脑脊液检查　细胞数正常，脑脊液蛋白量正常或稍高；②CT　表现为脑干部位低或等密度灶，可有混杂密度病灶，肿瘤多实性少囊变，增强扫描不均匀强化；③MRI　表现为长 T_1 和长 T_2 之改变，多数实性少囊变或出血，边界不清，形态不规则，增强扫描不均匀强化。

治疗方法：①放射治疗　放疗可缓解其症状并改善预后，对无颅内压增高及边界不清的实质性肿瘤，首先放射治疗，若并发脑脊液循环受阻，可先行侧脑室枕大池分流术，再给予放射治疗；②手术治疗　目的是解除脑干压迫和使脑脊液循环畅通，手术应尽量不增加神经功能损害，术后辅助放射治疗；③化疗　有报道 VCR 与放线菌素对脑干胶质瘤可有一定作用。

十四、松果体区肿瘤的诊断与治疗

松果体区肿瘤（pineal region tumors）是一种原发于松果体区的肿瘤，是儿童最常见的颅内肿瘤之一，儿童发病率比成人高 2 倍以上。发病年龄以学龄期较常见。常以男性多见。但不同肿瘤类型的发病率略有不同。病理性质以生殖细胞瘤、松果体细胞瘤、松果体母细胞瘤、畸胎瘤等多见。

临床表现为：①颅内压增高　由于肿瘤突向第三脑室后部，阻塞导水管致早期发生阻塞性脑积水及颅内压增高；②邻近脑受压征　肿瘤压迫四叠体上丘时可出现双眼上下活动障碍、瞳孔散大或不等大，瞳孔调节反应存在（称 Parinazed 综合征），肿瘤压迫下丘及内侧膝状体会出现双侧耳鸣及听力减退，肿瘤向下生长压迫小脑上脚和上蚓部可出现躯干性共济失调及眼球震颤，如肿瘤直接侵犯或沿脑室播散种植至丘脑下部，可出现尿崩、嗜睡；③内分泌症状　多数表现为性早熟，少数性征发育停滞；④椎管内转移　松果体细胞瘤及松果体母细胞瘤的瘤细胞可种植到椎管内，出现脊髓受损的表现；⑤其他症状　表现为癫痫发作，双侧锥体束受压的症状和体征。

辅助检查包括：①脑脊液中脱落肿瘤细胞学检查对诊断有帮助；②血清和脑脊液中绒毛膜促性腺激素（HCG）、甲胎蛋白（AFP）、瘤胚抗原（CEA）含量增高；③头颅 X 线平片多数患者可见颅内压增高征（颅缝分离等），生殖细胞瘤可见病理性钙化；④CT 平扫可见肿瘤呈等密度、等高混杂密度，松果体细胞瘤显示边界清楚的类圆病灶，见有散在钙化灶，且范围较大，生殖细胞瘤多有钙化且边界不规则，畸胎瘤因含有脂肪且牙齿及骨骼呈混杂密度；⑤MRI 对肿瘤及周围结构显示较好，有信号不均，增强扫描强化明显，在畸胎瘤诊断方面除对部位特点外尚有多样脂肪信号，并有钙化成分。

治疗方法：①手术治疗　一般主张先手术切除肿瘤，可明确肿瘤性质，减少肿瘤体积；②放疗　生殖细胞瘤及恶性畸胎瘤对放疗敏感，传统的方法是全神经轴放射治疗，全脑为 40Gy，肿瘤灶加至总量 50Gy，生殖细胞瘤患者脑部放疗总量一般为 45～50Gy，整个脊髓放疗剂量为 20～30Gy；③化疗　目前研究表明，多采用联合化疗来减少放疗范围和剂量，常见的化疗药物有长春新碱、环磷酰胺等，如化疗不敏感，可在化疗结束后作减量放疗。

过去认为松果体区肿瘤手术风险极高，多采用放疗及脑脊液分流等姑息治疗方法，目前可采用幕下经小脑上或幕上经纵裂胼胝体入路。该区肿瘤预后不佳，存在较高的复发率。

第二节
脊髓肿瘤（椎管内肿瘤）

脊髓肿瘤（tulnor of spinal cord）也称为椎管内肿瘤（intmspinaltumors），包括：①原发于脊髓及其附属组织的肿瘤；②起源于脊柱及其他部位的恶性肿瘤向椎管内的转移和浸润。

儿童椎管内肿瘤约占神经系统肿瘤的 20% 左右。男孩发病率稍高，约 50% 患者为 8 岁以下儿童。

脊髓肿瘤按起源分为：①原发性　如神经鞘瘤、脊膜瘤、嗜酸性肉芽肿和胶质瘤等，占椎管内肿瘤总数的 75% ~ 95%；②继发性　由椎管外肿瘤侵入椎管内所致，占椎管内肿瘤总数的 5% ~ 25%。按发生部位（解剖位置）分为：①髓内肿瘤　发生在脊髓实质内，以缓慢浸润生长为主，其中以脂肪瘤、室管膜瘤、胶质瘤和血管母细胞瘤较为常见；②髓外硬膜内肿瘤　发生在神经嵴组织，以良性肿瘤为主，神经纤维瘤、神经节瘤和脑脊膜瘤为多见；③髓外硬膜外肿瘤以恶性肿瘤或转移性肿瘤（神经母细胞瘤等）以及原发的淋巴瘤为多见。

一、临床表现

脊髓肿瘤的临床表现，由肿瘤的性质（如良、恶性）、肿瘤发生部位差异而有不同表现。主要是由于肿瘤作为脊髓占位性病变所致脊髓功能障碍表现，而脊髓功能则包括躯体的感觉、运动、自主神经功能以及各种括约肌功能。

由于大多数肿瘤呈现逐渐生长，因此，其临床表现病程较为缓慢，并且呈进行性进展过程。

临床表现为肿瘤压迫部位（或脊髓节段）本身以及其以下脊髓的各脊髓功能障碍，因为病程进展缓慢，故大多数表现为各脊髓功能障碍（包括运动功能障碍、感觉功能障碍、自主神经功能障碍以及各种括约肌功能障碍等）的相继出现。

在儿童，可出现步态不稳或障碍、背部疼痛以及因背部疼痛等因素导致的脊柱侧弯等。

1. 运动功能障碍

表现为肿瘤压迫脊髓节段及以下相应支配躯体出现步态不稳或障碍。如果累及脊髓前角运动神经元及脊神经前根，所支配躯体则出现下运动神经元瘫痪的一系列临床表现，肌肉萎缩、肌张力降低、肌腱反射减弱或消失、病理征阴性；如果累及脊髓的下行传导束（如皮质脊髓束），所支配的躯体则出现上运动神经元瘫痪的一系列临床表现，肌肉因废用而萎缩，肌张力增高、肌腱反射亢进、病理征阳性。

2. 感觉功能障碍

主要表现为脊髓因肿瘤压迫而导致脊髓内感觉传导束受压所致的损害，脊神经后根受压、刺激以及损害。

其临床表现为感觉异常（包括感觉过敏、疼痛、烧灼感、针刺感、热感以及痒感等），感觉减退甚至感觉消失，也可以出现感觉分离障碍等。

3. 自主神经功能障碍

脊髓侧角位于胸髓第 2 节（T_2）至腰髓第 2 节（L_2）脊髓中，交感神经元位于脊髓侧角内，而脊髓骶段内则含有副交感神经元。在肿瘤压迫脊髓时，可出现自主神经功能障碍的一系列临床表现，如出汗功能异常，血管舒张及收缩功能异常等。

4. 各种括约肌功能障碍

表现为排便（包括大、小便）功能的异常，如大、小便失禁，尿潴留等。

5. 其他

还可以表现为皮肤弹性差、干燥，指（趾）甲无光泽等。

二、辅助检查

1. 实验室检查

在实验室检查中，最主要的检查方法是腰椎穿刺脑脊液检查。脑脊液检查可随脊髓肿瘤的病程、部位及肿瘤压迫程度的不同而有所差别。

（1）脑脊液压力　脑脊液压力降低，且随脑脊液的滴出，其压力可以进一步降低；临床操作中表现为腰椎穿刺脑脊液滴出的速度越来越慢；但有个别脊髓蛛网膜下腔无阻塞或部分阻塞者，脑脊液压力可不降低或轻度降低。

（2）脑脊液外观　脑脊液外观颜色与脑脊液蛋白含量的多少（或高低）有关，可以从无色透明（脑脊液蛋白含量低）到淡黄色甚至是橘黄色（脑脊液蛋白含量高），如果脑脊液蛋白含量增高超过一定程度时，可以出现凝固现象（自凝现象）。

（3）脑脊液常规检查　脑脊液常规一般正常；一旦出现脊髓肿瘤坏死出血时，则表现为血性脑脊液。

（4）脑脊液生化检查　除脑脊液蛋白含量增高外，其他生化检查指标一般均正常；而脑脊液蛋白含量的多少（或高低）与脊髓肿瘤的病程、部位及肿瘤压迫程度有关。通常情况下，病程越长，部位越低，压迫程度越严重，其脑脊液蛋白含量就越高。

2．影像学检查

（1）脊柱X线检查　大约40%左右的病例常规脊柱X线检查可以显示异常，包括：①脊峰变宽，椎体变形，椎骨破坏或硬化；②椎管及椎间孔扩大，椎间孔破坏；③有的可表现为椎管的钙化斑点；④有时肿瘤经过椎间孔向内或向外生长，在椎旁可见包块样X线改变。

（2）脊髓碘油或碘液造影检查　可见：①髓内肿瘤改变　病变处蛛网膜下腔因受压而变得极为窄小，在脊髓碘油或碘液造影检查中，蛛网膜下腔变成细线状，而病变脊髓变粗，则呈现梭状改变；②髓外硬膜内肿瘤　病变处蛛网膜下腔因肿瘤生长而表现为充盈缺损，呈现为杯口状；③髓外硬膜外肿瘤　因肿瘤向椎管内压迫而致硬膜外间隔增大，病变处蛛网膜下腔变细而表现为尖细状。

随着CT和MRI检查的出现，此项检查已为CT和MRI所代。如无条件作CT及MRI检查者，也可选择此项检查。

（3）脊髓CT检查　可见：①髓内肿瘤改变　脊髓CT显示脊髓增粗，脂肪瘤以及室管膜瘤在常规CT扫描下表现为CT值降低的病灶，注射造影剂后不增强，胶质瘤和血管母细胞瘤在常规CT扫描下表现为CT值正常的病灶，注射造影剂后不增强；②髓外硬膜内肿瘤　脊髓CT显示椎管内占位病灶，肿瘤增大明显时表现为脊髓受压向一侧移位，椎间孔也可以增宽，有时病灶内可出现钙化灶；③髓外硬膜外肿瘤　以恶性肿瘤或转移性肿瘤以及原发淋巴瘤为多见，脊髓CT显示椎管内占位病灶，CT值增高，脊髓受压向一侧移位，肿瘤经过椎间孔向外或从外向内生长，在椎旁可见异常包块改变等。

（4）脊髓MRI检查　脊髓MRI检查是目前脊髓检查最佳的辅助检查手段，可实现矢状面、横断面以及冠状面全角度检查，对脊髓肿瘤都能得到清晰的图像，对脊髓肿瘤的大小、位置、数量以及肿瘤和脊髓之间的关系都能清楚地显示。

三、诊断

1. 诊断要点

（1）首先应考虑有无神经系统疾病。

（2）神经系统疾病的定位诊断：①依靠临床表现特点，表现为脊髓功能障碍的各种症状；②详细的神经系统检查；③脊髓和（或）脊柱影像学检查。

（3）神经系统疾病的定性诊断：①临床表现特点，缓慢、渐进、各种脊髓功能障碍（包括运动功能障碍、感觉功能障碍、自主神经功能障碍以及各种括约肌功能障碍等）的相继出现等；②脑脊液检查特点；③影像学改变特点；④术后肿瘤的病理活检。

2. 鉴别诊断

（1）与出现肌无力的疾病鉴别　髓内肿瘤最早期的表现可以是运动功能障碍，表现步态不稳或肌无力，这应与引起步态不稳或肌无力的其他疾病（如脊髓灰质炎、神经根神经炎等）鉴别。

髓内肿瘤除表现步态不稳或肌无力外，还可以出现括约肌功能障碍的临床表现，同时，其所表现的步态不稳或肌无力，具有脊髓节段性损害改变。

如还不能区别，可作进一步的相应检查，如腰椎穿刺脑脊液检查、脊柱 X 线检查、脊髓 CT 检查，特别是脊髓 MRI 检查。无条件作 CT 及 MRI 检查者，也可选择脊髓碘油或碘液造影检查。

（2）与引起括约肌功能改变的疾病鉴别　脊髓肿瘤早期有时候可突出表现为括约肌功能改变，如大、小便功能改变，易与其他导致大、小便功能改变的疾病混淆。然而，本病引起括约肌功能改变，其膀胱等相应的器官未有明显的器质性改变。除此之外，还可能发现其他脊髓功能障碍的症状及体征，包括感觉异常障碍、相应脊髓节段所对应的肢体运动功能障碍、各类反射的轻微或明显改变。

如果出现上述脊髓功能改变，即可作进一步的相应检查，如腰椎穿刺脑脊液检查、脊柱 X 线检查、脊髓 CT 检查，特别是脊髓 MRI 检查。无条件作 CT 及 MRI 检查者，也可选择脊髓碘油或碘液造影检查。

（3）与出现感觉异常（疼痛）的疾病鉴别　脊髓肿瘤出现感觉异常（尤其是疼痛）时，特别是在早期，其他脊髓功能障碍还没有明显表现出来时，很容易与引起躯干或肢体疼痛的其他疾病混淆。然而，脊髓肿瘤出现的疼痛一般来说是具有阶段性的，除疼痛外，同时也可出现其他感觉异常障碍、相应脊髓节段所对应的肢体运动功能障碍、各类反射以及括约肌功能的轻微或明显改变。总之，即并发有其他脊髓功能障碍的症状及体征。

如果出现上述脊髓功能的改变，即可作进一步的相应检查，如腰椎穿刺脑脊液检查、脊柱 X 线检查、脊髓 CT 检查、特别是脊髓 MRI 检查。无条件作 CT 及 MRI 检查者，也可选择脊髓碘油或碘液造影检查。

（4）与髓内肿瘤的鉴别　以运动功能障碍以及括约肌功能障碍作为最早期的表现，出现步态不稳或障碍、因胸壁运动功能减弱而导致咳嗽无力（发生在高位脊髓段，如脊髓颈段）、排便（包括大、小便）功能的异常等。

（5）与髓外肿瘤的鉴别　以感觉功能障碍作为最早期的表现，出现痛觉、温度觉以及触觉障碍；反之，可以通过感觉功能障碍（特别是痛觉以及触觉障碍）平面的确定，从而定位脊髓损害（脊髓肿瘤）平面的大致位置（即脊髓节段）。髓外肿瘤又因为肿瘤的性质及部位（硬膜内和硬膜外）不同而又有差别：①髓外硬膜内肿瘤　因为多数为良性肿瘤，故临床表现缓慢，如累及神经根，则出现节段性痛觉异常（开始时为痛觉过敏，后来出现痛觉减弱甚至消失），所支配的肌肉（或肢体）无力；②髓外硬膜外肿瘤　因为多数为恶性肿瘤，肿瘤在狭窄的脊髓腔内（椎管内）快速生长，极易导致急性脊髓损害，出现脊髓休克状态，即弛缓性截瘫，尿潴留及肛门括约肌松弛引起的大便失禁，所有反射均引不出。

（6）与颈膨大以上（上颈段，$C_1 \sim C_4$）脊髓肿瘤的鉴别　所累及的肢体（上、下肢）均表现为上运动神经元瘫的表现，膈肌受累致呼吸急促且表浅，副神经受累出现病变侧斜方肌及胸锁乳突肌功能障碍（如无力、萎缩），高颈段接近枕骨大孔处的脊髓肿瘤，可致后组颅神经损害，出现发音困难、吞咽困难、舌肌萎缩等。

（7）与颈膨大处（$C_4 \sim T_1$）脊髓肿瘤的鉴别　所累及肢体表现呈上肢呈下运动神经元瘫表现，下肢呈上运动神经元瘫表现。

（8）与颈膨大以下、腰膨大以上（$T_2 \sim T_{12}$）脊髓肿瘤的鉴别　上肢正常，所累及下肢表现为上运动神经元瘫表现。

（9）与腰膨大处（$L_1 \sim S_3$）脊髓肿瘤的鉴别　所累及肢体（下肢）表现为下运动神经元瘫表现。

（10）与腰膨大以下（$S_3 \sim S_5$）脊髓肿瘤（包括脊髓圆锥及马尾处的脊髓肿瘤）的鉴别　不累及上肢及下肢功能，只累及会阴部运动、感觉及括约肌功能等。

四、治疗

脊髓肿瘤的治疗原则包括：①尽早手术以便解除脊髓压迫；②恶性肿瘤或转移性肿瘤术后的放疗及（或）化疗；③术后神经系统的康复治疗；④规范、细心护理。

1. 手术治疗

一旦诊断明确脊髓肿瘤，应争取尽早手术，能切除的尽量手术完全切除，不能完全切除者，可以行椎管减压术，尽量解除肿瘤对脊髓的压迫。

多数学者主张：①髓外良性肿瘤应作肿瘤全切除；②髓内血管母细胞瘤等良性肿瘤也争取作肿瘤全切除；③髓内胶质瘤，应力争作肿瘤全切除，术后酌情进行放疗和化疗；④髓内脂肪瘤，宜用激光显微手术作肿瘤次全切除。

2. 放射治疗

（1）良性肿瘤大部分可通过手术完全切除，如为恶性肿瘤或其他部位恶性肿瘤脊髓转移，术后应考虑对脊髓局部放疗及（或）对原发肿瘤化疗。

（2）恶性肿瘤患儿，术后可进行放疗。少数患儿可在放疗后数月至数年发生放射性脊髓炎。放射性脊髓炎与疗程长短关系较大，而与放射总剂量关系较小。

3. 化学治疗

胶质细胞瘤和肉瘤应用脂溶性烷化剂如亚硝脲氮芥（BCNU）、环己亚硝脲（CCNU）或甲环亚硝脲（MeCCNU）和鬼臼毒素类如依托泊甙（VP－16）、威猛（VM－26），均有一定疗效。

4. 康复治疗

（1）术后神经系统康复治疗包括针灸理疗、肌肉按摩，后期可作运动功能锻炼等。

（2）对瘫痪患者必须进行细心的护理，包括勤翻身以预防压疮的形成，轻拍背以预防肺部感染，膀胱区按压及膀胱冲洗以预防尿路感染等。

第 三 节

视网膜母细胞瘤

视网膜母细胞瘤（retinoblastoma，RB）是最常见的眼内恶性肿瘤，多发生于 3 岁以内婴幼儿，6 岁以上儿童少见，发病率国内外报道不一，为 1:20 000～1:14 000，无种族、性别、眼别差异。组织学上，视网膜母细胞瘤来源于胚胎发育期视网膜感光层的幼稚细胞。少数患者具有家族遗传性。临床表现为常染色体显性遗传，伴有 60%～90% 外显率。双眼视网膜母细胞瘤患者一般均具遗传性，其后代约 50% 患视网膜母细胞瘤。单眼视网膜母细胞瘤患者中，约 10%～15% 病例具有遗传性。

一、临床表现

视网膜母细胞瘤发生于婴幼儿，多为足月产，不易为家长发现，往往丧失早期诊治的良机。最常见的首诊症状是瞳孔区有黄光或白光反射，即白瞳症，统称"猫眼"样反光，这在夜晚或暗处更明显。白瞳是晶体后巨大的瘤体或全脱离的视网膜的外观影像。也有患儿因为瘤体侵犯或遮盖黄斑，丧失中心视力和融合反射出现斜视或眼球震颤而就诊。少数患儿以发热、眼痛等眼眶炎症表现为首诊，但这多意味着脉络膜已有广泛浸润。眼底检查可见视网膜上一个或多个实质性灰白色病灶，附近血管扩张，可伴出血和渗出性视网膜脱离。肿瘤易坏死脱落，引起玻璃体混浊；也可种植于虹膜，形成虹膜结节；或散落于前房，表现为假性前房积脓。严重的病例可因巨大瘤体推挤虹膜根部或虹膜红变而产生青光眼，造成眼球扩大，葡萄肿形成。少数病例可因肿瘤坏死引起眼内炎或全眼球炎，易被误诊。

就诊有 20%～30% 为双眼患病，故对每一例疑为视网膜母细胞瘤的患儿，均应在全麻下散瞳，彻底检查双眼眼底。

二、分期

临床上根据肿瘤的发展过程分为四期。

1. 眼内期

一般无症状。早期病变较少，不易发现。若肿瘤位于后极部或累及黄斑区则影响视力，肿瘤发展较快，出现猫眼反射。眼底检查可见视网膜上有结节隆起，呈黄白色，境界清晰，表面不平，其上可见新生血管或出血，视网膜可发生脱离。肿瘤可扩散于玻璃体及前房中，造成玻璃体混浊，角膜后沉着，假性前房积脓，或在虹膜表面形成灰白色肿瘤结节。

2. 青光眼期

肿瘤继续生长使眼内容增多，或因肿瘤细胞阻塞前房角，使眼压增高，而出现青光眼症状，如头痛，哭闹不安等。

3. 眼外增殖期

肿瘤向后侵犯和压迫，沿视神经向眶内和颅内生长，也破坏角膜和巩膜向外发展，表现为结膜水肿、眼球突出及运动障碍。肿瘤表面常伴有出血、坏死。

4. 转移期

瘤细胞经淋巴管向附近淋巴结或软组织转移，致耳前或颌下淋巴结大，或经血流向全身转移，最终导致死亡。

三、辅助检查

1. X 线检查

常能显示 RB 瘤体中有散在或弥漫分布的颗粒状钙化灶。

2. CT 或 MRI 检查

可见眼球后部局部高密度肿块。对钙化灶检查更为敏感并能显示眼外浸润情况。

3. 超声波检查

可呈现实体性或囊性病变。当肿瘤发展较快，瘤细胞侵入玻璃体内或发生大量坏死时，呈现囊性病变图像。

4. 眼底检查

可见视网膜肿瘤呈隆起的白色肿块，伴有新生血管。外生型肿瘤，可伴有视网膜部分或全部脱离。

5. 细胞遗传学检查及酶学检查

通过核型分析，5% 患者有 13q14 缺损。房水与血浆乳酸脱氢酶比值增高，酯酶 D（ESD）活性减少，尿液香草基杏仁酸（VMA）、高香草基酸（HVA）增高，有助于早期诊断。

四、视网膜母细胞瘤的分级

根据眼内肿瘤的大小多可将视网膜母细胞瘤分为 6 级。目前普遍采用的是 Reese 和 Ellswoth 制定的标准，对于制定治疗方案具有一定的指导意义。一般 Ⅰ 级 ~ Ⅲ 级的存活率为 95% 左右；Ⅳ ~ Ⅴ 级的存活率为 85% 左右；当肿瘤扩散到眶内时，存活率几乎为零。

1. Ⅰ级

在赤道部或赤道部之后，一个或多个肿瘤 <4PD（1PD = 视乳头直径，相当于 1.5mm）。

2. Ⅱ级

在赤道部或赤道部之后，一个或多个肿瘤在 4 ~ 10PD 之间。

3. Ⅲ级

位于赤道前部的肿瘤，或单发肿瘤 >10PD 者。

4. Ⅳ级

多发肿瘤 >10PD 者，蔓延到锯齿缘之前的肿瘤。

5. V_a 级

累及视网膜 1/2 以上的实质性肿瘤。

6. V_b 级

脱落到玻璃体的肿瘤。

7. Ⅵ级

病变浸润视神经，巩膜外蔓延者，眶内肿瘤转移，远处转移者。

五、诊断与鉴别诊断

典型病例具有"猫眼"样反光、斜视、弱视、眼球震颤等症状以及眼底实质性占位，临床诊断并不困难。详细询问家族史也非常重要。但临床上部分病例表现并不典型，玻璃体浑浊、出血和视网膜脱离常会掩盖实质性肿块。因此，超声波、CT 等影像学检查已成为视网膜母细胞瘤诊断的常规步骤。

本病鉴别诊断非常重要，常须与转移性眼内炎、渗出性视网膜病变、早产儿视网膜病变、永存初级玻璃体增生症、视网膜结构不良症等鉴别。

六、治疗

视网膜母细胞瘤的治疗应根据肿瘤的大小、范围，单眼或双眼等情况不同而定。对于眼内期肿瘤，若无视力保存可能，则须行眼球摘除；若有视力保存可能，如 Reese – Ellsworth Ⅰ ~ Ⅱ 期，则行放疗、冷冻、光凝治疗；若为双眼患者，则应尽量保存眼球，以期保存一定的视功能。已有球外侵犯的病例，应考虑眼球摘除联合放疗和化疗。

1. 手术治疗

过去认为，视网膜母细胞瘤一旦明确诊断，立即行眼球摘除。虽然目前治疗方案趋于保守，但视网膜母细胞瘤病情凶险，当不可能保存有用的视功能或技术设备缺乏的情况下，眼球摘除依然是最主要的治疗手段。即便在美国 Wills 眼科医院，眼球摘除率也达 70% 以上。当然，眼球摘除对患儿的额面部发育影响重大，故应慎重对待每一位拟眼球摘除的患儿。

以下情况应考虑眼球摘除：①肿瘤局限于球内，但已无挽救视功能的可能，如 Reese – Ellsworth Ⅳ ~ Ⅴ 期；

②新生血管性青光眼；③保守治疗无法控制肿瘤生长；④保守治疗后无法定期随访检查。眼球摘除时，操作应轻柔，尽可能减少对眼球的挤压，以防肿瘤细胞进入血液循环，必要时可行外眦切开。视神经的剪除应尽量长一些，不少于 10mm。

对肿瘤已明显扩散到球外的病例，既往常作眼眶内容剜出术，但预后极差，现已基本废弃，而改为联合放疗和化疗。

2. 放射治疗

视网膜母细胞瘤对放射治疗敏感，尤其是未分化型。传统的外部放射治疗方法常产生一系列并发症，如白内障、放射性视网膜病变、干眼症等。随着放射技术的进步，加之对晶体的有效保护，这些并发症已大大减少。目前放射性巩膜板已在国外选择性应用，放射并发症进一步减少。

（1）放射性巩膜板　^{125}I、^{192}Ir、^{60}Co 贴敷板缝在与肿瘤相应的巩膜面，放置 1 周后取出。适用于直径 15mm 以下、厚度 10mm 以内、远离黄斑和视神经 3mm 以上的孤立肿块；也可作为复发或外部放射疗法的补充。因为视网膜母细胞瘤具有多中心、多灶性生长的特点，放射性巩膜板对视网膜的照射存在盲区，也就限制了它单独应用的适应证。另外，巩膜板的放射性分布不均，在近巩膜处可高达 160～200Gy，而在肿瘤顶端仅有 40Gy。

（2）外部放射疗法　任何可能保存有用视力的患眼，均应考虑外部放射疗法。目前多采用高能辐射。在麻醉固定后，确定放射野。放射野应包括整个视网膜（前达锯齿缘）和前部 10mm 视神经，但应保证晶体不受损伤。研究表明每日照射的分剂量过大与晚期不良反应有关。故目前倾向于每日 180～200Gy 的低剂量，照射 4.5～6 周，总剂量达 4.0～5.4kGy。周边视网膜可以光凝或冷冻补充治疗。Abramson 认为 75% 的眼内期肿瘤可以单独外部放射治愈，若补充冷冻，则治愈率可达90%。

外部放射治疗也会抑制眶骨的发育，造成类似于眼球摘除的眼窝凹陷。

3. 光凝和冷冻

无外部放射治疗的不良反应，但仅适用于直径3mm、厚度2mm以内的小肿瘤，或放疗后的复发病例。而且可以重复光凝和冷冻。不适用于大肿瘤或有玻璃体腔内种植者。从操作上看，光凝多用于后部病灶，冷冻多用于周边肿块

TTT作为光化学疗法的一种，目前已试用于眼科临床。

4. 化学疗法

虽然经手术和放射治疗，肿瘤控制和生存率已达90%，但由于全身化疗药物难以通过血-眼屏障，而且肿瘤细胞常常有膜糖蛋白P170的表达，呈现抗药性。因此，化疗在视网膜母细胞瘤的治疗中作用有限，只用于已有球外蔓延、远处转移以及三侧性视网膜母细胞瘤中。常用的药物有烷化剂，如环磷酰胺、多柔比星、长春新碱等。

5. 复发的治疗

可行姑息性放疗或化疗，但预后较差。

6. 放疗畸形的整复

放疗后眶骨发育迟滞、眼窝凹陷、结膜囊狭窄、颞肌萎缩，可造成严重的颜面外观畸形。而畸形部位因放疗血供差，传统的整复填充材料难以成活。目前有以筋膜瓣旋转、生物材料充填予以整复，但疗效仍有待观察。

7. 随访

视网膜母细胞瘤的复发多在3年以内。有条件者，3年以内应每3个月在全麻下检查眼底，5岁以内每3个月随访一次。5岁以后新生病灶罕见，但也应每年随访一次，直至终身。注意有无第二种恶性肿瘤的发生。

第四节

神经母细胞瘤

神经母细胞瘤是小儿颅外最常见的恶性实体肿瘤，也是婴幼儿最常见的恶性肿瘤。年发病率为 1/7 000 活产儿。在各种儿童恶性肿瘤中，发病率占 8% ~ 10%。36% 患儿在 4 岁以下确诊，90% 病例在 10 岁以下确诊。神经母细胞瘤起自正常情况下可产生肾上腺髓质及交感神经节的原始神经嵴细胞。男孩较女孩为常见，男:女为 1.2:1。

一、临床表现

患儿的临床症状、体征与原发瘤部位及有无转移有关。

1. 全身症状明显

（1）发热　约半数以上病例表现不规则发热，常为首发症状。

（2）贫血　约 2/3 的病例表现不同程度的贫血，也常为首发症状。

（3）儿茶酚胺代谢增高　瘤细胞分泌多巴胺、去甲肾上腺素可引起血压增高、多汗、心跳快、脉速、腹泻等。

（4）其他　常见消瘦、食欲差、乏力、疼痛、易激惹。

2. 原发肿瘤病灶表现

原发瘤灶可沿交感神经轴的颈部、纵隔、腹腔、盆腔等任何部位发生，腹部占 60% ~ 70%，胸腔纵隔占 15% ~ 25%，盆腔占 3% ~ 8%，颈部占 1% ~ 3%，其他占 5% ~ 10%。

（1）腹部原发灶　腹部为最常见的原发灶部位（50% ~ 80%），腹腔内的原发肿瘤发生在肾上腺髓质居多（约占 40%），其次位于腹膜后脊椎两旁，脊椎旁肿瘤可能呈哑铃状。腹部肿瘤块大小及体征差异悬殊，如瘤块大则可显示腹部膨隆，或于偶然机会发现上腹一侧季肋部有无痛性瘤块，常从一侧开始迅速增大，很快超越中线，瘤块质地坚硬呈不规则结节状。若瘤块很小，缺乏腹部症状体征又不能被触及时，常易误诊，称之为隐匿型。若有瘤灶出血，则可引起腹痛。

（2）腹腔外的原发灶　包括颈部交感神经节、后纵隔和盆腔等部位。这些部位的瘤块很小时，一般无明显表现。当瘤块增大时，可出现与瘤块部位相关的压迫征。例如，位于纵隔后的瘤块均可引起咳嗽、呼吸困难、胸痛等症状；颈部瘤块压迫星状神经引起 Horner 综合征，表现为患侧上睑下垂，眼球凹陷，瞳孔缩小，面部发红，双眼大小不一。骶前部的肿瘤可在下腹部摸及肿块。椎旁肿瘤可沿椎间孔向椎管内延伸呈哑铃状，如压迫脊髓可引起便秘、尿潴留、软瘫等。

3. 转移瘤灶表现

本病重要特征之一是发生转移早，可经淋巴途径，也可经血液播散，多数的病例初诊断时即已有转移。转移发生早晚与原发瘤大小无关。常因原发灶小，以至发生转移后才被发现。故转移灶常常为本病的首发表现。常见转移部位为肝、骨、骨髓、淋巴结、眼眶、皮肤等。

（1）骨骼转移　为最多见，诊断时约有 80% 患儿已有骨转移，多见于 1 岁以上小儿，以颅骨、盆骨和四肢长骨转移为多见。临床上常出现骨痛、关节痛、步行困难、跛行，易误诊为风湿性关节炎、骨髓炎。颅骨转移多见，颌骨、颧骨尤其是眼眶骨转移，可有突眼、眼周青肿，亦可见局部骨性隆起。有骨转移者大多伴有骨髓转移。

（2）骨髓转移　发生较早，初诊时约半数病例可发现骨髓转移而引起全血细胞减少，因而易发生感染，可有发热、贫血、肢痛、肝脾及淋巴结大，临床表现及骨髓象检查常与急性白血病类似。

（3）肝转移　多见于1岁内婴儿，肝呈轻度至重度肿大，可有黄疸。

（4）皮肤转移　多发生于新生儿和乳儿期患儿。于胸腹部、四肢和全身均可见皮下肿瘤结节，常为0.5～1.0cm大小的青色硬实结节。

（5）淋巴结大　常提示有淋巴结转移，若出现顽固咳嗽则提示肺转移的可能。

（6）其他　新生儿期先天性神经母细胞瘤的特点是表现为贫血、水肿、黄疸、肝脾大及全身皮下肿瘤性结节。

二、辅助检查

1. 血和尿检查

血细胞计数、电解质、肝肾功能等变化是预后相关因素。血清乳酸脱氢酶（LDH）、神经元特异性烯醇化酶和铁蛋白三项指标升高，预后较差。约95%的神经母细胞瘤伴尿儿茶酚胺代谢产物异常，高香草酸（HVA）和香草扁桃酸（VMA）增高有诊断意义，有助于评估疗效及预后预测。也有学者提出尿中VMA可作为神经母细胞瘤的筛查指标。

2. 超声检查

精确度高，可为95%的原发肿瘤进行精确定位，测量大小。超声检查重复性好、快捷、方便，应当成为神经母细胞瘤诊断的常规。

3. CT检查

在超声初步定位基础上，可对患者进行从颈部到盆腔的扫描，可提供详细信息，包括肿块、淋巴结大及周围组织浸润、远处转移等。

4. MRI

可提供血管受累及肝转移精确信息。在原发肿瘤、淋巴结及周围组织浸润，及转移病灶的检查比CT更为准确。

5. 穿刺活检

细针穿刺活检术（FNA）是一项损伤小、效率高的检查技术，如在B超引导下进行该项技术，可对神经母细胞瘤的诊断、疾病分期做出具有决定意义的判断。

6. 其他

近年在神经母细胞瘤的诊断及鉴别诊断中应用^{131}I标记的间碘苄胍（MIBG）扫描及正电子发射体层扫描技术（PET）是对原发性及继发性肿瘤特异性很强的检查。

三、诊断与分期

1. 诊断

具有下列之一项可确诊：①肿瘤组织病理形态鉴定为无疑的神经母细胞瘤；②骨髓标本发现无疑的特征性神经母细胞瘤合胞体或经免疫组化鉴定为阳性的瘤细胞，加尿中VMA、HVA水平增高（VMA、HVAμg/mg肌酐大于该年龄组正常值3个标准差）；③典型的影像学表现加骨髓细胞学诊断或尿VMA明显增高。

2. 神经母细胞瘤分期

治疗前的分期检查主要是合理选用各种影像学检查，查清肿瘤的位置、范围和转移情况。常规的胸、腹部X线片常能显示细砂状钙化，注意与畸胎瘤较粗大的钙化区别。评估局限性瘤灶时，CT和MRI优于超声波检查，评估瘤大小和位置方面，CT和MRI没有显著性差异，而MRI显示脊髓病变更清楚，故转移性瘤灶最好进行CT或MRI、骨扫描和骨髓穿刺检查。

两种目前采用的神经母细胞分期方法比较，即国际神经母细胞瘤分期系统（international neuroblastoma staging system, INSS）及美国儿童肿瘤协作组（childer's oncology group, CPG）。由于临床分期对判断预后及选择治疗方法具有很重要意义，现在多用INSS国际临床分期（表3-2）。

表3-2　神经母细胞瘤分期系统比较

分期	INSS 系统	COG 系统
Ⅰ期	局限性肿瘤，可完全切除 ± 显微镜下残留病，同侧淋巴结阴性	肿瘤局限于起源脏器
Ⅱ期	局限性肿瘤不完全切除，同侧淋巴阴性（Ⅱ$_a$） 局限性肿瘤 ± 大体完全切除，同侧淋巴结检查阳性，对侧淋巴结可肿大，但活检呈阴性（Ⅱ$_b$）	肿瘤越过起源脏器，向邻近扩展，但未超越中线，同侧区域淋巴结可能受累
Ⅲ期	不能切除的肿瘤浸润越过中线 ± 区域淋巴结受累。或局限性单侧性肿块伴对侧区域淋巴结受累。或肿瘤位于中线部位，通过浸润（不能切除）或淋巴结受累，向两侧扩展。	肿瘤越过中线向邻近扩展两侧区域淋巴结可能受累
Ⅳ期	任何部位原发肿瘤伴向远方淋巴结、骨、骨髓、肝脏、皮肤及/或其他脏器播放（Ⅳ$_s$期例外）	肿瘤向骨、骨髓、软组织及远方淋巴结播散
Ⅳ$_s$期	局限性原发肿瘤（属Ⅰ、Ⅱ期），但限于向皮肤、脏器及/或骨髓播散，且患儿年龄 <1 岁	与 INSS 系统相同

3. 神经母细胞瘤危险性分组

有关国际儿童肿瘤研究组织（pediatric oncology group, POG; children cancer group, CCG）根据引起神经母细胞瘤复发的危险因素如患者年龄、INSS 分期、病理分类及一些生物学特征（$N-myc$基因、DNA 倍体）等，将神经母细胞瘤分为低危组、中危组及高危组如表3-3，并依此采用不同的治疗策略。

表3-3　神经母细胞危险度分类

危险度分类	年龄（岁）	INSS 分期	N-myc 拷贝数	DNA 指数
低危组	≤1	Ⅰ，Ⅱa，Ⅱb，Ⅲ，Ⅳ，Ⅳs	1	>1
	>1	Ⅰ，Ⅱa	1	未应用
中危组	≤1	Ⅱa，Ⅱb，Ⅲ，Ⅳ，Ⅳs	1	1
	>1	Ⅱb，Ⅲ	>1	未应用
高危组	≤1	Ⅱa，Ⅱb，Ⅲ，Ⅳ，Ⅳs	>1	未应用
	>1	Ⅳ	1	未应用
		Ⅱa，Ⅱb，Ⅲ，Ⅳ	>1	未应用

四、治疗

1. 治疗原则

随着综合治疗方案的不断完善，尤其是辅助化疗和强辅助化疗的开展，使Ⅰ、Ⅱ期神经母细胞瘤的预后已有显著提高。如何治疗Ⅲ、Ⅳ期肿瘤是根本改善神经母细胞瘤治疗整体效果的关键。

（1）Ⅰ期　完整切除原发肿瘤，无需进一步治疗。近年强调1岁以下Ⅰ期肿瘤多可自然消退，主张可密切随访，暂不手术。

（2）Ⅱ期　对组织结构良好、无淋巴结转移、NSE和铁蛋白正常、N-myc基因拷贝数 <10、DNA异倍体的低危病例，完整切除原发肿瘤后可不给予其他治疗；而对组织结构不良、淋巴结阳性、肿瘤标记物（NSE、铁蛋白）数值升高、DNA二位体、N-myc拷贝数 >10，手术切除后应常规化疗12个月，必要时还需局部放疗。

（3）Ⅲ期　肿瘤完全切除者，根据组织结构、淋巴结浸润、肿瘤标记物、N-myc基因扩增、DNA倍体检测结果，决定术后放疗剂量（15～30Gy）和化疗时间（12～18个月）。有条件者均应给予骨髓或外周血干细胞移植辅助强化疗。而肿瘤未完全切除，术后化疗 3 ~ 6 个月后仍有肿瘤残留或肿瘤标记物（VMA、HVA、NSE、铁蛋白）高于正常或淋巴结增大，应给予二次手术或二次探查，常规区域淋巴结清扫，肿瘤床剥除，术后化疗 18 个月。肿瘤巨大判断不能切除者，应术前化疗后再施行延期手术。

（4）Ⅳ期　确诊后先给予化疗 3 ~ 6 个月，待原发肿瘤缩小、转移病灶消失后再延期手术，术后化疗 18 个月。在术后或化疗后证实骨髓及外周血象无肿瘤浸润者，均应给予骨髓或外周干细胞移植辅助强化疗。术后常规放疗15 ~ 30Gy。

（5）Ⅳ$_s$期　原发肿瘤切除，术后根据转移病灶变化、肿瘤组织结构和肿瘤标记物变化，决定是否给予化疗，放疗慎用。

2. 手术治疗

神经母细胞瘤手术指征的掌握，需强调肿瘤诊断的准确性和切除可能性的判断。临床判断原发肿瘤可能切除而全身情况允许者均应争取一期完整切除肿瘤；而临床表现不典型、诊断不确定者，均应手术探查，病理活检明确诊断。

腹部神经母细胞瘤患儿多采用横切口，以充分暴露肿瘤与周围组织关系。Ⅰ期肿瘤的包膜完整，与周围组织无浸润和无黏连，力争完整切除肿瘤。Ⅱ、Ⅲ期肿瘤常与脊柱旁组织黏连，需仔细剥离，尤其是与重要血管及脏器黏连紧密者，不必强调肿瘤完全切除而强行剥离，更不主张广泛切除周围累及脏器，即使残留部分肿瘤，可在术后化疗后再行二次手术。

纵隔神经母细胞瘤多与脊柱旁沟、肋间隙及大血管黏连，但多数纵隔神经母细胞瘤恶性程度较低，常可以完整切除；椎旁及椎管内哑铃状神经母细胞瘤，一旦有肌张力改变、括约肌失禁等神经症状，应急诊行椎板切除术，并仔细清除椎管内肿瘤，位于椎管的外肿瘤，可以一期同时切除，位于椎管内的肿瘤切除后即行化疗，待神经症状缓解、椎管外肿瘤缩小后再行二期手术；颈部及盆腔肿瘤常与血管、神经及直肠/膀胱等邻近组织脏器关系密切，一期完整切除常有困难，可给予术前化疗后再行手术切除。腔静脉血栓形成者，术前给予化疗肿瘤可明显缩小，甚至消失，根治术中欲去除瘤栓时，均应在直视下血管阻断后切开取栓；较长或暴露困难血栓均应在体外循环下切开取栓，以防术中血栓脱落。

术前化疗后的延期手术，其要点是完整切除肿瘤，手术强调：①沿大血管解剖、完整切除肿瘤外伸浸润部分和转移淋巴结；②残留肿瘤化疗后二次手术在争取肿瘤切除的同时，对区域淋巴结进行清扫和剥除可能残留肿瘤细胞的"肿瘤床"。

3. 化学治疗

（1）术后辅助化疗　神经母细胞瘤手术切除后辅助化疗目前已得到普遍肯定。过去认为神经母细胞瘤先局部病变，继而向周围侵犯，再由淋巴结转移，最后经血路远处转移。故强调手术广泛切除的治疗原则。事实上这种传统理论已被否定，现代概念认为神经母细胞瘤发生的同时，肿瘤细胞不断自瘤体脱落并进入血液循环，其中大部分是被宿主免疫防御机制所杀灭，但有少数肿瘤细胞会成为术后复发和转移的根源。因此强调神经母细胞瘤术后仍有远处微小病灶潜伏或在远处存在，这种微小病灶常不易被 CT、B 超等形态检查所发现，单纯的手术切除也不可能达到真正的根治目的。75%的神经母细胞瘤患儿均有骨髓、血液、远处淋巴结转移，手术后早期全身化疗应是常规，Ⅱ、Ⅲ期患儿术后化疗均应持续 1~1.5 年，Ⅳ期患儿均应在转移灶控制、原发肿瘤切除后化疗 1.5 年以上。

（2）术前化疗　术前化疗（新辅助化疗）在神经母细

胞瘤的应用已被充分肯定。术前化疗使原发肿瘤缩小，包膜增厚，可为完整切除肿瘤创造良好条件，同时术前化疗有效清除循环血液、周围淋巴结和远处微小病灶，降低肿瘤细胞术中播散风险。复旦大学附属儿童医院应用延期手术治疗Ⅲ、Ⅳ期神经母细胞瘤 33 例，肿瘤切除率达 90.9%，2 年生存率由一期手术组的 27.2% 上升到 75.0%，5 年生存率由9.1% 上升到 37.5%。

神经母细胞瘤术前化疗时间，即延期或二次手术时机掌握往往取决于肿瘤对术前化疗的效应。一般认为：过早手术，常因化疗效应尚未充分体现，转移病灶和原发肿瘤控制不满意而导致完整切除困难；而过长时间化疗，因药物毒性反应、多药耐药的产生或肿瘤播散而失去根治机会，通常建议手术时间多在化疗后 2~6 个月。上述 33 例术前化疗病例的临床病理和细胞增殖活性测定结果表明：原发肿瘤明显缩小，VMA、HVA 显著降低，患儿营养不良基本纠正是进行延期或二次手术的良好时机，该组平均术前化疗时间为 3.66个月。此时神经母细胞瘤细胞大量坏死、钙化、包膜纤维化、DNA 含量多呈二倍体或近二倍体，此时手术出血少、易分离、切除率高，常可获得满意疗效。

（3）化疗方案　常用方案：①OPEC 方案　长春新碱1.5mg/m²，第 1 天，静脉注射，环磷酰胺 600mg/m²，第 1天，静脉注射，顺铂 100mg/m²，第 2 天，静脉注射，VM - 26 150mg/m²，第 4 天，静脉注射，3~4 周重复；②98A1 方案　环磷酰胺 1.2g/m²，第 1 天，静脉注射，长春新碱1.5mg/m²，第 1 天，静脉注射，表柔比星 40mg/m²，第 3天，静脉注射，顺铂 18mg/m²，第 1~5 天，连续静脉滴注，3~4 周重复；③新 A2 方案　环磷酰胺 1.5g/m²，第 1 天，静脉注射，表柔比星 50mg/m²，第 3 天，静脉注射，卡铂45mg/m²，第 1 天，静脉注射，3~4 周重复；④D 方案　异环磷酰胺 2.8g/m²，第 1~5 天，静脉注射，VP - 16 120mg/

m^2，第 $1 \sim 5$ 天，静脉注射，$3 \sim 4$ 周重复。

在神经母细胞瘤的化疗中，常可根据患儿反应、肿瘤药敏试验结果及耐药情况和临床效应而作剂量调整，也常采用数个方案交替使用、编制各种用药程序。但许多药物使用均应注意毒副作用，异环磷酰胺副作用出血性膀胱炎的预防，必须要同美司达同时应用；卡铂的肾毒性监测需根据肌酐清除率酌减用量；顺铂使用时需注意水化等。

（4）强化疗辅以骨髓或干细胞移植　近年开展的强化诱导化疗辅以自体（或异体）骨髓移植、干细胞移植对晚期神经母细胞瘤的肿瘤细胞杀灭、预防骨髓抑制、继发感染等致命性化疗并发症具有积极意义。一般均在化疗前制备自体或异体骨髓或干细胞，应用大剂量顺铂、VM－26、VP－16、美法仑辅以 CTX、ADM、DTIC 进行强化化疗，然后进行骨髓或干细胞移植，可获得理想疗效。日本神经母细胞瘤研究学会 110 例晚期神经母细胞瘤患儿进行强化化疗联合骨髓移植，2 年和 5 年生存率分别达 71.5% 和 58.5%，而单纯化疗组的 2 年和 5 年生存率仅 67.0% 和 38.8%，其中Ⅲ期患儿强化疗辅助骨髓移植后的 2 年和 5 年生存率均达 100%，Ⅳ期患儿的 5 年生存率为 45.6%，疗效令人鼓舞。

近年多以自体干细胞移植替代骨髓移植对神经母细胞瘤进行强化疗后的辅助治疗，主要应用于Ⅲ、Ⅳ期神经母细胞瘤临床完全缓解后以及难治性耐药性神经母细胞瘤患儿临床部分缓解后。大多数神经母细胞瘤晚期患儿在术前化疗、延期或二次手术完全或近完全切除肿瘤，术后经 98A1、新 A2 等方案化疗 3 个疗程后或一期手术后 OPEC、新 A1 等方案化疗 6 个疗程后，经骨髓穿刺证实骨髓无转移，血常规和肝肾功能正常者，即可开始干细胞移植。

常先应用 CTX 600mg/kg、VP－16 10mg/kg 等连续用药 2d，监测白细胞低于 1.0×10^9/L 后，给予粒细胞和单核细胞集落刺激因子（GM－CSF）$5\mu g$/kg，连续 7d，并在第 4

天后辅以粒细胞集落刺激因子非格司亭，连续 3d，在监测血常规 ANC > （5～10）×10^9/L 和单核及淋巴细胞含量 > 20%、外周血 CD34 阳性细胞含量 >1% 时，即可经颈静脉及股静脉穿刺进行外周干细胞采集。干细胞采集要求单核细胞 > （1～3）×10^8/kg、粒细胞 >0.5×10^5/kg、CD34 阳性细胞含量 >0.5×10^7/kg 即为合格。然后对患儿应用 CCG－321－P2 方案（顺铂 60mg/m^2，第 1 天，VP－16 100mg/m^2，第 3，6 天，表柔比星 30mg/m^2，第 3 天，环磷酰胺 900mg/m^2，第 4，5 天）或 CCG－321－P3 方案（卡铂 300mg/m^2，第 1～4 天，VP－16 200mg/m^2，第 1～4 天，美法仑 140mg/m^2，第 2 天，美法仑 70mg/m^2，第 3 天）进行强化疗（预处理），化疗后第 3 天进行干细胞回输。预处理和干细胞回输原则上应在具有层流条件的无菌环境下进行。

4. 放射治疗

神经母细胞瘤放射治疗的应用完全取决于肿瘤对放射治疗的敏感性和放疗对患儿生长发育损害的评估。一般主要应用于切除不完全而化疗疗效不满意者和晚期神经母细胞瘤解除疼痛、减少压迫的姑息治疗。虽然放疗可作为化疗、手术的综合治疗措施，鉴于神经母细胞瘤对化疗普遍较为敏感和生长发育期患儿放疗后较为严重的骨骼、性腺等损害作用，建议慎重应用放射治疗。Ⅰ、Ⅱ期神经母细胞瘤目前基本上均不放疗，个别 UH 型、预后不良的Ⅱ期神经母细胞瘤，可给予 15～20Gy 放疗；Ⅲ期和Ⅳ期神经母细胞瘤，尤其是切除不完全者，往往给予 25～35Gy 剂量的局部放疗；有骨、肝转移者，常给予 6.5～8.5Gy 剂量放疗，在 48h 内分 2 次给予。

5. 其他治疗

（1）导向治疗　导向治疗是借助高度特异的亲肿瘤物质作为载体，以放射性核素、化疗药物、毒素等作为"弹头"，集中对肿瘤进行攻击而起到杀灭肿瘤细胞的作用。目前应用

MIBG方法对神经母细胞瘤进行治疗较为肯定，即用^{125}I或^{131}I作载体，其化学结构与去甲肾上腺素相似，可被神经母细胞瘤摄取，从而对肿瘤细胞进行攻击发挥治疗作用。

近年也有应用化疗弹头，借助细胞毒性药物（如放射菌素D、表柔比星、长春碱等）分子上的特殊功能基团（如氨基、羟基、疏基等）与单抗相连，可以达到肿瘤选择性强、毒副作用小的良好疗效。也有应用免疫毒素、单克隆抗体、血卟啉衍生物弹头进行神经母细胞瘤导向治疗，但均尚在体外实验阶段，有待探索。

（2）诱导分化治疗　神经母细胞瘤的诱导分化治疗最早报道于1970年，发现环腺苷酸和二甲亚砜对神经母细胞瘤有分化诱导作用。20世纪80年代后观察到维甲酸对神经母细胞瘤的诱导分化作用较为肯定。其主要特点是对Ⅳ期或肿瘤完全切除患儿应用后可以达到完全缓解和较长生存时间，有报道认为其完全缓解率并不低于目前化疗疗效，且无骨髓抑制反应。但维甲酸有引起白细胞升高、皮肤脱屑、头痛、肝功能损害等不良反应，与化疗交替使用或联合应用，疗效较佳。

目前，诱导分化剂应用于神经母细胞瘤缓解后的维持治疗较多，除维甲酸外，常用的还有神经生长因子、环单磷酸腺苷等，但其疗效也因人而异，作为单独用药治疗神经母细胞瘤的疗效还有待评价。

（3）免疫治疗　神经母细胞瘤的免疫治疗是通过调动机体的应答机制，达到重新稳定体内环境，同时可刺激造血功能，促进骨髓恢复，增强对化疗或放疗的耐受，也可加强肿瘤对抗肿瘤药物的敏感性，导致肿瘤坏死而直接杀伤肿瘤细胞。

神经母细胞瘤的免疫治疗一般在手术切除后或肿瘤较小时进行，即在手术后1~2周、化疗和放疗前，或化疗和放疗间歇期进行。因为手术、化疗、放疗期免疫应答功能受到暂时性抑制，阻止免疫药物发挥效应，必须待免疫抑制作用过去后才能进行免疫治疗。另外，对免疫治疗剂量和间歇时间，要求在活性最大时的剂量为好，过高或过低剂量均会使免疫活性下降，而且还存在免疫耐受的可能。神经母细胞瘤在免疫治疗前后均应测定患儿的免疫功能，注意不良反应的发生。

在细胞因子、过继转移免疫活性细胞、单克隆抗体及耦合物、肿瘤分子疫苗等免疫治疗剂中，常用干扰素、白细胞介素、集落刺激因子等细胞因子和淋巴因子激活的杀伤细胞（LAK 细胞）。临床应用结果提示 LAK 细胞的直接应用效果较白细胞介素、干扰素为好，不良反应也较小，但由于 LAK 细胞应用不太方便，需要一定设备，费用也较大，目前临床以干扰素、白细胞介素、集落刺激因子应用较为广泛。

神经母细胞瘤的预后受诸多因素影响，其中尤以病理类型、临床分期、治疗手段、发病年龄、分子生物学特点与预后关系最为密切。复旦大学附属儿科医院对 128 例神经母细胞瘤进行随访：2 年总生存率为 82.6%，5 年总生存率为 48.6%。其中发病年龄 <1 岁的 2 年生存率为 89.6%，>3 岁患儿的 2 年生存率为 70.6%；临床分期 I 期的生存率为 100%，II 期为 92.6%，III 期为 75.4% 和 IV 期为 38.9%；手术完整切除、辅以化疗的 2 年生存率为 84.0%，而手术仅作部分切除或活检，尽管术后辅以化疗，2 年生存率仅为 6.7%。

经过 20 余年的研究与临床实践，神经母细胞瘤的病因学、分子生物学、诊断学、手术辅助化疗等方面已有明显进展。但神经母细胞瘤的发病趋势仍未降低，且以每年 59% ~ 89% 的比例上升。胚胎发育延滞，尤其是母亲怀孕期间的维生素摄入、环境污染因素影响神经母细胞瘤发生的研究将进一步引起重视，内源性诱导分化与神经母细胞瘤发病的相关关系和作用机制将被进一步阐明。

神经母细胞瘤患儿的个体化治疗，将在逐渐规范分型分类、分子生物标记系统应用的基础上，进一步明确相关指标的临床诊断、病程监测和预后评估价值，并针对不同患儿的个体差异，应用最为合理的治疗方案，包括术前化疗、适当手术时机的肿瘤完全切除、术后化疗、强化疗辅助干细胞移植、分化诱导治疗的规范应用，尽可能降低化疗和放疗的毒副作用、缩短疗程、减少用药次数、避免过滥过度治疗对患儿生长发育及生活质量的影响。同时，Ⅳ期病例、复发病例、耐药患儿的治疗将会是神经母细胞瘤研究的热点。

第 五 节

甲状腺肿瘤

甲状腺肿瘤是儿童及青少年较常见的内分泌肿瘤，儿童甲状腺肿瘤占各年龄组甲状腺肿瘤总数的 5%，儿童实体瘤的 1.5%，儿童头颈部肿瘤的 7%。甲状腺肿瘤分为良性和恶性两种。良性肿瘤包括甲状腺腺瘤、甲状腺畸胎瘤、甲状腺囊性肿瘤等。恶性肿瘤为甲状腺癌，其中分化良好的乳头状腺癌和滤泡状腺癌约占 90%，甲状腺髓样癌约占 10%，甲状腺未分化癌虽罕见，但恶性程度高，预后极差。甲状腺肿瘤好发于 10 岁以上年长儿童及青少年，随年龄增长发病率呈增高趋势，女孩发病率较高。儿童甲状腺肿瘤在甲状腺结节病例中恶性比例较高，成人甲状腺结节病例中约 5% 为恶性肿瘤，而儿童甲状腺结节病例中近 40% 为恶性肿瘤。儿童甲状腺癌确诊时近 70% 病例有周围组织及局部淋巴结浸润，其中 20% 病例伴有远处转移，这一比例也明显高于成人患者。

一、病因及流行病学

经过长期临床研究及流行病学调查，儿童甲状腺肿瘤发病原因比较明确。

1. 电离辐射作用

电离辐射在儿童甲状腺肿瘤的发生中起重要作用。来自原子弹实验基地太平洋马绍尔群岛、日本（广岛、长崎）原子弹爆炸及前苏联切尔诺贝利核事故资料显示，核辐射使上述地区儿童甲状腺肿瘤发病率增加了数十倍。20世纪60年代中期以前采用放射治疗某些非恶性病变，如胸腺增生、扁桃体肥大、头颈部血管瘤等导致甲状腺癌发生率较正常儿童增高了53倍。

2. 遗传因素

甲状腺髓样癌有家族性发病倾向。约30%的甲状腺髓样癌伴多发性内分泌肿瘤（MEN）。

3. 免疫功能异常

抑制性T细胞功能缺陷，可引起慢性淋巴细胞性甲状腺炎（Hashimoto甲状腺炎），也可引起甲状腺癌，甚至两者同时出现。

4. 碘摄取不足

长期饮食中碘缺乏，特别是在碘缺乏地区，由于摄入碘不足，长期刺激TSH分泌，可诱发甲状腺癌。

二、病理

甲状腺癌发展缓慢，病理改变有如下特点：肿瘤质地较硬，呈灰白色，常伴有出血、坏死、钙化。甲状腺癌向附近浸润及向肺、骨髓等器官转移比例较高。儿童甲状腺很少成为胸、腹部恶性肿瘤转移器官。儿童甲状腺癌分为四种病理类型。

1. 乳头状腺癌

发病率约占儿童甲状腺癌的70%，发病年龄偏小，分化良好。镜下可见大量乳头细胞和纤维血管组织。乳头状腺癌不分泌甲状腺激素，组织结构可含有滤泡细胞，即形成混合型的乳头状甲状腺癌，以血行播散为主要转移方式，远处转移以肺和上纵隔为主。

2. 滤泡状腺癌

发病率约占儿童甲状腺癌20%，分化良好，肿瘤细胞分泌 T_3、T_4。具有肿瘤细胞内滤泡形成的病理特征。病情进一步发展，甲状腺腺泡及血管受累，转移方式以周围组织及局部淋巴结转移为主。

3. 髓样癌

约占总数的10%，可发生于任何年龄，肿瘤细胞可分泌降钙素，肿瘤细胞含有大量的细胞质，伴有淀粉样结缔组织、纤维结缔组织及钙沉淀，含有梭状细胞并伴核分裂象，恶性程度高，可浸润周围淋巴组织，可向远处（肺、骨、肝脏）转移。

4. 未分化癌

罕见，分化程度低，生长速度快，因此恶性程度较高，具有很强的侵袭性和转移特点。

三、临床表现

1. 颈部肿块

甲状腺肿瘤，即使是恶性肿瘤，因其生长缓慢，通常较长时间内无自觉症状。颈部包块常常由父母无意中发现，或由儿科医生常规体检时发现。患儿主诉无疼痛，压痛不明显，包块随吞咽上下移动。随着包块逐渐增大，质地变硬，表面不光滑可扪及结节。包块进一步发展，可压迫气管和咽部出现呼吸不畅，甚至呼吸困难。压迫食管可出现异物感或吞咽困难，肿块累及喉返神经和颈交感神经节可出现声音嘶哑及 Horner 综合征。

2. 甲状腺功能异常

毒性弥漫性甲状腺肿（Graves 病）及慢性淋巴细胞性甲

状腺炎（Hashimoto 甲状腺炎）都可发展成为甲状腺癌。早期临床上可表现为甲状腺功能亢进。

3. 转移

儿童及青少年甲状腺癌确诊时近 70% 已有局部组织浸润及淋巴结转移，其中 20% 有以肺为主要脏器的远处转移。临床表现为颈淋巴结肿大的症状及体征，远处转移灶早期无症状。

四、诊断

1. 病史

是否接受过头颈部放射治疗，是否生活在碘缺乏地区，是否患有甲亢或甲低疾病。家庭成员中是否患甲状腺疾病，有无患多发性内分泌肿瘤。

2. 临床表现

甲状腺肿块及相应临床表现。

3. 影像学检查

（1）超声学检查　超声学检查是评估甲状腺形态、大小、质地、囊实性的精确方法，安全、经济，无损伤、重复性好。甲状腺结节小于 1cm 临床体检不易发现的病例是超声学检查的明确适应证。彩色多普勒超声可精确评估甲状腺及肿块的血流情况，鉴别是热结节还是冷结节。

（2）CT、MRI 检查　对高度怀疑恶性肿瘤病例可通过CT、MRI 了解肿瘤及其他微小病灶，以及颈部淋巴结肿大情况，评估肿瘤组织对气管、食管上纵隔及肺部转移情况。有利于进行患儿 TNM 肿瘤分级评估以指导治疗。

（3）核素扫描　放射性 ^{131}I、^{125}I、^{99m}Tc 扫描是甲状腺肿瘤诊断及鉴别诊断的重要工具，可用于评估甲状腺肿瘤的位置、异位甲状腺肿瘤转移及术后残留组织部位，也可用于判断是热结节还是冷结节。

4. 实验室检查

T_3、T_4、TSH 检查不能诊断甲状腺腺瘤和甲状腺癌，但在甲状腺肿瘤的鉴别诊断中有一定的价值。抗甲状腺球蛋白有助于诊断 Hashimoto 甲状腺炎。甲状腺球蛋白升高提示高分化性甲状腺癌。甲状腺髓样癌常伴有降钙素增高。DNA 分析 I 原癌基因 *RET* 检测可筛选 II 型多发性内分泌瘤（MEN II）。

5. 细针穿刺活组织检查（FNA）

是近年广泛开展并被认为是确诊甲状腺癌最具诊断价值的方法之一，在超声引导下穿刺效果更好，可显示针尖精确位置、靶组织及最佳穿刺途径。采集组织标本进行病理检查具有诊断价值。

五、治疗

1. 手术治疗

甲状腺癌对化疗放疗不敏感，手术是主要的治疗措施。

（1）甲状腺腺瘤　较小的甲状腺良性肿瘤可行肿瘤切除术，较大的甲状腺腺瘤行甲状腺腺叶次全切除手术。

（2）甲状腺癌　乳头状甲状腺癌及滤泡状甲状腺癌，行一侧腺叶切除、峡部切除及对侧可疑病灶切除。

（3）甲状腺髓样癌及未分化癌　行甲状腺全切术及颈淋巴结清扫术。

2. 放射性碘治疗

术后放射性碘治疗是通过残留癌组织对放射碘的吸收，达到治疗及清除残留病灶的目的。采用治疗剂量的放射碘治疗前 2 周需停用甲状腺素，以促进 TSH 的大量分泌。

3. 内分泌治疗

是甲状腺全切及次全切除术后不可缺少的治疗措施。补充甲状腺素可维持甲状腺的正常功能，此外，甲状腺切除术后 TSH 分泌增高，诱发残留正常甲状腺组织癌变，补充甲状腺素可抑制 TSH 分泌。

儿童甲状腺癌预后良好，大样本 20 年随访生存率达

90%以上，主要原因是：①儿童分化良好的甲状腺癌占总数90%；②儿童甲状腺癌远处转移治愈率较成人患者高；③儿童甲状腺癌对治疗反应敏感而快速。

第六节
肝脏肿瘤

一、肝母细胞瘤

肝母细胞瘤（hepatoblastoma）是儿童最常见的肝脏恶性肿瘤，占原发性肝恶性肿瘤的50%～60%；在腹腔肿瘤中发病率仅次于神经母细胞瘤及肾母细胞瘤居第三位。发病年龄平均1.5岁，其中绝大部分发病年龄小于3岁（占88%），60%为1岁以下的婴儿。男性发病明显多于女性，5岁以上很少发生。肝母细胞瘤是一种胚胎性实体性恶性肿瘤，原发病灶常位于肝右叶，约30%病例病变累及左右两叶，少数病例可同时并发数个肿瘤病灶。

1. 病因与发病机制

肝母细胞瘤病因不清，一般认为是一种胚胎性肿瘤，与胚胎发育时期肝脏细胞的增生与分化异常有关。

（1）染色体异常及遗传因素　肝母细胞瘤在11号染色体11p11.5出现异常。肝母细胞瘤多数为散发病例，但也有家族性发病的报道，在某些综合征中发病率较高，如家族性腺瘤样息肉病，Beckwith－wiedemann综合征、Li－Franmeni综合征、Alaglle综合征等。

（2）其他因素　母亲妊娠期大量饮酒导致胎儿酒精综合征（fetal alcohol syndrome）是儿童肝母细胞瘤发病诱因之一，低体重婴儿肝母细胞瘤较正常体重出生儿发病率高。

2. 病理分型

（1）根据肝母细胞瘤所含组织成分分为上皮型及混合型。上皮型又可分为四个亚型：①胎儿型　最常见，肿瘤细胞分化良好，排列成束，类似于胎儿肝细胞；②胚胎型　较常见，细胞较小，很少分化成良好的细胞，排列不规则，常见核分裂象；③巨小梁型　可见胎儿及胚胎细胞位于小梁结构；④小细胞未分化型　肿瘤可以有胎儿和胚胎型上皮成分，还可以有间叶成分混入。

（2）根据分化成熟程度分为：①高分化型　细胞核呈圆形，核仁量中等，核分裂象较少，细胞形成肝小叶，该型与胎儿型相当；②低分化型　核仁量增加，常见核分裂象，细胞不形成肝小叶，该型相当于胚胎型；③未分化型　细胞浆缺如，缺乏产生糖原和胆汁的细胞，细胞核仁丰富，核分裂象较少。

3. 临床表现

（1）早期一般无症状，随着病情进展，可出现厌食、恶心、呕吐、腹痛、发热、体重减轻、腹胀、腹腔积液、黄疸等，巨大腹部肿块压迫可引起呼吸困难。

（2）腹部包块可出现在任何症状之前，通常为上腹部包块，质中等，无明显压痛，包块增大比较迅速。

（3）部分男性患儿可出现生殖器增大，阴毛生长，声调低沉等性早熟征象。

（4）可伴有先天畸形的相关症状、体征。

（5）晚期患儿可出现肿瘤转移的相关症状、体征。

4. 辅助检查

（1）实验室检查　血象正常或轻度贫血。血液生化主要是血清 AFP 测定，AFP 是肝母细胞瘤重要生物标记，因此测定血清 AFP 浓度，特别是动态监测对肝母细胞瘤的诊断、治疗效果及预后判断有重要价值。AFP 可由胎儿肝脏及卵黄管分泌，因此在分析 AFP 含量的临床意义时必须考虑年龄因素。新生儿 AFP 平均 62.7ng/ml，生后 1 个月达到高峰，平均值为 1.2mg/ml，3 个月后降至 3.15ng/ml 达到正常成人水平。

（2）影像学检查　B 超可明确肿瘤位置、大小及性质，可了解肝脏有无占位性病变及临近器官的情况。CT 扫描是肝母细胞瘤诊断与鉴别诊断的精确方法。CT 平扫可确定肝肿瘤密度、结节性质及与周围组织的关系，增强扫描肿瘤组织内部结构，肝母细胞瘤常见坏死区，因血管管径小时造影剂较少吸收，CT 片可见大片低密度区域，常见钙化影。MRI 主要优点是三维成像，可以明确肿瘤与肝内血管和胆管关系、肿瘤对周围组织器官的浸润情况，对选择手术方式、切除手术范围有指导意义。放射性核素肝脏造影可显示肝脏的位置、大小、形态，可见稀疏或缺损区，但只能对肿瘤定位，不能定性。肝动脉造影可提供肿瘤定位、血管分布、是否变形、移位等能否手术的信息，此项检查是侵入性检查。

（3）肿物病理组织学检查　可做经皮肝穿刺活检或手术取肝肿物组织。此项检查是确诊的依据。

5. 临床分期

无统一分期标准，在此介绍美国 CCSG（儿童肿瘤研究组）对儿童肝脏恶性肿瘤的分期。

（1）Ⅰ期　可完全切除的病变。A 组为预后良好的组织学分型（纯胎儿型）肝母细胞瘤，B 组为预后不良的组织学分型（胚胎型）肝母细胞瘤和肝细胞癌。

（2）Ⅱ期　有镜下残留病变。A 组可见肝内残留病变，B 组可见肝外有残留病变。

（3）Ⅲ期　有肉眼残留病变。淋巴结受累播散的肿瘤，A 组肿瘤完全切除，有播散肿瘤和（或）有肉眼可见的淋巴结残瘤病变，B 组肉眼可见肿瘤、未被完全切除淋巴结受累肿瘤播散。

（4）Ⅳ期　出现转移瘤灶。A 组原发瘤完全切除，B 组原发瘤未完全切除。

6. 治疗

一般对早期的肝恶性肿瘤以手术为主。如肿物过大，可先化疗 1~2 个疗程再手术，然后再化疗，可结合放疗、中医中药、免疫治疗，及其他支持、对症治疗。

能否完整切除肿瘤是肝母细胞瘤手术治疗的决定性因素。大样本研究表明，不能手术完整切除肿瘤或仅做病理学组织检查的病例几乎不能长期存活。

（1）手术指征：①全身情况好，心、肺、肾功能无明显损害，无明显黄疸、腹腔积液或肝外转移者；②肝功能代偿良好，凝血酶原时间纠正后 ≥50%，血清蛋白 >60g/L，白蛋白 >30g/L；③病变估计局限于肝的一叶或半肝，未侵犯肝门区或下腔静脉；④肿瘤虽然巨大，但边界较清晰，有包膜，肿块可随呼吸上下移动，可向左右移动，放射性核素扫描显示第 1、2 肝门未受侵犯。

（2）手术原则：①可一期手术切除的病例，肝脏肿瘤切除及术后化疗，不能一期切除的巨大肿瘤、肿瘤长在门脉区以及肿瘤累及左右肝叶等情况应术前化疗，之后手术切除以及术后化疗；②手术应完整切除肿瘤，小儿肝脏再生能力强，只要保留 20% 以上肝脏即能维持生命，2 个月再生肝脏可恢复到正常水平；③根据肝脏肿瘤大小可选择适当手术方式，根据术中发现来选择肿瘤切除范围，采取肝叶切除、半肝切除或肝脏多叶切除。术前应有肝脏血管、胆道清晰的影像学资料；术中精细解剖第一、第二、第三肝门，难以完整切除的肿瘤，可少量残留肿瘤组织；术后辅以积极化疗。

肝脏恶性肿瘤作单独放疗是无效的，恰当的放疗与化疗结合，可使肿瘤缩小，有利于手术。因小儿正常肝细胞对放疗很敏感，而恶性肿瘤细胞对放疗有耐受，故应用放疗应非常慎重。国外放疗总剂量主张在 12~18Gy，分 10 次照射；国内多用 20~40Gy，每次 1~2Gy，每周 5 次或隔日 1 次。

顺铂、长春新碱及氟尿嘧啶是肝母细胞瘤化疗常规用药，一般 2~5 个疗程。对 III/IV 期肿瘤行一期切除困难病例可采用异环磷酰胺、顺铂及阿霉素，术前化疗 2~4 个疗程。手术切除肿瘤后再行 2~4 个疗程化疗。

手术探查不能切除肿瘤病例可经肝动脉插管化疗，常用药物为氟尿嘧啶等，每日或隔日经导管灌注 1 次。

经皮穿刺股动脉插管到肝固有动脉，选择患侧分支进行栓塞治疗，栓塞剂多选用碘油和明胶，如联合化疗药物效果更好。反复多次栓塞，可以提高疗效。栓塞治疗适用于巨大难以切除的肝母细胞瘤。

采用卡介苗、免疫核糖核酸、自体或异体瘤苗以及转移因子、干扰素、白细胞介素 -2、左旋咪唑等作为免疫刺激因子，可有效提高机体免疫力。在给予免疫治疗时，应给予相应支持治疗，作为综合治疗的一部分更好发挥疗效。

高强度聚焦超声（HIFU）是利用聚焦后的高能量切除肿瘤。低能量照射肿瘤的边缘组织，肿瘤细胞膜及耐药蛋白受到破坏，术后化疗敏感性增加。临床应用于肝癌治疗已取得显著疗效，有较好的应用前景。

肝脏移植治疗不能切除的肝母细胞瘤已经取得成功，其中包括第 IV 期肝母细胞瘤患者。研究表明，化疗后行肝移植手术，5 年存活率已高达 85%。

影响肝母细胞瘤预后因素包括：①能否完整切除肿瘤；②胎儿型肝母细胞瘤的预后较好；③肿瘤切除后 AFP 明显下降或已达到正常标准，提示预后较好；④不能一期切除的肿瘤化疗后能二次切除提示预后较好。

二、肝细胞性肝癌

肝细胞性肝癌，也称肝细胞癌，在儿童肝脏恶性肿瘤中仅次于肝母细胞瘤，居第二位，发病年龄绝大多数在 5 岁以上。

1. 病因与病理分型

可能因素有肝炎病毒（以乙肝病毒为主）感染，亚硝胺类、曲霉菌素等致癌物质，寄生虫及遗传。

癌细胞存在不同的分化程度，可保留肝细胞的特点，但肝小叶结构已被破坏。按大体形态分巨块型、结节型、弥漫型。按细胞分化程度可分为以下四级，级数越低，分化程度越高。

（1）Ⅰ级　癌细胞形态与正常的肝细胞相似，胞浆嗜酸性，着色明显，胞核圆、规则，核仁明显，核分裂少；细胞呈索状排列，索间血窦明显，附以单层内皮细胞。

（2）Ⅱ级　癌细胞形态略有异常，胞浆嗜酸颗粒明显，胞核较大，着色不均，核仁明显，核浆比例增大；细胞呈腺泡状排列，胞浆有较多胆汁小滴。

（3）Ⅲ级　癌细胞异形明显，胞浆仍有嗜酸着色，核大、不规则，染色质粗，着色深浅不一，核仁明显，核浆比例明显增大。有巨细胞，胞浆中胆汁小滴少见。

（4）Ⅳ级　癌细胞有更明显的异形，胞浆少，核大，着色不均，核仁不规则，核浆比例显著增大；癌细胞排列松散，无结构规律，偶见血窦。

本病病情发展迅速，死亡率极高，治疗效果的关键在于早期诊断，直径小于2cm的肝细胞癌手术切除后5年生存率可高达80%以上（上海统计）。

2. 临床表现

（1）早期可无症状，中晚期可有恶心，呕吐，厌食，腹胀，腹痛，腹腔积液，黄疸等。

（2）腹部包块，常为上腹部包块，质偏硬，可无明显压痛。

3. 辅助检查

血象正常或轻度贫血。

肿瘤标志物甲胎蛋白（AFP）特异性高，血清AFP大于

400μg/L，持续 4 周，很大程度上可排除活动性肝病及肝转移癌；AFP 特质体的检测可用于鉴别 AFP 是肝癌还是活动性肝病；AFP 的浓度随肿瘤切除后下降，如不能降至正常（小于 20μg/L），提示手术不彻底；AFP 可在肝细胞癌临床症状出现前数月被检出。γ-谷氨酰转肽酶同工酶Ⅱ（GGTⅡ）可见于许多肝胆疾病，采用聚丙烯酰胺凝胶电泳可提高其特异性。异常凝血酶原（DCP）由癌变后的肝细胞合成，肝细胞癌时可出现。AST、LDH、血清蛋白等可出现异常，晚期患儿可出现凝血指标异常。

影像学检查（B 超、CT）均可见肝内多结节的弥漫性肿块，常有血管侵犯，门静脉内瘤栓。

4. 治疗

治疗以手术切除为主，结合化疗、放疗及其他治疗。

（1）一般治疗　休息，高糖、高蛋白饮食，抗感染，止痛，止血等。

（2）手术治疗　只有 1/3 的肝细胞癌可以完全切除，完全切除中仅 1/3 者可以长期生存。

（3）化疗　常用于肝细胞癌的药物有 5-氟脲嘧啶（5-Fu）、阿霉素（ADM）、顺铂（DDP）、丝裂霉素（MMC）、鬼臼乙叉苷（VP-16）等。联合化疗用 5-Fu + CTX + MTX + VCR 方案或 ADM + 链脲霉素方案。大多数学者认为常规途径的全身给药化疗，对肝细胞癌的效果不理想。

经肝动脉导管灌药化疗能使肝内化疗药物明显提高，可提高疗效，减轻全身毒副作用。注入药物为氟脲嘧啶脱氧核苷（FUDR），0.3mg/（kg·d），共用 14d，MMC 每次 10mg/kg，每 4 周 1 疗程。

化疗与放疗结合也可应用于肝细胞性肝癌，经肝动脉导管灌注 DDP，20mg/d，连用 3d；放疗 5Gy/d，分 2 次给予，共 8～10d。另有报道，静脉注射 MTX 75mg/（m^2·d），5-

FU 750mg/（$m^2 \cdot d$），连用 7d，第 8 ~ 36 天给予 30Gy 放疗。

还有一些疗法如经肝动脉导管栓塞化疗、经皮肝穿刺无水酒精瘤内注射等，均有一定效果。

第 七 节
肾母细胞瘤

肾母细胞瘤也称肾胚胎瘤，是儿童最常见的恶性肾脏肿瘤。由 Wilms 首先报道，故又称 Wilms 瘤。近 20 年，由于手术、化疗和放疗等综合治疗措施的开展，以及美国肾母细胞瘤研究组（NWTSG）和欧洲国际儿童肿瘤协会（ISPO）等多中心研究成果的推广应用，疗效显著提高，低危患者并发症逐步减少，高危患者的长期生存率也进一步得到提高。

肾母细胞瘤可发生于肾脏的任何部位，具有由纤维组织及被压缩的肾组织所构成的被膜。肺是肿瘤的好发转移部位，其次为局部淋巴结。肿瘤也可沿着肾静脉进入下腔静脉，甚至到达右心房。肾母细胞瘤是应用现代综合治疗最早和效果最好的恶性实体瘤。

肾母细胞瘤在婴幼儿的发病率为（1 ~ 2）/100 万。诊断时年龄最多见于 1 ~ 3 岁，80% 病例见于 5 岁以前，平均年龄为 3 岁。肿瘤可能起源于后肾胚基，为发生于残留未成熟肾脏的胚胎性肿瘤，可并发有泌尿生殖器畸形。肿瘤发生可能涉及 WT1、WT2、p53 等多个基因。肿瘤发生也可能与先天遗传因素有关，可见于 Denys - Drash、Beckwith - Wiedemann 和 WAGR 等综合征。

一、病因

肾母细胞瘤起源于残留的后肾胚基，为胚胎性恶性混合瘤。约 15% 并发其他先天畸形，如泌尿生殖系畸形、半侧肢体肥大、虹膜缺如。肿瘤可以遗传形式或非遗传形式出现。若属于遗传形式，则肿瘤发生得更早，更易为双侧性及多中心形式。所有双侧性肾母细胞瘤及 15% ~20% 单侧病变与遗传有关。遗传方式为常染色体显性遗传伴不完全（约40%）外显率。但也有学者认为遗传因素并不重要，仅 1% ~2% 的患者有家族史。

近年已肯定 *WT1* 和 *WT2* 基因的突变和肾母细胞瘤的发生有关，或可解释为抑癌基因丢失。在第 11 条染色体上可分辨出 3 个单独的位点，即 *WT1*、*WT2* 及 *WT3* 基因。*WT1* 基因表达染色体 11 短臂缺失，即虹膜缺如并发肾母细胞瘤。分辨出 *WT2* 基因的肾母细胞瘤患者并发 Beckwith – Weidemann 综合征（脐膨出、巨舌、内脏增大）。*WT3* 基因的意义不清楚，可能伴发双侧肾母细胞瘤。

二、病理及组织学分型

肾母细胞瘤可发生于肾的任何部位，常呈圆形、卵圆形或大结节状的实性包块，具有由纤维组织及被压迫的肾组织所构成的被膜。肿瘤常破坏并压迫肾组织致肾盂肾盏变形。肿瘤剖面呈灰白色鱼肉样膨出，可因局灶性出血及梗死而呈棕色或黄色，间有囊腔形成。肿瘤由胚芽、间质和上皮三种成分组成。胚芽成分为呈巢状分布的中等大小的幼稚细胞。间质组织占肿瘤大部分，间质组织肿瘤细胞成梭形，细胞成分较胚芽型略少，其内可见横纹肌、平滑肌、脂肪及软骨等较成熟的结缔组织。上皮细胞与胚芽幼稚细胞相似，排列成原始肾小管形态。晚期肿瘤可突破肾被膜而广泛侵入附近器官或组织，可经淋巴道转移至肾门或主动脉旁淋巴结，也可形成瘤栓沿肾静脉延伸至下腔静脉甚至右心房，或经血流转移到全身其他部位，肺转移最常见。

肾母细胞瘤的预后与构成肿瘤的组织结构有关，按其组织结构分类为以下几类。

1. 预后好的组织结构

约占肾母细胞瘤的89%，分为两种类型。

（1）典型肾母细胞瘤　具有致密未分化胚基，在胚胎样小管中出现不同程度的上皮变异，被典型的基质分隔成菊团样、血管球样结构。由胚芽、上皮、基质细胞三种成分组成。

（2）多囊性肾母细胞瘤　由弥散的多房性囊肿构成，只在囊间隔存在分化不良的细胞，可发展成为典型肾母细胞瘤。

2. 预后差的组织结构

主要是未分化型，肿瘤细胞核大，染色质多，异型性明显，可见多极分裂象，弥散性生长，预后较差。未分化型肿瘤进一步分为间变型、杆状细胞型及透明细胞型。杆状细胞型及透明细胞型的表现与肉瘤相似，其侵袭度大，恶性程度高，预后最差，死亡率可达50%以上。

三、临床表现

1. 全身症状

偶见腹痛及低热，但多不严重，有时伴有尿道感染表现。食欲不振、体重下降、恶心及呕吐等是疾病晚期的信号。

2. 原发瘤灶表现

（1）腹部肿块　腹部肿块或腹大为最常见表现，肿块较小时无明显症状而易被忽视，常在换衣服或洗澡时偶然发现，约95%患者在首次就诊时触及肿块。肿块位于上腹季肋部一侧，表面光滑，中等硬度，无压痛，早期可有一定活动性，迅速增大后可越过中线。肿瘤巨大时产生压迫症状，可有气促、食欲缺乏、消瘦、烦躁不安等表现。

（2）腹胀腹痛　约1/3患儿出现腹痛，程度从局部不适、轻微疼痛到剧烈疼痛、绞痛，如果伴有发热、贫血、高血压常提示肿瘤包膜下出血。很少发生瘤体腹腔内破裂所致的急腹症。

（3）血尿　约25%患儿有镜下血尿，10%～15%患儿有肉眼血尿。血尿出现多半由于轻微外伤波及肿大的肾诱发，或与肿瘤侵入肾盂有关，不是肿瘤的晚期表现。

（4）高血压　通常是轻度高血压，约30%病例出现血压增高，可能是由于肿瘤细胞产生肾素，或由于肾血管栓塞或肾动脉受压缺血造成高肾素－血管紧张素水平所致。肿瘤切除后，血压常恢复正常。

（5）红细胞增多症　少数肿瘤也可分泌红细胞生长素导致红细胞增多症。

3. 局部压迫症状

小儿受巨大肿瘤压迫、可有气促、食欲不振、消瘦、烦躁不安现象。

4. 转移病灶

肾母细胞瘤的转移有多种渠道：①通过直接浸润可使肾周围及腹腔出现病变，术前或术中的破溃种植可出现腹腔播散；②淋巴管转移，主要是局部淋巴结受累，是预后不良的指征之一；③血行转移，主要是通过侵犯静脉发生转移，肺和肝是最常见的转移部位，诊断时约10%有肺转移，少见部位有骨髓、唾液腺；④透明细胞肉瘤型常可见到椎骨转移，而横纹肌样肉瘤型则可发生中枢神经系统转移。

5. 并发症

可并发急性肾衰、精索静脉曲张、低血糖等。红细胞增多症罕见，原因可能与肿瘤产生红细胞生成素有关。并发肾病综合征，则称为 Wilms 肾炎。

四、辅助检查

1. 实验室检查

血、尿常规，尿儿茶酚胺代谢物、肾功能检测。不易与神经母细胞瘤区别者可行骨髓穿刺检查。

2. B 超

如小儿以腹部肿块就诊，应先做 B 超检查，可分辨囊性或实质性肿块，易与肾积水、多囊肾等鉴别，同时也可明确对侧肾脏及肝脏是否受累。Wilms 瘤呈杂合性回声，反映多种组织来源或并发坏死、出血。此外，B 超也可对肾静脉、下腔静脉或右心房进行评估，如疑有下腔静脉瘤栓，下腔静脉造影可进一步确诊。如下腔静脉内发现瘤栓，提示可能已累及右心房，上腔静脉及右心导管检查可帮助确诊。先进的 B 超检查可取代腔静脉造影和心导管检查。

3. 静脉尿路造影（IVP）

IVP 也是一种重要诊断手段，能了解对侧肾脏的形态及功能。患肾 IVP 常表现为患侧肾不显影或表现为肾内肿块（即患侧肾盂肾盏被挤压、移位、拉长变形或破坏）。10% 病例因肿瘤侵犯肾组织过多或侵及肾静脉而不显影，提示泌尿道完全梗阻、肾静脉严重侵犯或残留肾实质太少。钙化少见，出现"蛋壳"样钙化多提示陈旧性出血。

4. CT 检查

可判断：①原发瘤的侵犯范围以及与周围组织、器官的关系；②主动脉旁淋巴结是否受累；③有无双侧病变；④有无肝转移及判断肿块性质。因肿块包含成分不同，平扫与增强扫描有助于区别肾错构瘤。

5. 膀胱镜及逆行肾盂造影

有学者提出，如患侧不显影或有镜下和肉眼血尿，应做膀胱镜及逆行肾盂造影，因有报道肿瘤转移到同侧输尿管、膀胱及尿道。

6. 血管造影

如疑有下腔静脉瘤栓，应做下腔静脉造影。如下腔静脉梗阻，应做上腔静脉和右心导管检查。

7. MRI 检查

与 CT 相比较，MRI 不用对比剂，且更易辨别肾静脉及腔静脉情况，但价格更昂贵，可根据具体情况选用。

8. 其他检查

肺是肾母细胞瘤最常见的转移部位，应常规行胸部 X 线检查；对疑有骨转移（局部疼痛、压痛及肿块）的患者应行骨 X 线和（或）骨扫描检查。患者血尿中透明质酸、透明质酸酶、血浆肾素、尿基质成纤维细胞生长因子较正常人不同程度升高。术后 1～6 个月，如果有肿瘤残存或复发，血浆肾素水平可再度升高。

五、诊断

1. 诊断要点

本病诊断主要根据上腹部或腰部肿块、腹胀，结合必要的影像学检查进行临床分型，以指导选择治疗方案与判断预后。

2. 鉴别诊断

肾母细胞瘤应与以下腹部肿瘤性疾病相鉴别。

（1）神经母细胞　腹部的神经母细胞瘤应与肾母细胞瘤鉴别。前者腹部肿块表面凹凸不平、固定、质硬，常出现早期远处转移，X 线片见肿块内有泥沙样钙化，B 超、肾盂造影见肿块位于肾外，尿 VMA 和 HVA 阳性。

（2）畸胎瘤　病程长，肿块光滑，呈囊实相间，腹部平片可见骨骼、牙齿影或成片钙化灶。B 超检查见肿物位于肾外。

（3）肾盂积水　病程长，肿块表面光滑，囊性感，透光试验阳性，B 超检查可鉴别。

（4）多囊肾　一般为两侧发病，扪诊质较软，晚期可有肾衰竭，影像学检查呈多囊样改变。

（5）恶性淋巴瘤　常不是单一肿物，全身或局部淋巴结肿瘤转移早。儿童非霍奇金淋巴瘤多数有骨髓转移成淋巴肉瘤白血病情况发生。

以上需鉴别的疾病中，只要影像学检查表现为实体瘤，其最终的诊断还必须依赖组织病理学检查确诊。任何辅助检查手段都不是完全可靠的，所以对于不明诊断的腹部实体瘤要尽早手术探查，绝不能以拟似诊断开始治疗，因为其治疗方案有很大的不同，而治疗方案又直接影响着治疗的效果。常见腹膜后（肾区）肿块的鉴别如表3-4。

表3-4 常见腹膜后（肾区）肿块的鉴别

项目	肾母细胞瘤	神经母细胞瘤	畸胎瘤	肾积水
病程	短	短	长	长，常有发热、腹痛、脓尿
肿块特点	光滑、实体性、中等硬，常不超中线	坚硬，不规则、结节状，常超中线	光滑，部分囊性	光滑，囊性，透光阳性
常见转移部位	肺	骨、骨髓、肝、肾、脑、眼眶	良性者，无转移，恶性常转移至肺	无转移
尿VMA	阴性	阳性	阴性	阴性
腹部X线片	罕见钙化点	常见分散钙化点	可见骨骼、牙影	无钙化
静脉肾盂造影	肾内占位病变或不显影	肾受压移位	肾受压，移位肾盂肾盏扩大或不显影	
超声波检查	实质性	实质性	大部分呈囊	囊性
肾扫描	肾内占位性病变	肾外肿块，如侵入肾可为肾内占位病灶	肾外肿块	

3. 临床分期

肾母细胞瘤的分期是对肿瘤扩散状态的评估，可作为选择治疗方式、判断预后的依据。目前被广泛采用的是NWTSG（national Wilms' tumor study）制订的标准，主要根据肿瘤浸润肾包膜程度、淋巴结受累情况、镜下切缘肿瘤残留多少、术前术中肿瘤是否破裂，以及是否双侧肿瘤来决定。目前普遍采用 NWTS－3 分期法。

（1）Ⅰ期 单侧肿瘤。肿瘤局限于肾包膜内，肾包膜未受侵犯，手术完整切除，切除边缘无肿瘤残留。无活体检查史。术前或术中无包膜破裂。

（2）Ⅱ期 单侧肿瘤。肿瘤扩散于肾包膜外，肾包膜受侵犯，手术完整切除，切除边缘无肿瘤残存。有活体检查史，或曾有肿瘤溢出，但仅局限于腰部。无淋巴结转移。

（3）Ⅲ期 单侧肿瘤。非血源性播散的肿物局限在腹部。有以下几种情况：①肾门淋巴结、主动脉旁淋巴结已有侵犯，或者已经超出以上范围；②在术前或术中腹膜被肿瘤细胞广泛污染；③腹膜表面肿瘤种植；④在肉眼或镜下观察，肿物已经扩展到手术边缘以外；⑤因为肿物局部侵犯重要脏器，不能完全切除。

（4）Ⅳ期 血行转移（肺、肝、骨骼、脑等），腹部或盆腔以外的远处淋巴结转移。

（5）Ⅴ期 双侧肾脏肿瘤。

六、治疗

肾母细胞瘤是小儿肿瘤中应用综合措施最早和效果最好的实体瘤之一，需综合治疗，包括应用手术、放疗、化疗。如属于预后良好型（FH），Ⅰ期病变的 2 年存活率可达 90% 以上。

1. 手术治疗

患侧抬高 30°，一般采用经腹部横切口，少用胸腹联合切口。首先评估肿瘤大小、累及范围，检查对侧肾、肝脏。肾门、主动脉旁如有肿大淋巴结，需取活体组织检查。如肾静脉或腔静脉内有瘤栓，应取出瘤栓再结扎肾静脉。手术过程中注意避免肿瘤破溃污染手术野而增加肿瘤复发机会。

2. 放疗

肾母细胞瘤对放疗很敏感，放疗可分为术前及术后照射两种，随着化疗水平的进步，术前照射现较少应用。凡Ⅰ期预后良好组织型可不行术后照射，未分化组织型术后 1～3d 即开始照射，Ⅱ、Ⅲ期肿瘤术后照射 20Gy。Ⅲ期有腹内扩散者行全腹照射，应保护好对侧肾。如有残留肿瘤，局部追加 5～10Gy。1 岁以内患儿照射 10Gy，以免影响发育。

3. 化疗

肾母细胞瘤的瘤细胞对化疗药物如长春新碱（VCR）、放线菌素 D（又称更生霉素，AMD）高度敏感。为提高肿瘤切除率，主张手术前对Ⅱ期以上、双侧肾母细胞瘤常规作手术前化疗，行延期肿瘤切除术，这是提高 5 年生存率的关键。

（1）术前化疗　术前化疗目的是促使肿瘤缩小、包膜增厚，利于肿瘤切除，显著减少术中肿瘤破裂播散的机会，提高完整切除率。术前化疗可能干扰病理组织分型，影响对肿瘤分期的判断，常用于手术切除困难的巨大肿瘤。肾母细胞瘤术前化疗以联合应用长春新碱、放线菌素 D 为最理想方案。AMD，每日 15μg/kg，溶于 5% 葡萄糖液 250ml 中静脉滴注，或溶于生理盐水 20ml 中静脉注射，连用 5d；VCR 1.5mg/m²，溶于生理盐水 10～20ml 中静脉滴注，第 1 天。两药联合化疗为好。

（2）术后化疗　手术切除后，进一步的治疗需要根据肿瘤分期和病理分型施行。术后化疗对肾母细胞瘤预后有重要影响。术后化疗可选用下述的 A、B、C 三种方案。

预后良好型（FH）Ⅰ期采用方案 A（表 3－5）：AMD 于术后第 6 天、第 5，13，24 周；VCR 术后第 7 天开始每周 1 次，连用 10 周，然后于 13，24 周 AMD 疗程中第 1，5 天各用 1 次。不需放疗。

表3-5　Ⅰ期/FH VA（VCR＋AMD）方案

药物	剂量	用法	用药时间
放线菌素D （AMD）	15μg/kg	静脉 滴注	术后第6天，第5，13，24周，共 4个疗程，每疗程第1～5天用药
长春新碱 （VCR）	1.5mg/m²	静脉 滴注	术后第7天起，每周1次，共10次。后 于第13，24周疗程中第1，5天各1次

预后良好型Ⅱ期采用方案B（表3-6）：最初10周同Ⅰ期，然后AMD及VCR用于第13，22，31，40，49，58周。不需放疗。

表3-6　Ⅱ期/FH VA（VCR＋AMD）方案

药物	剂量	用法	用药时间
放线菌素D （AMD）	15μg/kg	静脉 滴注	术后第6天起，第5，13，22，31， 40，49，58周，共8个疗程，每疗 程第1～5天用药
长春新碱 （VCR）	1.5mg/m²	静脉 滴注	术后第7天起，每周1次，共10次。后 于第13周后疗程中，第1，5天各1次

预后良好型包括Ⅲ、Ⅳ期，采用方案C（表23-6）：AMD于术后第6天开始，第13，26，36，52，63周；VCR术后第7天开始每周1次，共10次，在第13周后疗程中第1，5天继续使用；AMD用于第6，9，22，45，58周（表3-7）。术后放疗，于术后10d内开始，Ⅲ期腹部10Gy，Ⅳ期腹部、全肺12Gy。

表3-7　Ⅲ、Ⅳ期 VAD（VCR＋AMD＋ADM）方案

药物	剂量	用法	用药时间
放线菌素D （AMD）	15μg/kg	静脉 滴注	术后第6天起，第13，26，36， 52，63周，共6个疗程，每疗程第 1～5天用药
长春新碱 （VCR）	1.5mg/m²	静脉 滴注	术后第7天开始，每周1次，共10次， 后于第13周后疗程中，第1，5天各1次
阿霉素 （ADM）	1.5mg/m²	静脉 滴注	第6，9，22，45，58周，共5个疗 程，每疗程连用3d

预后不良型（UH）包括间变型Ⅰ期（同良好型Ⅰ期）和间变型Ⅱ～Ⅳ期及透明细胞型（CCSK）（Ⅰ～Ⅳ期同良好型Ⅲ期～Ⅳ期）。在间变型方案中加 CTX 可提高疗效。横纹肌肉瘤样肾肿瘤（RTK）用现代方案治疗疗效仍差。

4. 介入治疗

通过肿瘤血管化疗或栓塞，能使化疗药物直接进入肿瘤进行局部化疗。

5. 复发与转移瘤的治疗

包括手术、化疗及放疗。化疗方案应加用依托泊苷、顺铂等。肺转移者行肺野照射 12Gy。肝转移者必须由细胞学证实，行 3～4 周内照射 30Gy。未用方案 C 的复发者可用方案 C，用方案 C 复发者可试用下列方案

（1）EC（VP－16＋CTX）方案　如表 3－8。

表 3－8　EC（VP－16＋CTX）方案

药物	剂量	用法	用药时间
依托泊苷 （VP－16）	每日 100mg/m²	静脉 滴注	第 1～5 天，每 3 周重复 1 个疗程
环磷酰胺 （CTX）	800～1 000mg/m²	静脉 滴注	第 1 天，每 3 周重复 1 个 疗程

（2）ED（VP－16＋DDP）方案　如表 3－9。

表 3－9　ED（VP－16＋DDP）方案

药物	剂量	用法	用药时间
依托泊苷 （VP－16）	每日 125mg/m²	静脉 滴注	第 1～5 天，每 3 周重复 1 个疗程
顺铂（DDP）*	75mg/m²	静脉 滴注	第 1 天，每 3 周重复 1 个 疗程

注：于 1 500ml/m² 含钾葡萄糖、1/2 张生理盐水中避光静脉滴注 8h。此方案需用强烈止吐药，适当应用甘露醇或利尿剂，并注意听力及肾功能损害，每疗程前查肾功能，如肌酐清除率低于 60ml/（min·1.73m²）或有其他肾小球损害即停用

6. 双侧肾母细胞瘤

双侧肾母细胞瘤占患者总数的 5%~7%，其中 45% 患者伴其他发育异常。双侧同时发病患者的预后（生存率达 80%）较先后发病者预后（生存率 40%）好。双侧肾母细胞瘤治疗应强调完整切除肿瘤、尽量保留肾实质，特殊病例选择肾移植也是一种方法。治疗目的是最大限度的保留肾组织，故术前最少用 VCR 及 AMD 4 周，使肿瘤缩小，如无效可加阿霉素和放疗 15Gy，应用影像检查监测以选适宜时间，再次手术探查。NWTS-3 建议经腹探查，良好组织型（不良组织型仅占 12%）仅做双侧活检，包括取淋巴结活检。如能保留患肾在 2/3 以上，也可做肿瘤切除活检而不是全肾切除。必须做双侧全肾切除及肾移植时，须在化疗药应用 2 年以后，以免肿瘤复发。另外，双侧肾母细胞瘤组织类型可能不一样，故须双侧分别送病理检查。

7. 支持治疗

对于手术、放疗、化疗综合措施能顺利进行的患儿，应给予必要的支持治疗，包括输血或成分输血。当骨髓抑制时可应用粒细胞集落刺激因子（G-CSF）。放疗、化疗均可导致严重胃肠道症状，可用枢复宁 4~8mg 于治疗前 15min 口服或静脉注射，以防严重呕吐。阿霉素有心肌毒性，应引起注意。

七、预后

一般年龄小于 2 岁且肿瘤重量小于 550g 者预后较好。肾母细胞瘤的组织学分型和临床分期与预后有密切的关系，预后良好型（FH）Ⅰ期或Ⅱ期 2 年存活率可达 90%，Ⅳ期病例预后仍差（存活率仅 53%）。肿瘤细胞基因的不稳定性可使肿瘤细胞产生耐药性，也导致预后不良。决定预后的主要因素有：①合理治疗　应采取手术、化疗、放疗等一系列综合治疗措施；②病理类型　最为重要，组织分化程度良好者生存率较高；③肿瘤分期　有淋巴结转移、血性转移者预后不良；④患者年龄及肿瘤体积　年龄小于 2 岁及肿瘤体积小者预后好。

八、随访

肾母细胞瘤的复发或转移，多发生在诊断后的 6 个月以内，2 年无复发或转移迹象，可以认为越过危险期。但近年来广泛应用化疗，使肿瘤复发及转移的时间推迟，故认为肾母细胞瘤应随访 5 年更为适宜。

第 八 节

横纹肌肉瘤

横纹肌肉瘤（RMS）是来源于原始骨骼肌细胞的恶性肿瘤，是儿童软组织肉瘤中最常见的类型（约占 60%）。横纹肌肉瘤是一种少见肿瘤，发病率为 4.6/100 万人口/年；男:女为（1.3～1.5）:1。横纹肌肉瘤可发生在除骨之外的任何组织，常见部位有头颈、躯干和四肢、腹膜后、盆腔、泌尿生殖系、甚至胆道或心脏等一些无骨骼肌组织的部位。病变发生在膀胱、前列腺、阴道和中耳，多见于较小年龄者（平均年龄 4 岁）；病变在睾旁、四肢区域者，年龄偏大（平均年龄 14 岁）。横纹肌肉瘤恶性度很高，可以转移到肺、淋巴结、骨和骨髓。如果有播散，80% 的患儿在 5 年内死亡。

一、临床表现

临床表现因由横纹肌肉瘤发生的部位不同而不同。美国横纹肌肉瘤协作研究组 2 747 例病例统计，原发瘤位于泌尿生殖道 24%、四肢 19%、脑膜旁区域 16%（鼻咽、鼻腔、副鼻窦、外耳道、中耳 – 乳突、翼腭突、颞内窝、舌、唇、口腔)、腹膜后 11%、头颈部其他部位 10%（头皮、腮腺等，不包括眼眶、脑膜旁）、眼眶 9% 和其他部位（胸壁、腹壁、背部、胆道、心脏等）。

在空腔器官发生的肿物，常如葡萄样脱垂于腔内甚至体外，可出现梗阻、出血、烂肉样组织脱落；在实性组织中发生的肿物呈膨胀性生长，压迫周围组织器官引起相应症状。转移常见于区域淋巴结、肺、骨髓等。

眼眶部位肿瘤可引起突眼、脑神经压迫症状；鼻腔可引起鼻塞、流脓涕、血涕；膀胱部位可出现血尿、尿潴留；前列腺和盆腔部位可引起便秘、排尿困难；腮腺、四肢和躯干常见局部肿胀、生长迅速的无痛性包块、皮肤静脉扩张。

二、辅助检查

1. B 超、CT
观察其大小及其性质，毗邻组织关系及周围淋巴结转移情况。

2. IVP、尿道造影
50% 以上患儿可见尿道扩张。

3. 腹部平片和 CT
用于检查有无肺转移。

4. 内镜检查
膀胱镜可确定肿瘤大小及范围。

三、诊断

1. 原发瘤情况
B 超、CT 平扫加增强、MRI 可以显示肿瘤部位、大小和毗邻器官的关系。

2. 转移瘤情况
B 超、CT 平扫加增强、MRI、PET 等检查有无区域淋巴结、肺、肝、脑和骨转移；骨髓穿刺检查骨髓有无瘤细胞；

脑膜旁肿物应做腰穿,检查脑脊液。

3. 组织学检查

肿物切除、小切口活检或带芯穿刺针穿刺,采集足够的组织标本进行光镜、电镜和免疫组化检查,以明确病理诊断和分型。

4. 肿瘤标记物

横纹肌肉瘤无特异性血清学标记物。

5. 病情估计

根据肿瘤部位、肿瘤大小进行分组;原发瘤有无残留、有无区域/远处淋巴结受累、远处转移进行分期及活检病理亚型的确定决定治疗方案。

四、治疗

根据"肿瘤部位 + 分期 + 病理亚型"决定治疗方案,采用综合治疗方案,以彻底去除原发灶、消灭转移灶为目的。

1. 外科手术

(1) 大块彻底切除病灶 是决定分期的主要因素,亦是局部控制的关键步骤。肿瘤局限时手术应切至正常组织内 5mm(radical,wide excision),或沿纤维组织筋膜切除为宜(R0 = clear margin);如果手术沿肿瘤假包膜切除(marginal excision),很可能有镜下残留肿瘤细胞(R1 = microscopic residual);肿瘤内切除会有肉眼残留组织(R2 = gross residual),应尽量避免;无计划的肿瘤切除将造成肿瘤分期的增高、局部复发和远处转移的危险加大、放化疗强度比正常要高出许多、副作用及远期生活质量下降等一系列问题。

(2) 延期手术 横纹肌肉瘤瘤体过大时,完全切净有困难,应选择术前化疗 3 ~ 6 个月,或局部化疗,待肿瘤缩小后再手术,争取全部切净,也可达到保器官、保功能的目的。

(3) 二次探查术 肿瘤手术分期不明者,可在术后 1 月内再次手术，切除原瘢痕组织和全部可疑组织，争取达到 R0。

（4）小切口活检术及组织穿刺活检术　肿瘤较大而不能确定诊断时用小切口方法或带芯组织穿刺针（core needle）取活检，可以提供足够的组织做各项必要的病理检查及进行分型，并且对正常生理干扰小，可很快开始其他治疗。

（5）其他　截肢术一般不予采用，治疗必须采用综合治疗的方针。仅靠根治性手术肿瘤会很快复发转移，截肢造成的肢体缺残患儿和家长也很难接受。

2. 放疗

横纹肌肉瘤特别是 1 组的胚胎型 RMS 对放疗非常敏感，放疗是局部控制的重要措施，一般 4～6 周 40～50Gy。但放疗对儿童和青少年损伤大，可造成局部骨骼生长永久性停止、第二肿瘤的发病率增加，患儿远期生活质量受到很大影响，应注意以下几点。

（1）单用放疗预后很差，仅 30% 的病例肿瘤可以得到控制。

（2）R0 且 I 期的胚胎型 RMS 可不放疗。

（3）四肢肿瘤 80% 是腺泡状 RMS，大部分直径肿瘤 > 5cm，属预后不良，多需放疗。

（4）目前有欧洲中心尝试局部出现复发时才给予放疗，与北美强调局部控制，采用强剂量放疗方案相比，虽然局部复发率不同，但总存活率却是相同的。

3. 化疗

主要药物有长春新碱、环磷酰胺、阿霉素、顺铂、足叶乙苷、更生霉素和拓扑替康。

美国儿童肿瘤组 COG 化疗方案以 VOA（长春新碱、环磷酰胺和更生霉素）为主；欧洲 SIOP 用异环磷取代环磷酰胺以减少不孕的副作用，并观察其脑损伤和肾毒性。但异环磷的费用明显提高。阿霉素大剂量冲击治疗及长春瑞宾用于腺泡状亚型已进入临床Ⅲ期的研究。

（1）术前化疗　用于肿瘤巨大致无法全部切净的肿瘤，尤其是对病灶与周围重要器官邻近的的患儿是一种明智的、有益的选择。一般术前化疗3～6个月，同时观察肿瘤对化疗的敏感程度。方案常用长春新碱、环磷酰胺、阿霉素、更生霉素与长春新碱、环磷酰胺、顺铂、足叶乙苷，每2周交替使用。

（2）术后化疗　1组Ⅰ期胚胎性RMS可用长春新碱、环磷酰胺、阿霉素与长春新碱、环磷酰胺、更生霉素，每2周交替使用，一般疗程12个月。2组Ⅰ期、Ⅱ期化疗一般同术前化疗，12个月后停用阿霉素改用拓扑替康，可以获得较好的无瘤存活率。

（3）局部动脉灌注化疗　常用于保肢手术的术前化疗。局部灌注可使药物浓度增高数十倍甚至百倍，使肿瘤迅速缩小，为彻底切除肿瘤、减少损伤、保留肢体功能提供必要的条件。由于插管装置的改进，动脉留置的时间延长，此方法能否取代全身化疗需要再观察。

（4）骨髓移植　一般用自体骨髓移植。用于分期高或病理亚型差的病例。由于花费较高，目前国内只用于个案。

第 九 节

骨肉瘤及尤文肉瘤

骨肿瘤包括骨骼及其附属组织如骨膜、神经、血管等的原发性、继发性肿瘤以及与骨肿瘤相似的骨肿瘤样病变。骨肿瘤通常分为良性和恶性两大类，同时根据肿瘤的发生学、组织形态结构及来源分为多种肿瘤。

骨肿瘤的诊断必须依据临床表现、影像学检查及病理检查，三者结合才能实现更高的诊断率。在临床表现方面，疼痛、肿块、功能障碍是小儿常见主诉。疼痛程度与性质、肿块增大的速度以及有无全身症状对区别良、恶性肿瘤有重要价值。在影像学检查方面，X 线检查是不可缺少的诊断依据，多数情况下可区别骨肿瘤的性质。CT 和 MRI 可显示骨和软组织肿瘤的大小、范围、形态，以及周围解剖关系等，还可发现 X 线片上不能显示的 <1cm 的微小病灶，对骨肿瘤的诊断有重要价值。放射性核素骨扫描检查比普通 X 线片提前 3~6 个月发现骨肿瘤，因为骨代谢改变早于解剖形态学变化，这对早期诊断有重要意义。另外，病理学检查是骨肿瘤确诊必不可少的环节。有些骨肿瘤可用穿刺活检或冰冻切片检查，但有时仍难确诊，还须肿瘤组织切片确定。

骨肿瘤的治疗按良、恶性有所不同。良性骨肿瘤一般切除或刮除植骨即可；恶性骨肿瘤采取以手术为中心的化疗、放疗、免疫疗法以及基因疗法等措施综合治疗。手术治疗的原则是在彻底切除病灶的同时尽可能保存功能。提高疗效的关键在于早发现、早诊断、早治疗。

一、骨软骨瘤

骨软骨瘤是小儿最常见的良性骨肿瘤，又称外生骨疣。实质上骨软骨瘤可能是发育异常而不是真正的肿瘤。病变由骨组织和软骨帽组成，多呈蒂状，自近骺板的干骺端呈垂直方向长出，以生长的软骨帽逐渐发叶——软骨内骨化而形成。与真正的肿瘤不同，骨软骨瘤的生长与患儿的生长发育同步，当骨骼生长发育成熟后肿瘤的生长也就停止。临床上有单发和多发两个类型，单发者无遗传性，多发者有遗传及恶变倾向，二者是完全不同的两种疾病。

单发性骨软骨瘤约占 90%。可发生于任何由软骨内化骨而形成的骨骼，好发于近骺板的长骨干骺端。最常见的发病部位是股骨远端、胫骨近端，其他尚有肱骨近端、桡骨远端、腓骨近端与胫骨远端，极少发生于关节内。多发性骨软骨瘤由骨骼发育异常引起，又称骨干性续连症或骨软骨瘤病。其特点是存在多个外生骨疣，常为对称型发病。多发性骨软骨瘤只有单发性的5%～10%。男性多见，50%以上的患儿可追溯到患儿父母。通常未患病的男性不遗传本病，但未患病的女性常隐性遗传本病。

1. 病理

肉眼观察多为圆柱形，长1～10cm，远端膨大，表层为软骨层，基底部骨松质与干骺端松质骨相连，外层有增厚之包膜包裹。镜下可见软骨成骨现象。有时肿瘤呈扁平隆起如小丘状，但结构仍相同。

2. 临床表现

（1）单发性骨软骨瘤　多数单发性骨软骨瘤无症状，仅偶尔发现。个别出现疼痛，是由肿瘤刺激周围组织而产生的。尺、桡骨和胫、腓骨的骨软骨瘤可压迫邻近骨骼导致畸形。

（2）多发性骨软骨瘤　最常见的发病部位是膝关节周围、踝关节周围和肩胛骨。多数仅因发现无痛性肿块而就诊。本病可出现骨的发育异常，如骨管状结构异常，导致干骺端宽钝，偶有桡骨呈弓形、尺骨短缩，造成腕关节尺偏畸形。

3. 辅助检查

X线片干骺端有骨样隆起，基底与长骨端相连。多数呈带蒂的结节状；少数基底较宽，呈半球状或分叶状。因软骨帽在X线片上不显影，故骨软骨瘤实际较X线片显示的要大。CT检查对解剖复杂的部位，如肩胛骨、骨盆、脊柱等有帮助，对长管状骨的骨软骨瘤可提供肿瘤与患骨之间的关系、病变基质的类型与钙化情况，以及软骨帽的厚度等，对鉴别诊断有帮助。

4. 治疗

（1）单发性骨软骨瘤　无任何症状的骨软骨瘤，一般无需治疗，患儿发育成熟后，肿瘤自然停止生长。手术指征包括肿瘤较大影响美观、压迫周围组织引起症状、生长迅速疑有恶变可能。手术可采取局部切除术，极少恶化。有报道单发性骨软骨瘤可自行消失。

（2）多发性骨软骨瘤　多发性骨软骨瘤无任何症状时无需治疗。手术治疗的目的是切除疼痛性肿块，改善关节功能，矫正或预防畸形，减轻对肌腱、神经和血管的压迫。多发性骨软骨瘤可发生恶变。

二、软骨瘤

软骨瘤是一种由成熟的透明软骨组成的良性骨肿瘤，其发生率仅次于骨软骨瘤。病变位于髓腔内的称内生软骨瘤，较多见；位于骨膜下的为皮质旁软骨瘤或骨膜软骨瘤，较少见。临床上内生软骨瘤又分为单发与多发两个类型。

1. 单发性软骨瘤

好发于儿童和青少年，男女发病相近。内生软骨瘤是手部最常见的骨肿瘤，很少表现出侵袭性，有时也称软骨错构瘤。

（1）病理　肿瘤呈浅蓝色，半透明，质硬，有时可见淡黄色钙化灶，骨皮质向外膨胀变薄。镜下肿瘤为透明软骨组成，细胞小、单核、排列成小叶状，基质有时可见钙化。手、足短骨的肿瘤细胞常有轻度异型性，但仍属良性。而发生于长骨内的肿瘤生物学行为可为恶性。

（2）临床表现　单发性软骨瘤多无症状，往往在病理骨折后才发现，或在进行其他放射学检查时偶尔被发现。

（3）影像学检查　X线片可见一椭圆形阴影，向两侧膨胀，皮质变薄，偶尔可见砂粒样钙化点，骨膜无反应。CT和MRI检查对鉴别诊断有帮助。

（4）治疗　内生软骨瘤的治疗主要是局部彻底刮除后植骨。手、足的内生软骨瘤刮除后效果满意，但长骨的内生软骨瘤术后可能复发，应密切随访。一旦复发应再行切除，如恶变为软骨肉瘤需行截肢术，预后较好。

2. 多发性软骨瘤

又称内生软骨瘤病，是正常软骨内化骨障碍，导致大量软骨细胞异常增生所致。手部短管状骨的多发病变可引起严重的功能障碍。如具有单侧倾向者称为 Ollier 病，并发软组织血管瘤时称为 Maffucci 综合征。本病少见，其发病部位、年龄、性别、特点等与单发性内生软骨瘤相似。成年后恶变率较高，可达 30% ~ 50%。多发性内生软骨瘤通过临床和影像学检查基本可以确诊。对无症状者可以进一步观察，有严重畸形时需截骨矫正。怀疑有恶变时，必须切开活检，必要时彻底切除。

三、骨囊肿

骨囊肿（bone cyst）又称单房性骨囊肿或孤立性骨囊肿。骨囊肿并不是真正的骨肿瘤，而是一种生长缓慢的局限性破坏性肿瘤样病变。真正的病因仍不清楚，但囊内液中前列腺素（PGE_2）水平增高，刺激破骨细胞造成骨溶解，与骨囊肿的发生有密切关系。发生于儿童及青少年，男女比为（2~3）:1。

1. 病理

病变处骨皮质菲薄，轻度膨隆如蛋壳状。囊腔多呈单房性，内含黄色液体。镜下囊壁内衬纤维结缔组织，深层可见化生的骨样组织及骨小梁。

2. 临床表现

骨囊肿一般无症状，发生在下肢时可以出现跛行、局部偶有酸痛、易疲劳等症状。常在 X 线检查中或病理性骨折后发现。肢体所有骨骼均可发生，绝大多数骨囊肿发生在肱骨近端和股骨近端。

3. 影像学检查

X 线表现为长骨干骺端的溶骨性改变，呈中心性、单房性椭圆形透亮影,纵轴与长骨平行,一般不侵犯骨骺,其透亮度通常较其他骨肿瘤明显,骨皮质变薄。发生病理性骨折时,碎片落人囊腔内所形成的特殊X线征象称为"碎片陷落征"。CT和MRI检查可与具有溶骨性改变的实质性肿瘤相区别。

4. 治疗

虽然病理性骨折后骨囊肿有自愈的可能,但多数不能自愈。骨囊肿的治疗方法较多,因病灶刮除术的复发率高达 40%~60%,故宜采取局部广泛切除术。囊内注射醋酸甲泼尼龙可以使囊液中 PGE_2 水平下降,以达到治疗骨囊肿的目的,临床应用后疗效较好。亦可采用囊内注射自体骨髓、囊腔穿针引流等方法。

四、骨肉瘤

骨肉瘤(osteosarcoma)属高度恶性肿瘤,生长迅速。转移早,预后差。病死率高达 90% 以上。发病率约占儿童肿瘤的 5%,发病率年龄在 10~25 岁,男性发病较女性高 2 倍。好发年龄是 12~16 岁,7 岁以前和 25 岁以上少见。近 20 年来,经综合化疗,配合手术等治疗,目前的 5 年生存率达到 60%~70%,但儿童仅为 10%~25%。

1. 临床表现

疼痛是骨肉瘤的突出症状。初期为间断性隐痛,继而转为持续性剧痛。患者出现避痛性跛行。病变局部出现肿胀,皮肤温度增高和静脉怒张。压痛明显,邻近关节活动受限和废用性肌肉萎缩。有时可出现病理性骨折。一般均有不同程度的全身反应。病情进行性加重,晚期可出现贫血,体重减轻,甚至衰竭。

2. 辅助检查

骨肉瘤的 X 线特点是溶骨性骨破坏与新骨形成同时存在。病变多位于长骨的干骺端,表现为骨小梁消失及境界不清的溶骨区，同时还出现日光放射样表现，骨皮质变薄并常有破裂，骨膜在肿瘤两端呈逐层增生的三角形隆起，称 Codman 三角，这是诊断骨肉瘤的特征性所见。常规胸部 X 线检查可发现肺转移病灶。CT 和 MRI 检查可以发现 X 线片不能显现的微小病灶和肺部转移灶，准确显示肿瘤的部位、形态、大小和范围，判断肿瘤与关节、血管、神经等的毗邻关系。^{99m}Tc – MDP 骨闪烁摄影可以比 X 线摄片提早 3 ~ 6 个月显示病灶。动脉造影和数字减影造影（DSA），可确定瘤体的血液供应及瘤体与邻近血管、神经等解剖关系。为制定手术方案及双途径化疗提供通道。

3. 诊断

骨肉瘤的诊断必须依靠临床表现，影像学检查和活检三方面符合，才可以确定诊断。

4. 治疗

骨肉瘤应采取手术、化疗、放疗及免疫治疗的综合治疗措施。

（1）手术治疗　主要包括保肢手术和截肢手术。

近年来，由于化疗方案的改进以及生物工程和影像技术的进展，80% 以上骨肉瘤患者得以保肢手术治疗。即对于骨骼发育尚未成熟的患儿，过去认为是保肢手术的相对禁忌证，但义肢装置的推广使大多数儿童及青少年骨肉瘤患者也有可能接受保肢手术。保肢手术的适应证及注意事项包括：①肿瘤未侵犯主要神经血管；②手术切除范围可包括瘤体周围至少 7cm 的正常肌肉组织；③切除肿瘤邻近关节及关节囊；④利用局部肌肉充分保留肢体运动功能；⑤足够的软组织覆盖。保肢手术的肿瘤复发率低于 5%，手术并发症包括感染、手术骨端不能接合、骨折、不稳定关节等。

截肢手术适用于一些无法彻底切除肿瘤的病例，截肢的范围包括：①切除关节和全部受累骨骼；②横断截除患骨以上骨骼；③切除整个患骨。

目前认为，保肢手术与截肢手术的局部复发率无显著差异，而保肢手术后的肢体功能比截肢手术优良。

（2）化疗　分为术前化疗和术后化疗。术前化疗在手术前 4~8 周开始。

一种方案是：大剂量甲氨蝶呤（MTX），$12g/m^2$，静脉滴注；用药后 20h 用四氢叶酸钙（CF）解救，$12~15mg/m^2$，口服或肌内注射，每 6h 给药 1 次，连用 10 次；长春新碱（VCR）$1.5mg/m^2$，静脉滴注。此方案每周 1 次，连用 4 周。用大剂量 MTX 前后应注意水化及碱化尿液。

另一种方案是：顺铂，$150mg/m^2$ 与 3kU 肝素及 300ml 生理盐水混合后，注入供应肿瘤的动脉内，开始速度为 120ml/h，于 2~3h 内注完。2 周后重复 1 个疗程，可使用 2~4 个疗程。在使用顺铂前 12~24h 至使用顺铂后 40h，应注意水化，并在使用顺铂前后检查血钙、磷、镁、肝功能及肾功能。

术后化疗方案根据肿瘤对术前化疗的反应而定。将术中切除的组织标本做病理切片，观察肿瘤组织对化疗的反应（肿瘤坏死程度）。反应共分四级，Ⅰ~Ⅱ级代表肿瘤细胞对化疗不敏感，Ⅲ~Ⅳ级表示肿瘤细胞对术前化疗敏感。

肿瘤细胞对术前化疗反应为 Ⅰ~Ⅱ级者，可以用第一种化疗方案：第 0 周阿霉素 30mg/（$m^2 \cdot d$），静脉滴注，第 1~2 天；顺铂 120mg/（$m^2 \cdot d$），静脉滴注，第 1 天。第 3 周同第 0 周。第 6 周博来霉素 15mg/（$m^2 \cdot d$），静脉滴注，第 1~2 天；环磷酰胺 600mg/（$m^2 \cdot d$），静脉滴注，第 1~2 天；放线菌素 D 600μg/（$m^2 \cdot d$），静脉滴注，第 1~2 天。休息 1~3 周后重复上述方案，共用 3 个疗程。

肿瘤细胞对术前化疗反应为 Ⅲ~Ⅳ级者，可以用第二种化疗方案：第 0 周博来霉素 15mg/（$m^2 \cdot d$），静脉滴注，第 1~2 天；环磷酰胺 600mg/（$m^2 \cdot d$），静脉滴注，第 1~2 天；放线菌素 D 600μg/（$m^2 \cdot d$），静脉滴注，第 1~2 天。

第3~4周甲氨蝶呤及长春新碱方法同术前化疗第一种方案，每周1次，连用2周。第5周阿霉素30mg/（m²·d），静脉滴注，第1~3天。第8~9周甲氨蝶呤及长春新碱方法同术前化疗第一种方案，每周1次，连用2周。休息1周后重复上述方案，共用3个疗程。

（3）放疗 骨肉瘤对放疗不敏感，放疗不能控制局部复发和预防肺转移，仅用于不能进行手术切除的部位，如脊柱与骨盆及术后复发的病灶。目前采用⁶⁰Co及直线加速器，总剂量为18~21Gy，分4~6周完成。但因单纯放疗不能根治骨肉瘤，故为提高骨肉瘤的5年生存率，需采取手术、放疗、化疗等综合治疗措施。对不能手术或拒绝手术的患者，可先化疗2个疗程后再行放疗，如患者许可，也可化疗、放疗同时进行。近年使用快中子放疗优于其他种类放疗。

（4）免疫治疗 目前已制备出对骨肉瘤细胞系719T肿瘤特异性的单克隆抗体，这种抗体在补体的存在下对骨肉瘤细胞具有细胞毒性，还可与化疗药物联结后，对骨肉瘤进行导向治疗。

5. 预后

由于采取了包括手术、化疗、放疗在内的综合治疗措施，目前骨肉瘤的5年生存率已由过去单纯采取截肢手术时的10%~15%提高到80%以上。

五、尤文肉瘤

尤文瘤（Ewing's sarcoma）是骨髓间质支架细胞演变而成的未分化网状细胞肉瘤，占儿童常见恶性骨肿瘤的第二位，仅次于骨肉瘤。约占儿童恶性肿瘤的3%。发病年龄5~20岁，男性多于女性，男女比为2:1。任何骨均可发病，但半数以上病例发生在长骨，如股骨、胫骨、肱骨、腓骨等，扁骨好发于髂骨和肋骨。

1. 临床表现

主要症状是局部疼痛。最初疼痛不剧烈，间歇性，活动时加重。并迅速发展成为持续性疼痛，夜间更甚。病变累及脊柱时，可出现脊髓受压症状；病变累及骨盆，可向盆腔侵犯，出现大小便障碍；病变累及肋骨，可出现胸腔积液。

检查时可摸到肿块，有压痛。皮肤发红，皮温增高，静脉怒张等炎症表现。若触及的肿块大于 X 线片的肿瘤阴影时，表明瘤体已穿破骨皮质，形成软组织肿块。骨盆病变者约占半数直肠指诊可摸到肿块。髂骨病变者，下肢或腹股沟部位可摸到肿块。

患儿常伴有发热、乏力、贫血、白细胞增高，血沉加快等全身症状。早期即可发生广泛转移。

2. 辅助检查

X 线片显示长骨干中心溶骨性破坏，开始侵蚀骨松质，由内向外呈梭形膨胀。随溶骨性破坏加剧，骨皮质呈虫蚀样改变，髓腔进行性膨大，出现对称性葱皮样或光芒状骨膜反应。晚期肿瘤穿破骨膜向周围发展，形成界限不清的软组织肿块影，病理骨折却不多见。CT 和 MRI 检查可明确肿瘤的大小、形态，特别是侵入软组织后的境界及相邻组织的关系等。

3. 诊断

尤文肉瘤的确诊必须经过病理诊断。根据患儿的发病年龄及临床表现，同时经 X 线或 CT 检查符合尤文肉瘤诊断标准的，方可确定临床诊断。临床上尤文肉瘤的诊断应与以下疾病相鉴别。

（1）急性骨髓炎　本病为软组织肿胀，而尤文肉瘤为软组织肿块。另外，试验性放疗及活检也可用于鉴别。

（2）骨网织细胞肉瘤　本病发病年龄较大，病变进展较缓慢，症状轻，预后较尤文肉瘤好。

（3）神经母细胞瘤骨转移　本病发生年龄较小，多在 5

岁以下，且常为多发性转移。

（4）溶骨性骨瘤 根据年龄、症状和病理进行综合分析可鉴别。

4. 治疗

单独手术或单独放疗只能使 20% 以下尤文肉瘤患儿获得长期存活，手术、放疗联合强化疗可提高该病长期存活率。

（1）手术治疗 手术可增加放疗存活率，降低局部复发率，并能改善患儿功能，结合化疗，效果有所提高。经化疗和放疗后，原来无切除条件的尤文肉瘤可做广泛边缘切除而不切除肢体。下列情况可考虑完全切除受累骨骼：①切除受累骨骼后不影响功能，如腓骨、肋骨或广泛转移病灶；②有巨大的破坏性病变；③已有病理性骨折；④6 岁以下的患儿如果病变位于骺远端，即使不切除此骨也无生长功能。

（2）化疗 方案 1：长春新碱（VCR）1.5mg/m^2，静脉滴注，每周 1 次，连用 6 周后改为每 2 周 1 次；环磷酰胺（CTX）300~500mg/m^2，静脉滴注，每周 1 次，连用 6 周后改为 500mg/m^2，每 2 周 1 次。总疗程 2 年。方案 2：长春新碱（VCR）2mg/m^2，静脉滴注，从第 1 周开始每 3 周 1 次，共用 20 次；阿霉素（ADM）75mg/m^2，静脉滴注，从第 1 周开始每 3 周 1 次，共用 5 次；放线菌素 D（ACTD）0.015mg/kg，静脉滴注，从 21 周开始，每 3 周 1 次，共 11 次；环磷酰胺（CTX）1.2mg/m^2，静脉滴注，从第 1 周开始每 3 周 1 次，共用 18 次。

近年，美国儿童肿瘤协作组及儿童癌症协作组推荐包括长春新碱、放线菌素 D、环磷酰胺、柔红霉素四药联合化疗方案，其 5 年无病生存率为 52%，如联合异环磷酰胺及鬼臼类药物，5 年无病生存率可提高至 68%。

（3）放疗 由于实际受损范围往往大于 X 线检查所见，故放疗范围最好超出 X 线片的影像，甚至强调对病骨全长进行放疗。原发部位肿瘤的放疗剂量为 60Gy，剩余受累骨的放疗剂量为 45Gy，分 5 ~ 6 周完成。转移瘤的放射剂量为 15Gy。

放疗后肢体的功能可正常，15% ~ 20% 的患儿活动受影响，局部复发率为 15% ~ 30%。

第 十 节
纵隔肿瘤

纵隔肿瘤是指胚胎组织残余所形成的异常组织或是来自纵隔组织的原发性或转移性肿瘤。纵隔肿瘤可以发生于各种年龄组。儿童最常见的有神经源性肿瘤、淋巴瘤、原发性囊肿及生殖细胞瘤。

纵隔是胸腔的一部分，其前缘是胸骨、后缘为脊椎、两侧为左、右纵隔胸膜。上与颈部相通，下为横膈，其包含的组织器官有胸腺、心脏、心包、大血管、气管、食管、神经组织和胸导管等。在临床上为了便于区别肿瘤生长的部位，通常将纵隔划分为四个部分。

上纵隔指第四胸椎与胸骨柄、体交界连接以上部分，其下为下纵隔。上纵隔主要包含大血管、神经组织和大部分胸腺组织。有主动脉弓、无名动脉、锁骨下动脉、肺动、静脉，上腔静脉、无名静脉和锁骨下静脉，还有在这些组织周围的淋巴结和淋巴管。下纵隔又分为前、中、后三个部位。

前纵隔指上纵隔以下、胸骨后、心包前、横膈以上这一间隙，包含部分胸腺、淋巴结和一些脂肪组织。横膈的前部毗邻该部位，偶可见先天性横膈缺损（Morgaagni 孔），部分腹腔内脏突入前纵隔。

中纵隔在前后纵隔之间，上纵隔以下，主要包含心脏、心包、淋巴结和淋巴管。

后纵隔指脊椎前面、心包腔的后面，主要包含气管、食管、胸导管、降主动脉、交感神经节、迷走神经和淋巴组织。

纵隔内组织器官较多，其胚胎发生的结构来源又较复杂，所以该部位发生肿瘤的种类繁多，但各种肿瘤和囊肿都有各自的好发部位（表3-10）。

表3-10　纵隔肿瘤的好发部位

纵隔	好发肿瘤
上	胸腺瘤，淋巴瘤，胸内甲状腺，甲状旁腺瘤
前	畸胎瘤，生殖细胞肿瘤，淋巴管瘤，血管瘤，脂肪瘤
中	心包囊肿，支气管囊肿，淋巴瘤
后	神经源性肿瘤，肠源性囊肿

据国内、外文献报道，婴幼儿和儿童纵隔肿瘤发生率以神经源性肿瘤最高，其次为肠源性囊肿、畸胎瘤、淋巴瘤和淋巴血管瘤等。上海第二医科大学附属新华医院小儿心胸外科1974~90收治39例小儿纵隔肿瘤分析表明，小儿纵隔肿瘤发生率依次是神经源性畸胎瘤、淋巴瘤、胸腺瘤、支气管囊肿等，其中良性肿瘤59%（23/39），恶性肿瘤41%（16/39）。但在新生儿纵隔肿瘤患者中由于大多为先天性发育异常所致，最常见的是胃或肠源性囊肿、支气管源性囊肿，其次是皮样囊肿或畸胎瘤等。

一、临床表现

纵隔肿瘤的临床表现多样，从X线检查偶然发现时的无症状，到与侵袭和挤压有关的症状及一些全身性症状。婴幼儿因胸腔容量间隙小，故较成人易出现症状。纵隔肿瘤常见症状有胸痛、咳嗽和发热。肿瘤侵犯骨骼或神经可引起剧烈疼痛；肿瘤及其产生的胸腔积液压迫气管可发生咳嗽、喘鸣、呼吸困难等，破溃入气管可产生咳血；如并发感染可出现发热。肿瘤也可以压迫上腔静脉，引起颈部静脉怒张、面颈和上胸部水肿；交感神经受压时可有霍纳综合征；喉返神经受压或被侵犯时则发生声嘶；生长于脊椎椎间孔部位的哑铃状肿瘤可引起脊髓压迫出现下肢麻木或截瘫；食管受压发生咽下困难。

二、辅助检查

1.X线透视及正侧位平片

透视主要观察肿块有无搏动、能否随吞咽而上下移动、肿块与横膈的关系，以及肿块形态改变与呼吸的关系等。正侧位平片查看肿瘤阴影的部位、性状和大小，寻找肋骨、胸廓、脊柱有无骨质破坏，椎孔有无增大等表现。一般囊肿密度均匀，畸胎瘤及结核性淋巴结有时可出现钙化斑点、牙齿或骨性阴影。

2. 食管钡餐造影

可以明确肿块与食管的关系。

3.CT检查

能清楚显示纵隔组织的相互关系并可以发现病灶；明确病变部位、范围、解剖层次及密度。能根据组织密度鉴别囊肿、脂肪性、血管性、骨性及钙化点，从而对肿块定性。可确定有无恶性浸润及淋巴转移，有利于手术切除可能性的评估。

4. 超声波检查

有助于了解肿瘤的部位、大小、囊性或实性、与周围组织关系，必要时可在B超检查引导下做穿刺活检。

5.MRI

可进一步对肿瘤定位、定性，明确肿瘤与纵隔内大血管的关系，也有助于与胸内血管病变的鉴别。明确肿瘤与椎管的关系。

6. 活组织检查

疑恶性肿瘤转移时应做锁骨上淋巴结或颈淋巴结活组织

病理切片检查或骨、肿瘤的穿刺活检。也可用胸腔镜及纵隔镜取活组织检查。

7. 放射性核素检查

疑纵隔内源性囊肿时，可采用锝－99扫描检查，大约半数以上的胸腔内消化道重复畸形含有胃黏膜组织。

8. 其他检查

尿液（24h）香草扁桃酸VMA检查对神经母细胞瘤有特异性诊断价值。疑及畸胎瘤，血清甲胎蛋白（AFP）的定量检查有一定价值。疑及畸胎瘤伴性早熟者，可作尿妊娠试验，明确畸胎瘤有无混合恶性绒毛上皮组织。

三、诊断

当有呼吸系统、神经系统或上腔静脉压迫症状时，应立即进行影像学检查，尽量在术前作出明确的诊断，部分患儿必须经过手术或病理检查后才能最后确诊。

四、治疗

1. 治疗原则

肿瘤确诊后，原则上应尽快手术治疗，手术目的不仅是摘除肿块，而且要通过组织学检查进一步明确肿块的性质。部分估计难以切除或侵蚀重要器官、血管的恶性肿瘤，可考虑先作活体组织检查，根据病理结果术前给予化疗或放疗，待肿瘤缩小后，再行手术治疗。恶性肿瘤切除后，应按其病理种类，联合化疗和（或）放疗。

2. 手术方法

手术在气管插管麻醉下进行，一般均采用后外侧切口。少数前纵隔肿瘤用胸骨正中切口。囊性和较小的实性肿瘤可应用胸腔镜行肿瘤切除。

五、预后

原发性纵隔肿瘤的手术切除率超过90%，手术死亡率0～4.3%。一般良性肿瘤手术效果良好，但也有部分患者因食管、气管穿孔，神经损伤或术后复发需再次手术或分期手术。恶性肿瘤早期效果较好，中、晚期效果较差。

五、新生儿几种常见的纵隔肿瘤

1. 胃肠道源性囊肿

其包括食管、胃和肠源性囊肿，由于这三者有时很难鉴别，故统称为胃肠源性囊肿，其发病在新生儿纵隔肿瘤中占首位。

在胚胎发育过程中，由于前肠上皮重吸收障碍，导致前肠重叠，形成一个多余的囊壁。胃肠道性囊肿常或并发脊椎异常，推测这与胚胎期脊柱索与前肠处于相同的位置，并黏附在一起有关。胃肠源性囊肿可与胃、肠道部分或完全分隔，常位于后纵隔，随着囊肿的增大可延伸至两侧胸腔，其囊壁组织结构中有与其起源器官相一致的黏膜层，并含有一层或多层肌层，囊内含有与其起源器官分泌相一致的液体，如胃源性囊肿，囊内液体含有胃蛋白酶、蛋白质、无机盐等，浓度与胃液相似。

胃肠源性囊肿症状取决于囊肿的大小和位置。位于后纵隔，紧靠气管、食管和大血管的囊肿，通常产生压迫症状，如呼吸急促、反复呼吸道感染，但消化道压迫症状通常不明显。当胃源性囊肿存在时，可引起消化道出血症状，出现反复黑便，这是因囊液中含有胃蛋白酶侵蚀周围血管破裂所致。X线胸片能在后纵隔偏右侧看到囊肿的阴影，侧位或斜位片更清楚。吞钡检查可显示食管是否移位，若囊肿与横膈下胃肠道有管道相通，则钡剂可逆行充盈囊肿。

治疗采用手术切除囊肿，并阻断与消化道之间的异常通道，通常取右后外侧第四肋间进胸。有时在术中为鉴别纵隔内脊膜膨出，可行囊肿穿刺检查，脑脊液的比重及钙含量明显要低。

2. 支气管源性囊肿

支气管源性囊肿在新生儿的发病率要明显低于胃、肠源性囊肿，但在临床上两者往往较难鉴别。支气管囊肿大多位于后纵隔。发生于气管隆突附近的囊肿，对气管和支气管的压迫可造成呼吸道梗阻，导致肺气肿和肺不张同时存在。X线胸片除提示后纵隔肿块阴影，更易发现的是继发性病变，如一侧表现为部分性肺不张，另一侧为肺气肿。食管吞钡检查可与胃、肠源性囊肿相鉴别。支气管镜检查可提示气管或支气管受压，但在新生儿大多不主张作这类检查。

该病一旦诊断明确，应即刻行手术切除，特别是当囊肿与支气管交通时，分泌物黏稠，附着在管壁上可产生"活瓣"样作用，使气体只进不出，囊肿张力增加，产生严重的气管压迫症状。

3. 畸胎瘤和皮样囊肿

小儿纵隔畸胎瘤大多位于前纵隔近心包底部，与胸腺残留组织常有联系。因而从胚胎学看纵隔畸胎瘤的起源可能是第三对腮囊和腮裂游离脱落的多潜能细胞群与胸腺随心脏大血管一起下降到纵隔内形成。病理上将含外、中、内三种胚层组织的肿瘤组织称为畸胎瘤，将包含皮肤及其附件组织的称为皮样囊肿。X线胸片表现部位可与胸腺瘤相似，但常可见囊壁钙化或不规则骨骼阴影。CT检查可清楚显示肿瘤的轮廓、内容及其与周围组织的关系。新生儿前纵隔畸胎瘤大多表现为呼吸窘迫，有时需与新生儿胸腺肥大相鉴别，后者经多次X线照射后常有缩小的趋势。纵隔畸胎瘤诊断明确后均需及早手术，因为在小儿这类肿瘤恶变倾向较高，而且易发生继发感染或压迫纵隔内其他主要脏器。手术切口大多选用正中胸骨切开径路。

4. 神经源性肿瘤

小儿神经源性肿瘤大多起源于脊神经和脊椎旁的交感神经干，所以多见于后纵隔，上纵隔比下纵隔多见。从病理上又可分为两大类：一类来自自主神经，如良性神经节细胞瘤、恶性神经母细胞瘤及节细胞神经母细胞瘤。另一类则起源于外周神经，如良性神经鞘瘤及神经纤维瘤，恶性神经鞘瘤及神经纤维肉瘤。小儿神经源性肿瘤恶性程度明显高于成人。在新生儿多为神经母细胞瘤。

神经源性肿瘤的诊断主要靠 X 线胸片检查，常表现为脊柱旁边缘清楚、密度均匀的圆形或椭圆形阴影，侧位片可见肿瘤与脊柱重叠。CT 检查则更有助于明确诊断，不仅可了解肿块部位、大小，还可确定肿瘤是否侵入到椎管内。纵隔神经源性肿瘤一经诊断，均应早期手术切除。各类肿瘤大多有完整包膜，易于完整切除。有些肿瘤与肋间神经或交感神经有联系，有的可伸入椎间孔，对这类患儿手术时需特别注意，不能过度牵拉，避免损伤脊髓。新生儿纵隔神经母细胞瘤切除后可联合使用放疗和化疗，其远期疗效较好，有文献报道治愈率可达 50%。

第十一节

畸胎瘤

畸胎瘤（teratoma）是由生殖细胞（germ cell）演变而来的胚胎性肿瘤（embryonal tumor），由三种原始胚层（内胚层、中胚层、外胚层）的胚细胞异常发育形成，是婴幼儿期常见的实体肿瘤，好发部位为身体的中线及其两旁，如骶尾部、腹膜后、纵隔。年长儿童可发生于睾丸（或卵巢）。畸胎瘤 80% 为良性，20% 为恶性，可表现为实体瘤，或以囊性为主，或囊实性混合性畸胎瘤。

一、病因

畸胎瘤确切的病因尚不清楚。学者曾用不同理论解释，其中被广泛接受的理论是原始生殖细胞学说。在正常胚胎发育过程中，具有全能发展潜能的组织或细胞可发展或分化成各个胚层的成熟细胞，如果这些组织和细胞逃逸机体的调节和监控，出现分化异常即可发生肿瘤。全能分化细胞分化成胚内型即成为畸胎瘤。发生部位为从骶尾部至颅内的中线部位，身体中线组织可发生畸胎瘤的部位为松果体、颈前部、前纵隔、膈下、腹膜后、盆腔及骶前直到尾骨部。由于尾骨的亨森（Hensen）结是多能细胞集中部位，因此骶尾部畸胎瘤最为常见。卵巢和睾丸有始基组织，也是畸胎瘤常见部位。如果分化成胚外结构则形成自胚窦瘤，属于恶性肿瘤。

在骶尾部畸胎瘤患儿家族中，双胞胎的发生率明显增高，因此部分学者认为肿瘤可能来源于异常发育的双胞胎。

二、病理

畸胎瘤可由三个胚层组织构成，组织来源广泛。常见的组织有上皮组织、毛发、脑组织、神经细胞、软骨、骨组织、牙齿、腺体、消化道和（或）呼吸道黏膜、脂肪组织、肌肉组织等。畸胎瘤的内部结构也有很大差异，可为囊性、实性或混合性。按细胞组织成熟程度可分为4组不同级别：①0级　肿瘤均为成熟组织，细胞核没有明显分裂；②Ⅰ级　少量未成熟组织，没有或仅少量外胚层上皮；③Ⅱ级　中等量未成熟组织，少量外胚叶上皮；④Ⅲ级　大量未成熟组织，伴有较多外胚叶上皮。0～Ⅱ级临床表现为良性肿瘤，Ⅲ级及以上临床表现为恶性肿瘤。

三、病理分类

1. 良性畸胎瘤

由分化良好的成熟组织构成。囊性部分常多于实质部分，皮肤是最多见的成分，有皮脂腺、毛发、汗腺等。实质性部分多有器官样组织（如肝、肾、胰、甲状腺）和各种分化良好的组织（如脂肪、软骨、骨骼、肌肉），约90%有神经组织，包括脑、脉络膜、神经胶质和神经元等，也可见肝脏组织、肾脏组织、胰腺组织及甲状腺组织等。当发育或组织及细胞增生活跃，临床上提示有恶变顷向。

2. 恶性畸胎瘤

由胚胎发生期的未成熟组织构成，其实性部分常多于囊性部分。恶性畸胎瘤有不同组织学类型，但在同一肿瘤中可存在不同恶性度和不同组织类型的成分，根据肿瘤组织中的主要成分可分为以下几类。

（1）胚胎癌　又称上皮癌，主要成分是胚胎期未分化的上皮组织，镜下可见有核分裂象和核型异常。

（2）内胚窦瘤　又称卵黄囊瘤，主要由中胚层的星形内皮细胞形成团块和疏松网状结构，分化较明显处有扁平内皮样细胞形成互相沟通的空腔和管道，囊腔内有糖原染色（PAS）阳性的透明小体，分泌甲胎球蛋白（AFP），是诊断本类型肿瘤的可靠依据。

（3）绒毛膜癌　一种少见的恶性畸胎瘤，瘤内含有滋养叶层细胞，分泌绒毛膜促性腺激素（HCG），引起性早熟。

（4）多胚瘤　胚体类似胚胎，伴有羊膜腔、卵黄囊和胎盘。

（5）未成熟畸胎瘤　可见正常的分化组织，但有成分不等的未成熟的胚胎组织，尤其多见神经组织。未成熟畸胎瘤术后往往复发，应严密观察。

3. 混合型畸胎瘤

由成熟和未成熟的组织混合构成。

四、骶尾部畸胎瘤

骶尾部是畸胎瘤最常见的发病部位。可发生于任何年龄，以新生儿及婴幼儿最多见，女性发病多于男性。骶尾部畸胎瘤伴双胞胎家族史的比例显著高于正常人群。

根据肿瘤与骶尾骨的关系，骶尾部畸胎瘤可分为四大类型：①Ⅰ型　肿瘤体积绝大多数突出于骶尾部，仅有极小部分位于骶前，约占总数 46%；②Ⅱ型　瘤体骑跨于骶骨前后，主要部分位于骶骨外，骶前部分未进入腹腔，占 34%；③Ⅲ型　瘤体骑跨于骶骨前后，以骶前瘤体为主，并可由盆腔延伸至腹腔，约占总数 9%；④Ⅳ型　肿瘤多位于骶前，较少见，体表外观未见肿瘤。

1. 临床表现

（1）骶尾部肿块　为Ⅰ、Ⅱ、Ⅲ型最主要临床表现，出生时即可发现骶尾部肿块，巨大肿块可引起难产，肿块把肛门推向前下方，导致肛门向前下方移位造成肛管外翻，黏膜显露。肿块边界清楚，呈结节状，肿块常为实性与囊性混合。

（2）排尿、排便困难　是所有骶尾部畸胎瘤都可能发生的症状。直肠中段受压迫可引起排便困难，大便呈扁平状。压迫尿道可引起排尿困难、尿线细、滴沥，甚至出现尿潴留。

（3）直肠肿块　直肠指检于直肠后壁能扪及巨大肿块，可检查肿瘤大小、质地、结节状改变及活动度等，如能触及瘤体上极可肯定为Ⅱ型，对诊断有帮助。

（4）并发畸形　骶尾部畸胎瘤常伴有运动系统、泌尿系统、神经系统、消化系统及心血管系统畸形。约有 20% 的骶尾部畸胎瘤存在并发畸形。

2. 分期

恶性畸胎瘤分期：①Ⅰ期　肿瘤完整切除，淋巴结无转移；②Ⅱ期　肿瘤切除后，镜下残留肿瘤组织，淋巴结无转移；③Ⅲ期　肿瘤切除后，残留肉眼肿瘤组织，淋巴结有转移；④Ⅳ期　有远处转移。

3. 诊断

约60%的骶尾部畸胎瘤在出生时可确诊，近6%病例在2岁后出现临床症状。Ⅰ、Ⅱ、Ⅲ型骶尾部畸胎瘤，骶尾部包块为主要诊断依据。Ⅳ型骶尾部畸胎瘤，包块主要位于骶前，外观未见肿块，以大便形状改变为主要症状，主要诊断依据是直肠指检扪及肿块。

（1）X线检查　骨盆正侧位平片可见骶骨前后的软组织影，以及点状或片状钙化灶提示含有牙齿及骨骼。恶性畸胎瘤组织及细胞分化不全，钙化灶相对少见。骶骨若有缺损，常提示肿瘤侵犯椎管。

（2）超声检查、CT及MRI　对肿瘤可精确定位，明确肿瘤大小、结节、囊实性、附近组织侵犯，以及与附近组织器官的关系，对诊断及鉴别诊断有重要价值。

（3）血清AFP水平　常作为评估畸胎瘤恶性程度的重要指标。血清 β -HCG 的异常升高可用来判断肿瘤组织内含有绒毛膜成分以及术后含绒毛膜成分的恶性畸胎瘤残存或复发。

（4）产前诊断　目前25%以上骶尾部畸胎瘤采用超声检查可以确诊，为肿瘤早期诊断治疗提供有利条件。

骶尾部畸胎瘤应与脊膜膨出、骶尾部脂肪瘤、淋巴管瘤等鉴别。体积小的骶尾部畸胎瘤易与骶尾部囊肿和瘘管鉴别。

4. 治疗

骶尾部畸胎瘤一经确诊，应尽早手术切除。新生儿畸胎瘤90%以上为良性肿瘤，随年龄的增长肿瘤恶变的可能性也随之上升。新生儿期肿瘤早期切除能获治愈，降低病死率。

（1）手术治疗　术前对体格检查资料、X线检查及CT、MRI资料进行分析、评估。明确肿瘤的性质、范围及与直肠等器官的位置关系，选择手术进路。

骶尾部肿瘤切口多选用倒"V"切口，Ⅲ、Ⅳ型多选用经腹骶联合切口。术中必须彻底切除肿瘤，常规切除尾骨尖，以免残留Hensen结节的多能细胞而致肿瘤复发。剥离肿瘤时，范围不宜过大，避免损伤骶神经，保护排尿、排便功能。骶尾部畸胎瘤瘤体常与直肠壁黏连，当分离有困难时，手术助手把手指伸入直肠或放置肛管作为引导，避免肠壁损伤。

（2）化疗　恶性畸胎瘤术后化疗是重要治疗措施。术前判断能一期完整切除肿瘤者，应先行手术治疗，再行术后化疗。若不能一期完整切除肿瘤，应先行化疗促使肿瘤缩小、血管萎缩，肿瘤边界清楚以利二期完整切除。化疗药物多采用博来霉素、长春新碱、顺铂和VP-16。

（3）放疗　恶性畸胎瘤对放疗较敏感，但放疗对骨盆生长及生殖器均有较大影响，临床慎用放疗。

五、腹膜后畸胎瘤

腹膜后畸胎瘤（retroperitoneal teratoma）位于膈下与腹膜后间隙的上部，多位于脊柱旁一侧，有的跨越脊柱，甚至位于正中线，常为实性与囊性混合体。腹膜后畸胎瘤多为良性肿瘤，组织学结构多为分化较好的三个胚层组织。

1. 诊断

（1）腹部肿块　肿瘤早期不引起任何症状，不易被发现，大多数患者因无意中发现腹部肿块就诊。70%以上可在2岁内确诊。腹膜后包块与肾脏、胰腺等器官毗邻。肿块常局限于一侧，左侧多于右侧，随肿块增大，有向对侧延伸的趋势，对肾脏、胰腺、肠曲有推移、压迫时产生相应消化道症状，如食欲下降、呕吐、消化障碍，甚至出现营养不良，生长发育受到影响。腹膜后畸胎瘤边界清楚，规则，表面光滑，无结节改变。包块迅速增大是肿瘤恶变的信号。包块突然增大提示瘤体出血可能。腹膜后畸胎瘤应与肾母细胞瘤、腹膜后神经母细胞瘤等鉴别。

（2）影像学检查　腹部 X 线平片可见肿块内有骨骼、牙齿及钙化阴影或斑块；CT、MRI 可精确显示肿块位置、大小、囊实性，以及肿瘤与周边组织及肾脏、胰腺、消化道关系；静脉肾盂造影可显示肾脏被推向下方，引起肾脏移位变形。

（3）血清 AFP 值　腹膜后畸胎瘤恶变可引起血清 AFP 升高，有时瘤体内并发存在卵黄囊组织。

2. 治疗

腹膜后畸胎瘤约 30% 可发生恶变，明确诊断后应及时手术切除，腹膜后恶性肿瘤常与周围组织黏连，术中应精细分离血管，注意防止误伤肾动静脉。

良性畸胎瘤完整切除患儿，预后良好。病理证实为恶性畸胎瘤应给予术后化疗。腹膜后畸胎瘤位于脊柱两侧应尽量避免放射治疗。

第十二节
生殖细胞肿瘤

生殖细胞瘤发生于原始生殖细胞，50% 以上是畸胎瘤，最常见于卵巢（或睾丸）。占儿童恶性肿瘤的 2%。

一、流行病学

生殖细胞肿瘤发病率约为 1/100 000，女孩发病率高于男孩，但男孩恶性肿瘤发病率高于女孩。常见原发部位依次为卵巢、睾丸、骶尾部、纵隔、腹膜后腔等。

生殖细胞肿瘤的原发部位和组织学亚型呈年龄依赖性特征。骶尾部畸胎瘤最常见于新生儿，而卵巢畸胎瘤常见于6~14岁。4岁以上骶尾部肿瘤常为恶性卵黄囊瘤，且最易复发。

二、胚胎学及病理学

原始生殖细胞起源于胚胎5周龄的卵黄囊。胚胎6周龄时，原始生殖细胞从生殖腺嵴表面迁移入其下方的间充质内，并掺入初级性索中，随后在初级性索中定向分化为精原细胞或原始卵泡。如果原始生殖细胞出现分化障碍或异常分化，即形成性腺内生殖细胞肿瘤。性腺外生殖细胞肿瘤起源于向性腺迁移过程中发生异位的原始生殖细胞，异位原始生殖细胞的凋亡被抑制，继而可能在性腺外发展成为生殖细胞肿瘤。

性腺生殖细胞肿瘤组织类型复杂，肿瘤发生部位多。原始生殖细胞可以在分化前发生瘤变，导致纯生殖细胞肿瘤，如精原细胞瘤（发生在睾丸）、无性细胞瘤（发生在卵巢）等。同样，原始生殖细胞可在分化后发生瘤变，肿瘤含有多个胚层的细胞为畸胎瘤，发生在滋养层为绒毛膜癌，发生于卵黄囊为卵黄囊瘤（也称内胚窦瘤）。内胚窦瘤是儿童生殖细胞最常见的恶性肿瘤。

不同部位的各种生殖细胞肿瘤肉眼形态相似，但病理学类型及其生物学特性因患者的年龄和肿瘤起源位置不同而有差异。生殖细胞肿瘤中既有良性成分又有恶性成分。

三、遗传和血清标记物

生殖细胞原发肿瘤的发生可能与遗传有关，在睾丸和卵巢肿瘤以及性腺外纵隔生殖细胞肿瘤中可发现特异的染色体畸变。另外，1号染色体短臂和长臂同时畸变，6号染色体长臂畸变，11、13和18号染色体缺失，7号、8号和性染色体增多亦较常见。生殖细胞肿瘤中最确切的细胞遗传学异常是 12 号染色体短臂的某个区域的异常扩增，这一发现被命名为等臂染色体 i（12p）。增加的等臂染色体 i（12p）复制数可能和肿瘤侵袭性相关。

生殖细胞肿瘤产生分泌型的蛋白质，可以在血清中检测出来。例如卵黄囊瘤或胚胎性癌患者血清中甲胎蛋白（AFP）升高，肿瘤切除后，AFP 水平可以逐渐降到正常。术后患者血清 AFP 水平可以作为监测肿瘤复发的依据。另一个重要的血清因子是 β 绒毛膜促性腺激素（β - HCG），正常情况下是由植入受精卵的胎盘分泌，绒毛膜癌也产生 β - HCG，故可作为肿瘤标志物。乳酸脱氢酶（LDH）通常会在发生生殖细胞瘤时升高，但缺乏特异性（表 3 - 11）。

表 3 - 11　生殖细胞肿瘤亚型的组织生物学特征

生殖细胞肿瘤	组织学分级	肿瘤标志物	
		AFP	β - HCG
卵黄囊瘤	恶性	⊞	-
绒毛膜癌	恶性	-	+
畸胎瘤（成熟/未成熟）	良性/恶性	- / +	-
精原细胞瘤	恶性	-	+

四、肿瘤扩散与复发

恶性生殖细胞肿瘤特征为浸润性生长、淋巴和血源性传播。睾丸生殖细胞肿瘤可扩散至腹膜后淋巴结，卵巢生殖细胞肿瘤可转移至肾门淋巴结，腹膜及颅内生殖细胞肿瘤可分别经由腹腔积液或脑脊液进行扩散。最常见的远处转移部位是肺和肝脏，脑转移罕见。复发常表现在肿瘤原发部位。

五、睾丸肿瘤

儿童睾丸肿瘤发病率不高，多见于婴幼儿。根据肿瘤发生的来源分原发性及继发性两类，睾丸原发性肿瘤来源于睾丸组织成分。继发性肿瘤多见于白血病或恶性淋巴瘤转移，罕见发生于肾母细胞瘤或神经母细胞瘤扩散转移。

1. 临床表现

睾丸肿瘤临床上表现为无痛性睾丸肿大，小儿睾丸恶性肿瘤多发生于 5 岁前，因患儿年龄小，通常不会完整表达不适，多由家长在给患儿洗澡、更换衣服和尿布时无意中发现阴囊肿大。睾丸肿瘤早期几无症状，家长易忽视，当肿瘤逐渐增大后才引起家长的关注。睾丸成熟畸胎瘤可发生睾丸扭转、坏死，表现为阴囊内剧烈疼痛和阴囊皮肤变红、阴囊肿胀、触痛。间质细胞瘤有性早熟现象，出现阴茎增粗、增长、常勃起，出现阴毛，声音变粗、嘶哑。恶性肿瘤晚期可侵犯被膜，向阴囊皮肤浸润，使阴囊皮肤变红，皮肤血管充盈怒张，病情继续进展可使皮肤感染坏死。睾丸肿瘤可转移至腹股沟淋巴结引起淋巴结肿大。也有原发肿瘤较小的肿瘤发生转移，甚至转移瘤较原发瘤大。查体睾丸肿瘤多为实质性、沉重、透光试验阴性，手托阴囊时有沉坠感觉。畸胎瘤触之软硬程度不均，阴囊内活动度好。睾丸肿瘤时阴囊内虽为实性肿块，但在并发积液时，常不注意阴囊内的肿块，易误认为透光试验阳性。睾丸肿瘤不宜行诊断性穿刺，以免引起肿瘤的淋巴及血行转移。

2. 诊断

睾丸肿瘤需与睾丸鞘膜积液、睾丸炎、附睾结核等鉴别。B 超、CT 检查对小儿睾丸肿瘤的诊断很有价值，可排除上述疾病并确定肿瘤良恶性，发现腹膜后淋巴结转移灶。胸部 X 线检查能发现肺转移病灶，血清 AFP 测定对卵黄囊瘤有确诊价值。绒毛膜上皮癌、胚胚组织瘤、胚胎癌及少数未成熟的畸胎瘤可分泌 β 绒毛膜促性腺激素（β - HCG），故 β - HCG 可作为这些恶性肿瘤的瘤标。小儿常见睾丸肿瘤包括以下几种。

（1）睾丸卵黄囊瘤　卵黄囊瘤是最常见的恶性睾丸生殖细胞肿瘤，约占青春期睾丸肿瘤的60%。主要见于2岁以下儿童。90%以上的青春期前患儿就诊时为I期病程。5%的患儿伴有腹膜后淋巴结转移，肺是最常见的远处转移部位。90%患儿血清AFP增高，AFP测定可用于肿瘤残存或复发的监测。

（2）睾丸成熟畸胎瘤　畸胎瘤是儿童第二大常见睾丸肿瘤。主要见于5岁以下儿童。其生物学特性与成人畸胎瘤具有转移倾向的临床特点不同，多表现为良性特征，预后较好。B超检查，如果表现为囊性病变，为高回声信号包围的复杂低回声区，应考虑畸胎瘤可能性大。如为低回声围绕的中央高回声区，则应考虑其他的睾丸囊性病变，如单纯性囊肿或表皮样囊肿可能性大。

（3）睾丸未成熟畸胎瘤　较少见，未成熟畸胎瘤常被视为恶性肿瘤，但在儿童，除非有恶性细胞病灶，儿童常表现为良性特征。肿瘤切除后复发者均为AFP升高。

（4）睾丸继发性肿瘤　往往继发于急性白血病、恶性淋巴瘤、肾母细胞瘤及神经母细胞瘤的转移。

睾丸肿瘤分期为：①I期　局限于睾丸内，胸部和腹膜后影像学检查阴性，血清AFP术后降至正常；②II期a　与I期类似，但病理学确诊腹膜后淋巴结转移；③II期b　影像学检查发现腹膜后淋巴结转移，血清AFP持续增高；④III期　有腹膜后以外的远处转移。

3. 治疗

发现睾丸肿块均应尽早手术探查。禁止作肿块穿刺检查，因穿刺可导致瘤细胞蔓延或转移。

（1）手术切除　外科手术是治疗睾丸肿瘤的最基本方法。对恶性肿瘤必须做根治性睾丸切除术，即精索高位离断睾丸切除术。

（2）腹膜后淋巴结清扫　如病理检查为胚胎源性恶性肿瘤，血中各种肿瘤标志物持续升高，应作腹膜后淋巴结清扫。范围包括腹股沟内环以上残留精索、患侧肾门、肾周所有淋巴结和组织，以及腹主动脉旁、髂总动脉及患侧髂外动脉旁淋巴结。

（3）化疗 值得强调的是联合化疗在治疗睾丸恶性肿瘤和提高生存率上起着重要作用。常用的有效化疗药物有长春花碱（VLB）或长春新碱（VCR）、顺铂（DDP）或卡铂（CBP）、放线菌素 D（ACTD）、环磷酰胺（CTX）、依托泊苷（VP－16）、阿霉素（ADM）等。睾丸恶性生殖细胞瘤化疗基本方案可选用 VAC 或 VBP 方案（表 3－12，13），每个疗程为 21d，总疗程 1 年左右。难治性肿瘤和复发病例，可加用 VP－16 或阿霉素（表 3－14）。

表 3－12　VAC 方案[*]

药物	剂量	给药途径	给药时间
长春新碱（VCR）	1.5mg/m²	静脉注射	每周 1 次，6~8 周
放线菌素 D（ACTD）	0.015mg/kg	静脉滴注	第 1~5 天
环磷酰胺（CTX）	300~400mg/m²	静脉滴注	每周 1 次，6~8 周

注：休息 4 周后开始第 2 个疗程，以此类推，总疗程 18 个月

表 3－13　VBP 方案[*]

药物	剂量	给药途径	给药时间
长春花碱（VLB）	0.3mg/m²	静脉注射	第 1 天
博来霉素（BLM）	10~20mg/kg	静脉滴注	第 1，8，15 天
顺铂（DDP）	20mg/m²	静脉滴注	第 1~5 天

注：每 3 周重复 1 个疗程

表 3－14　VBP 方案＋VP－16[*]

药物	剂量	给药途径	给药时间
长春花碱（VLB）	0.3mg/kg	静脉注射	第 1 天
博来霉素（BLM）	10~20mg/kg	静脉滴注	第 1，8，15 天
顺铂（DDP）	20~30mg/m²	静脉滴注	第 1~5 天
叶足乙甙（VP－16）	100mg/m²	静脉滴注	第 1~5 天

注：每 3 周重复 1 个疗程

每个疗程为21d，可连续用4个疗程；或者根据血清AFP或HCG检测情况，待瘤标阴转后再进行2个疗程后结束化疗。

化疗注意事项：①水化　用顺铂前12h至停用顺铂后12~24h内，持续静脉滴注含氯化钠的葡萄糖溶液>2 000ml/（m^2·d），加氯化钾20mmol/L（10%氯化钾1ml含氯化钾1.35mmol），连用5d；②利尿　用顺铂前30min静脉注射速尿20mg。

顺铂主要副作用为肾脏毒性和耳聋，顺铂可使肾小球滤过率（GFR）下降。当GFR>60ml/（min·1.73m^2）时，此反应为可逆的，严重者可出现肾衰竭，因此在应用顺铂时必须给予充分水化和利尿。顺铂的耳毒性作用表现为永久性高频性耳聋。近年来碳铂有逐渐取代顺铂的可能，因为碳铂与顺铂相比无肾毒和耳毒作用，但应注意其骨髓抑制副作用。

大量使用博来霉素可导致肺纤维化，特别是当患儿近期接受过多次胸部或纵隔放射线照射时，此副作用更易出现，因此在应用博来霉素期间应尽量避免做胸部X线检查和纵隔放射治疗。对使用过博来霉素进行化疗的患儿，手术中应注意控制其吸入氧的浓度，浓度应低于24%，并且防止过量的静脉补液，否则容易出现肺毛细血管渗漏综合征。

（4）放射治疗　目前认为卵黄囊瘤对射线并不敏感，对Ⅰ期患儿术后不作预防性放射治疗。Ⅱ、Ⅲ期患儿可行术后放射治疗，或在复发、转移灶出现后给予放射治疗。术后放疗范围应包括腹主动脉旁淋巴结，总剂量20~30Gy，分次在3周内完成。如发现有淋巴结转移，放疗范围应扩大（自盆腔至主动脉旁淋巴结的整个腹膜后区域），总剂量40Cy，5~6周内分次完成。放疗时应注意保护对侧睾丸，以避免因对侧睾丸受到照射而影响生育与生长发育。

4. 预后与随诊

无转移肿瘤预后好，年龄愈小预后愈好。早期手术生存率可达60%以上。术后4周及以后每3个月复查AFP、β-HCG等肿瘤标志物，血清标志物水平持续升高提示肿瘤转移治疗后降到正常复又上升提示肿瘤复发。

六、卵巢肿瘤

小儿卵巢肿瘤并不多见，大多发生在较大儿童，偶见于婴幼儿及新生儿。80%为良性肿瘤。畸胎瘤为最常见的儿童卵巢肿瘤，起源于三个胚层，包含较多成熟或不成熟的组织，以毛发、骨骼、皮脂等较多见。畸胎瘤一般为良性，但可发生恶变。恶性卵巢肿瘤多为实质性，生长迅速，常在较短时间内即突破包膜，浸润至周围组织，并经血行或淋巴管转移。常见的卵巢恶性生殖细胞瘤是内胚窦（卵黄囊瘤）、无性细胞瘤和混合肿瘤，绒毛膜癌较少见。功能性卵巢肿瘤如颗粒细胞瘤可产生大量雌激素，引起患者性早熟。

1. 临床表现

小儿卵巢肿瘤的临床表现以腹痛、腹胀及腹部肿块为常见症状及体征，腹痛常较轻，至出现腹胀就诊时，肿瘤已较巨大（瘤径常超过10cm），因甚少黏连，活动度常较大。儿童卵巢肿瘤常见并发症是蒂扭转，常诱发剧烈腹痛，扭转严重且持续时间长时，可使肿瘤缺血坏死而出现急性腹膜炎表现，可误诊为急性阑尾炎。间质肿瘤可分泌性激素引起性早熟、阴蒂肥大或阴道出血等性征异常表现，这常见于卵巢颗粒细胞瘤。

2. 诊断

慢性腹痛是最常见的症状。腹部肿块较大时，可扪及。B超、CT扫描及瘤标测定为常用辅助诊断措施，对肿块有定位和定性诊断价值。瘤标监测中，AFP单项异常增高有助于卵黄囊瘤的诊断，β-HCG单项升高提示为绒毛膜上皮癌，两者均增高见于胚胎癌及混合型生殖细胞瘤。

卵巢肿瘤应与肠系膜囊肿、大网膜囊肿、肾囊肿等相鉴别。若肿块柄蒂扭转出现急腹症表现，应与急性阑尾炎、阑尾周围脓肿、肠套叠、肠扭转、腹膜炎等相鉴别。

3. 分期

儿童卵巢恶性肿瘤分期如表 3 - 15。

表 3 - 15　儿童卵巢恶性肿瘤分期

分期	疾病程度
Ⅰ期	肿瘤局限于一侧或双侧卵巢，包膜完整，腹腔冲洗液无恶性肿瘤细胞，术后肿瘤标志物水平下降
Ⅱ期	肿瘤浸润卵巢包膜，或有局限盆腔浸润，腹腔冲洗液无恶性肿瘤细胞，术后肿瘤标志物阳性或者阴性
Ⅲ期	有腹膜后淋巴结转移，腹腔冲洗液检查出恶性肿瘤细胞，或有腹腔内转移，肿瘤标志物阳性或者阴性
Ⅳ期	腹部以外的远处转移

4. 治疗

卵巢肿瘤直径大于 5cm 时一经诊断，应及早手术治疗，以预防肿瘤蒂扭转发生及肿瘤转移。根据术中肿瘤冰冻切片病理结果及临床分期选择不同手术术式。恶性肿瘤术后再辅以化疗。

治疗的原则是Ⅰ期卵巢恶性肿瘤，行单侧输卵管与卵巢切除术，保留子宫和对侧卵巢，密切观察随访。Ⅱ~Ⅳ期卵巢恶性肿瘤，手术联合 PEB 方案化疗（博来霉素每日 $20mg/m^2$，第 2，9，16 天；足叶乙苷每日 $100mg/m^2$，第 1~5 天;顺铂每日 $20mg/m^2$，第 1~5 天。每 3 周重复）。晚期患者，术前化疗可避免广泛手术切除术。盆腔放疗影响生育，尽可能避免。目前认为，综合治疗的治愈率超过 80%。

（1）良性卵巢肿瘤　可采用肿瘤剔除或患侧卵巢输和卵管切除，良性肿瘤剔除术的优点在于可以尽可能多地保留卵巢组织以减少对患儿生育能力的影响。术中于卵巢门以上3cm处环绕一周切开卵巢皮质，沿肿瘤包膜外剥除肿瘤，预先小针头注水于卵巢皮质与肿瘤囊壁之间，有助于肿瘤的剔除。对巨大的囊性畸胎瘤，可先放出瘤内液体，以利于未侵犯卵巢组织的辨认、保留及肿瘤组织的剔出。浆液性或黏液性囊腺瘤，一般禁忌穿刺，以免组织细胞及囊液溢出引发浆液性或黏液性腹膜瘤以及肠黏连。

（2）恶性卵巢肿瘤 现强调尽量采用保留患儿生育能力的术式，其适应证不受肿瘤期别的限制。因此，原则上仅行患侧卵巢和附件切除，除非子宫已受累，一般不切除子宫及对侧卵巢，腹膜后淋巴结清扫亦无必要。

恶性生殖细胞肿瘤主要有未成熟畸胎瘤、卵黄囊瘤和无性细胞瘤等，此类肿瘤恶性度高，但对化疗敏感，未成熟畸胎瘤尚有向良性逆转的倾向。切除单侧附件为常规术式。Ⅰ期患者切除患侧附件及大网膜，Ⅱ～Ⅳ期如子宫及对侧卵巢正常，应予保留。所有患者术后均应给予化疗4~6个疗程，常用VAC（长春新碱、更生霉素、环磷酰胺）或PEB方案。

多数性索间质肿瘤为良性，包括纤维瘤、泡膜细胞瘤、支持细胞瘤等，治疗原则按良性卵巢肿瘤处理。颗粒细胞瘤、间质细胞瘤、环管状性索间质瘤属低度或潜在恶性，按恶性卵巢肿瘤原则处理，此类肿瘤有晚期复发的特点，术后应长期随诊。

对复发的恶性生殖细胞肿瘤、性索间质肿瘤和交界性瘤，应积极再次手术。

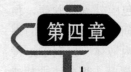

第四章

儿童肿瘤急症及支持治疗

第一节

急性肿瘤溶解综合征（ATLS）

肿瘤溶解综合征是指高尿酸血症、高钾血症和高磷血症代谢三联症。常见的并发症为继发性肾衰竭和症状性低血钙。

本病以儿童淋巴系统恶性肿瘤最为常见，如 Burkitt's 淋巴瘤、非霍奇金淋巴瘤、急性淋巴细胞白血病、急性非淋巴细胞白血病、慢性粒细胞白血病急变期、转移性髓母细胞瘤及部分实体瘤，是这些儿童淋巴系统恶性肿瘤在化疗初期的常见并发症，也是导致患儿早期死亡的常见原因之一。

一、病因与机制

ATLS 常发生于对化疗敏感、初治时高肿瘤细胞负荷、WBC $> 50 \times 10^9$/L 的患儿，高 LDH 者或有较大较多肿瘤团块的情况下也容易发生 ATLS。通过化疗，大量肿瘤细胞破坏，主要有以下三条途径产生 ATLS：①DNA 分解导致大量次黄嘌呤生成，尿酸增多堵塞肾小管导致肾衰竭；②产生大量细胞内容物和代谢产物，导致高钾、高磷和低钙血症；③释放组织凝血活酶，激活凝血系统，诱发 DIC。

二、临床特点

1. 临床表现

肿瘤溶解综合征典型表现为三高一低，即高尿酸血症、高血钾症、高血磷症与低血钙症，引起脉搏不规律、肌肉痉挛等症状，伴肾衰竭者出现尿少、尿闭与氮质血症。

2. 实验检测

（1）血生化　血钾、血钙、血磷、尿酸、尿素氮、二氧化碳结合力、肌酐等。

（2）心电图　T波高尖、QRS宽大。

三、诊断与鉴别诊断

发生肿瘤溶解综合征的高危患儿，相关因素包括恶性肿瘤有关的症状发生时间、腹痛、背痛、尿量改变以及低钙症状（如厌食、呕吐、痉挛、抽搐、强直、癫痫和意识改变）。体格检查时应特别注意血压、心率、心律、腹部包块、胸腔积液、腹腔积液、脑缺氧体征。应立即做全血细胞计数，血钠、钾、磷、碳酸氢钠、钙、尿酸、尿素氮、肌酐以及尿液分析等实验室检查。如腹部有包块或存在肾衰竭表现，应立即完成腹部和后腹部超声检查，血钾水平 ≥7.0mmol/L 时，应做心电图检查，可能会显示 QRS 增宽和峰状 T 波。

四、治疗

1. 应用别嘌呤醇

对肿瘤细胞负荷过高者，如高白细胞性急性白血病、白细胞数 >50×10⁹/L 的急粒与高危急淋、非霍奇金淋巴瘤、神经母细胞瘤、肾母细胞瘤、肝母细胞瘤等，最初化疗不宜太强，同时应用别嘌呤醇（allopurinol）10mg/（kg·d），分次口服，以抑制黄嘌呤氧化酶，可减少尿酸的产生，并于化疗前 12～24h 起使用。

2. 充分水化

静脉滴注含氯化钠溶液 2 000 ~ 3 000ml/（$m^2 \cdot d$），多用 1/5 张含钠溶液，同时给予利尿剂，速尿 1mg/kg 静脉注射，每 6h 给药 1 次，以尽量排泄尿酸等代谢产物。

3. 碱化尿液

给予 5% 碳酸氢钠溶液 5ml/kg，静脉滴注，以保持尿液 pH > 7.0，提高尿酸的溶解性。

4. 纠正高血钾

给予 10% 葡萄糖酸钙（100 ~ 200mg/kg）和 10% 葡萄糖溶液与胰岛素（糖与胰岛素之比为 4g:1U）250ml 静脉缓慢滴注，促进钾离子进入细胞内，以纠正高血钾。

5. 纠正低血镁

给予 10% 葡萄糖酸钙后如未能纠正应考虑低血镁，可给予 25% 硫酸镁溶液每次 0.1 ~ 0.2ml/kg，深部肌内注射，每 6h 给药 1 次，症状缓解后停用。

6. 透析

如果出现血钾超过 6mmol/L、血磷超过 3.3mmol/L、高肌酐血症（肌酐超过 884μmol/L）、高尿酸血症（尿酸超过 595μmol/L）等高电解质代谢异常并肾衰竭表现者进行血液透析。

第 二 节

上腔静脉综合征

上腔静脉综合征（SVCS）是指纵隔肿瘤压迫上腔静脉引起的急性呼吸困难和面颈部肿胀，如进一步压迫气管，即上腔静脉和气管均受压迫出现的一系列表现，称为上纵隔综合征（SMS）。SMS 除有颈部、上肢、胸部静脉回流受阻、淤血、水肿外，进一步发展可导致缺氧和颅内压增高，需要急诊处理，以缓解症状和拯救生命。

一、临床表现

1. 症状

上腔静脉综合征最常见的症状是咳嗽和呼吸困难，发生率约为93%和86%，患儿主诉胸闷，常采取被动体位，端坐呼吸，可出现声嘶、面部青紫、上肢水肿、咳血、胸痛、吞咽困难等，严重者可有焦虑、精神错乱、晕厥等神经系统症状。

2. 体征

上腔静脉综合征患儿呼吸急促，常呈端坐呼吸，体检常可发现面、颈、上肢肿胀，呈紫绀色，淤血明显，尤其以结膜充血、水肿最早出现和表现明显。患儿可有多汗、哮鸣和喘鸣。

颈静脉和胸壁静脉怒张明显，将其右臂抬起高于头部，臂静脉仍保持充盈，胸膜积液和心包积液症可并存。儿童和青少年症状进展迅速，可以在数日内出现多种症状，并引起呼吸窘迫而发生上纵隔综合征。体检时有呼吸衰竭体征,.有些患儿因脊髓受压而发生更为严重的神经系统体征。

二、诊断

根据症状和体征，儿童上腔静脉综合征的诊断并不困难。多数患儿（75%~80%）X线胸片可见上纵隔肿块，常有肺和肺门淋巴结病变，典型的X线胸片可见上纵隔增宽、胸腔积液、肺门肿块、双肺野弥漫病变、心影增大、气管旁淋巴结钙化等。

近年强调CT和MRI对上腔静脉综合征诊断价值较大，其优势有：①可清楚显示胸腔和纵隔内结构；②可显示上腔静脉受阻具体部位；③有助于了解侧支循环情况；④可指导穿刺活检或胸腔积液抽吸；⑤可帮助放疗医师准确定位；

⑥作为疗效监测的可靠资料。

除此之外，痰、胸腔积液的细胞学检查、淋巴结活检、纤维气管镜、骨髓穿刺均对明确病理性质有积极意义，必要时可经胸腔镜或经皮穿刺活检确诊。

要注意上腔静脉综合征患儿对活检手术和麻醉的耐受性较差。全身麻醉下，腹肌张力增加、呼吸肌张力降低、膈肌活动幅度减少、支气管平滑肌松弛、肺容量减少，这些变化均加大了上腔静脉的外部压力，因此导致气管插管适应证患儿拔管困难增加，往往需延迟至化疗或放疗使肿块体积缩小后才考虑停止机械通气。机械通气时间的延长，可使上腔静脉综合征的发病风险升高，或促使病情进展，故应考虑麻醉风险除此之外，诊断应以最小侵入方式进行，如能以白细胞计数为白血病提供患者不用骨穿、胸穿或心包穿刺时应用镇静剂需重视其危险性、能采用淋巴结穿刺抽吸者不建议用切开活检。

三、治疗

作为肿瘤急症的上腔静脉综合征，应及时治疗，甚至不待病理确诊即可开始治疗，以避免因颅内压增高及一系列神经系统症状而威胁生命。上腔静脉综合征的治疗原则是先缓解症状，然后再考虑肿瘤治疗。

1. 一般处理

卧床，抬高头部或半卧位，并给氧，以减轻心排血量和降低静脉压。为减轻水肿，应给予利尿剂和限制盐的摄入，包括避免过多补液和氯化钠的输入；同时又要注意过度脱水可能促使或加重血栓形成。

输液时推荐选择下肢静脉，以避免加重上半身水肿和导致上腔静脉炎的发生。

2. 激素和抗凝治疗

水肿明显和炎症反应剧烈者应给予激素治疗，能减轻压迫，缓解症状。

如判断上腔静脉综合征是由于中央静脉血栓形成，可给予尿激酶，每小时 200U/kg，静脉输入。也有应用肝素和其他抗凝药物，以预防栓塞和抗凝治疗。成人溶栓治疗，尿激酶可用到每小时 4.4kU/kg，儿童剂量尚待探索。

3. 放射治疗

放射治疗是肿瘤引起的上腔静脉综合征治疗较为传统和有效的方法。必要时为抢救患儿生命和缓解症状，可不待活检和病理诊断明确即给予经验性放射治疗。

儿童引起上腔静脉综合征最常见的急性淋巴细胞白血病、非霍奇金淋巴瘤、神经母细胞瘤等均对放射治疗敏感，急性淋巴细胞白血病在 2Gy 放疗后即可引起肿瘤迅速缩小，锁骨上窝淋巴结在放疗后 4h 就可变得不可触及。一般先用 3~40Gy 放疗，以迅速缓解症状，2~4 次后再改为 2Gy/d。照射范围应控制，以气管为中心的小范围或气管、上腔静脉、近端右心耳范围。

上腔静脉综合征放疗的一个重要问题是放疗后气管肿胀而加重呼吸窘迫，尤其是儿童，因呼吸道结构相对狭小和容易水肿，发生呼吸窘迫的概率更高。一般主张同时加用激素，如泼尼松 40mg/ ($m^2 \cdot d$)，分 4 次，必要时给予气管插管。

4. 化学治疗

某些对化疗敏感的导致上腔静脉综合征的肿瘤，如急性淋巴细胞白血病、恶性淋巴瘤、神经母细胞瘤和生殖细胞瘤，均可先给予化学治疗。与放射治疗相比，化疗不会导致气管水肿加重。在病理没有确诊的情况下，常用类固醇、环磷酰胺与长春新碱、多柔比星、柔红霉素等联合应用。

无论是放疗还是化疗，都会因治疗而导致病理诊断困难和混淆。给予此类经验治疗的同时，如有可能，应做一些辅助检查，以明确诊断。如甲胎蛋白和 β-HCG 测定有助于对恶性畸胎瘤、生殖细胞瘤的诊断；骨髓穿刺、外周血白细胞观察可对急性淋巴细胞白血病、恶性淋巴瘤有确诊意义；24h 尿 VMA 检测对神经母细胞瘤的诊断有特异的临床诊断价值。但强调不能因检查耽误肿瘤急诊治疗和不能因检查的刺激而加重病情。

第三节
出血性膀胱炎

出血性膀胱炎指肿瘤或肿瘤治疗导致膀胱出血和炎症，表现为排尿疼痛伴尿中有红、白细胞和血块。

一、病因和病理生理

出血性膀胱炎最常见的原因有病毒感染、环磷酰胺和异环磷酰胺毒副作用。环磷酰胺代谢的副产物染料丙烯醛可导致膀胱损伤，丙烯醛尿淤滞可损伤集合系统和输尿管，在给予环磷酰胺后数小时至数年后发生膀胱炎。

二、诊断

诊断依靠病史和尿液分析。超声图像可以显示海绵样肿胀、水肿、出血性膀胱或伴随出血的纤维化膀胱。大块出血区域定位需要直接检查。

三、治疗

即刻治疗包括水化、输血纠正血小板减少症和凝血异常、膀胱镜或套管移除血块。颠茄和阿片栓剂可解痉止痛。5 岁以上儿童可口服 5mg 氯化奥昔布宁，每日 2 次。治疗同时中止膀胱照射和放疗拟似剂化疗。

对继续出血的患者，应在麻醉下行带有可电凝出血区装置的内镜检查，或通过 Foley 导尿管滴注 0.25% 甲醛溶液进入膀胱。在进行该项治疗前，必须确定不存在输尿管膀胱反流，因为甲醛会损伤输尿管和肾脏。对有反流的患者，可选择明矾灌洗。甲醛治疗具有引起梗阻、溢出和膀胱收缩的风险。因此，仅在急诊膀胱切除前，才试用该方法。

出血性膀胱炎可以通过以下措施预防：①静脉输入环磷酰胺前，给予维生素 C 酸化尿液；②治疗前和治疗后确保水化；③静脉给予美司钠（巯乙磺酸钠），如能耐受，也可口服。

第 四 节

癌性胸腔积液

癌性胸腔积液（malignant pleural effusion）是指恶性肿瘤引起的液体积聚在胸膜腔隙里。正常情况下，胸膜腔内含少许浆液，起润滑胸腔的作用，其渗出和再吸收处于平衡状态。

除脑肿瘤外的所有恶性肿瘤几乎都可以引起癌性胸腔积液。由肿瘤细胞浸润胸膜表面使毛细血管通透性增加而形成的胸腔积液称为周围性胸腔积液；由肿瘤阻塞淋巴管、静脉使脏层胸膜静水压增高而形成的胸腔积液称为中心性胸腔积液。小儿引起癌性胸腔积液最常见的原因是恶性淋巴瘤、白血病、纵隔恶性畸胎瘤。

癌性胸腔积液为渗出液，其外观可为浆液、血胸或乳糜胸。除原发肿瘤对胸腔积液有明确的提示作用外，良性、恶性胸腔积液的诊断金标准仍是胸腔积液中查见致病菌和肿瘤细胞以及胸膜活检有相应的病理证据，但阳性率低。

一、临床特点

1. 症状

（1）胸痛　与胸膜转移和胸膜炎症有关。

（2）咳嗽　多为刺激性干咳。

（3）呼吸困难　与胸腔积液形成速度及积液量有关。大量胸腔积液者休息时即可出现气促、端坐呼吸。

2. 体征

患侧胸部叩诊呈浊音，语颤减弱，呼吸音减弱或消失。

二、辅助检查

1. 影像学检查

（1）胸X线检查　常规胸透和胸片是诊断胸腔积液的基本方法。X线可明确胸腔积液量，胸膜是否钙化、增厚或有结节，肺部纵隔有无肿瘤病变。

（2）CT检查　癌性胸腔积液CT检查常见胸膜改变为结节状或环状胸膜增厚，纵隔胸膜受累，胸膜厚 > 10mm，肺内肿块和结节。纵隔淋巴细胞肿大多提示为癌性胸腔积液。良性胸腔积液则主要以基底部胸膜受累或基底部胸膜增厚较中上胸膜明显，包裹性胸腔积液和胸膜钙化。

（3）B超检查　对胸腔穿刺有定位价值，可明确胸腔积液量，且与胸膜黏连、纤维化鉴别。

2. 实验室检查

（1）胸腔积液常规　外观多为渗出性或血性。渗出液因病因不同而呈现不同颜色，结核性胸腔积液可呈草绿色，淡黄或深黄色，淡红色；曲菌或绿脓杆菌则分别是黑色和绿色，乳糜液呈白色；阿米巴肝脓肿破入胸腔致胸腔积液呈巧克力色；血性胸腔积液依含红细胞多少而呈淡红色，洗肉水样或肉眼全血样。

渗出液细胞计数 $> 500 \times 10^6 / L$，以白细胞为主。胸腔积液以中性粒细胞为主，提示炎症性改变。结核或肿瘤所致胸腔积液则以淋巴细胞为主。恶性胸膜间皮瘤或恶性肿瘤累及胸膜时，胸腔积液中间皮细胞增多，常 > 5%，而良性胸腔积液间皮细胞 < 1%。

胸腔积液脱落细胞学检查的阳性率为 50% ~ 60%。根据脱落细胞学类型可推测肿瘤的原发部位。

生化检查可见恶性胸腔积液 pH 常 > 7.35。漏出液蛋白质含量低，< 30g/L，以白蛋白为主，胸腔积液/血液蛋白质含量比值 < 0.5，黏蛋白试验（－）；渗出液蛋白含量增多，> 30g/L，胸腔积液/血液蛋白质含量比值 > 0.5，黏蛋白试验（＋）。漏出液中葡萄糖含量多正常；结核性胸腔积液、化脓性胸腔积液、类风湿性关节炎所致胸腔积液及少数恶性胸腔积液，葡萄糖含量下降。

（2）特殊检查　包括直接或间接反应癌肿存在的指标及酶学检测。

肿瘤细胞经常出现染色体数目及结构的异常，DNA 含量与染色体分析可出现异倍体。异倍体的出现高度提示恶性胸腔积液。FCM 检测胸腔积液异倍体敏感性为 40% ~ 80%，特异性为 90% ~ 100%。如与胸膜活检病理诊断、胸腔积液细胞学检查、胸腔积液 CEA 测定相结合，则敏感性可高达98%，特异性达 100%。

端粒酶的激活使细胞获得无限增殖的潜能，导致细胞永生化和恶性转化。端粒酶检测可见恶性肿瘤端粒酶活性异常高表达。端粒酶活性检测恶性胸液敏感性达 80% ~ 90%，特异性达 90% ~ 95%。

CEA（癌胚抗原）存在于胚胎胃肠黏膜上皮与一些恶性组织细胞表面。CEA > 10 ~ 15μg/L，或胸液/血清 CEA > 1，常提示癌性胸腔积液，CEA > 20μg/L，胸液/血清 CEA > 1诊断癌性胸腔积液敏感性和特异性均 > 90%。糖蛋白抗原CA50、CA125、CA19－9 在癌性胸腔积液中可升高，但敏感性、特异性均不如 CEA，联合检测 CEA 有助于提高癌性胸腔积液敏感性和特异性。

CY211 是正常及恶性上皮细胞的支架蛋白，可作为上皮细胞肿瘤的标志，是检测非小细胞肺癌的首选肿瘤标志物。联合检测 CEA 和 CY211 可提高癌性胸腔积液的敏感度。CY211 结合 CEA 检测癌性积液有助于间皮瘤的诊断，CY211 升高而 CEA 不高，则高度提示间皮瘤，单纯 CEA 升高或 CEA 与 CY211 均升高，提性癌性胸腔积液。

核仁组成区的数目反映细胞核和细胞的增生活性，癌性胸腔积液核仁组成区相关嗜银蛋白（Ag－NOR）明显高于良性胸腔积液。Ag－NOR 积计数 ≥3.5 个/细胞提示恶性胸腔积液的可能。

腺苷脱氨酶（ADA）增高提示局部细胞免疫活化反应，ADA 主要由同工酶 ADA_1、ADA_2 组成，广泛存在于机体组织细胞中，以淋巴细胞和单核细胞活性最强，正常 <45U。恶性胸腔积液 ADA 降低。

胸液乳酸脱氢酶 LDH >200U/L，胸液/血清 LDH >0.6，可诊断为渗出液，反之则为漏出液。化脓性、恶性胸腔积液 LDH 明显升高。LDH 同工酶 LDH_2 升高，提示癌性胸腔积液。

癌性胸腔积液中细胞因子 sIL－2R、IL－2、IL－6、IL－8、PDGF、IFN－γ、TNF 多下降，但检测结果不尽一致，有待于进一步验证。CRP 是一种急性时相蛋白，由肝脏合成，良性胸腔积液中升高，以 >20g/L 为界值，诊断良性胸腔积液敏感性为 97%，特异性为 100%。

三、治疗要点

1. 治疗原则
癌性胸腔积液宜选用综合治疗。

2. 治疗方法
（1）全身化疗　针对引起恶性胸腔积液的原发肿瘤，特别是对化疗敏感的肿瘤，可行全身化疗以控制全身病变及胸腔积液。化疗方案依原发肿瘤性质而定。引起小儿癌性胸腔积液最常见疾病恶性淋巴瘤，对化疗敏感，经全身化疗可使大部分患者胸腔积液消失。

（2）局部化疗　可选用氮芥 0.4mg/kg、顺铂 50～100mg、阿霉素 20～30mg 加入生理盐水 10ml。中胸腔内给药，每周 1 次，给药前应尽量抽尽胸腔积液。

（3）放疗　纵隔肿瘤或淋巴结肿大等原因引起的中心性胸腔积液，尤其是对放疗敏感的肿瘤（如淋巴瘤），宜选用放疗。

（4）胸腔穿刺放液或胸腔闭式引流　大量胸腔积液压迫症状明显时，可于胸腔穿刺放液或胸腔闭式引流同时注入抗肿瘤药物，以达到杀伤癌细胞、引起胸膜粘连、防止胸腔积液复发的目的。注入生物反应调节剂 LAK 细胞、TIL 细胞、IL－2、IFN 有助于清除残余肿瘤细胞。

第 五 节

癌性腹腔积液

癌性腹腔积液是指恶性肿瘤引起的腹腔过量液体积聚。除脑肿瘤以外的恶性肿瘤大多可引起癌性腹腔积液。由肿瘤侵犯腹膜所引起的称为周围性腹腔积液；因静脉及淋巴管阻塞所引起的称中心性腹腔积液。

小儿癌性腹腔积液主要由恶性淋巴瘤、恶性畸胎瘤、消化道肿瘤引起，也可由间皮瘤、卵巢肿瘤等引起。

癌性腹腔积液多数为渗出液。肿瘤或炎症引起的渗出性腹腔积液，外观检查可同为血性、乳糜性、黄色混浊或无色清亮液，病因诊断有时存在一定困难。

一、临床特点

1. 症状

（1）发热　肿瘤性发热一般为中低热，38℃左右，对消炎痛治疗敏感；感染性发热常为高热；结核性发热常有规律性的午后低热，部分有高热表现，且结核中毒症状明显。

（2）消耗性表现　进行性消瘦伴恶病质者多为恶性肿瘤。

2. 体征

腹部可扪及包块，叩诊有移动性浊音。

3. 腹腔积液

穿刺放液后，肿瘤性腹腔积液增长迅速，而炎症性腹腔积液在有效抗炎治疗后，腹腔积液逐渐吸收。

二、辅助检查

1. 影像学检查

（1）CT 与 MRI 检查　可明确腹腔积液量，是否有腹膜后淋巴结增大，有无腹腔包块以及肝脾是否肿大。

（2）B 超检查　对腹腔积液有较高的检出率，还可作为腹腔穿刺的定位检查，可了解腹腔有无包块以及肝脾情况。

2. 实验室检查

（1）常规检查　癌性腹腔积液多为血性或渗出性，间皮细胞增多；炎性腹腔积液可无间皮细胞；结核性腹腔积液一般淋巴细胞比例偏高，常 >80%，同时糖含量下降。

（2）细胞学检查　肿瘤性腹腔积液细胞学检查可发现异倍体细胞，而炎性腹腔积液则无。细胞学分型对寻找肿瘤原发灶有提示作用。

（3）肿瘤标志物检测　糖蛋白肿瘤抗原 CA19 – 9、癌胚抗原（CEA）是糖蛋白，分子质量较大，在腹腔积液中形成后，不易进入血液循环，同时 CA19 – 9、CEA 主要在肝脏进行分解代谢，恶性肿瘤血清、腹腔积液明显升高，腹腔积液中肿瘤标志物水平与血清比值 > 1.9，而良性腹腔积液与血清之比 < 1.10。CA19 - 9、CEA 诊断恶性腹腔积液敏感性和特异性分别为 75% ~ 90% 和 67% ~ 90%，联合检查有助于提高其敏感性和特异性。

（4）酶学检测　腺苷脱氨酶（ADA）是嘌呤碱分解酶，其活性在 T 淋巴细胞中较强，结核性腹腔积液 ADA 升高（>33U/L），则有诊断意义；而癌性腹腔积液 ADA 降低。

三、治疗要点

1. 治疗原则

控制原发肿瘤同时积极综合治疗。

2. 对症治疗

（1）腹腔穿刺放液　当腹腔积液过多致腹内压升高引起呼吸困难时，宜穿刺放液。放液多少随病情需要而定，但须注意一次大量放液（>1 000ml）可引起低血压和休克、低蛋白血症、急性肾衰竭、电解质紊乱，特别是低钾血症。

（2）低钠和利尿　肿瘤性腹腔积液患者常有 Na^+ 和水潴留，应给予低盐饮食，合理利用利尿剂如双氢克尿塞和安体舒通等。

3. 化疗

（1）全身化疗　针对原发肿瘤的病理类型可选用相关方案进行化疗。

（2）腹腔内化疗　可选用：①顺铂，50 ~ 100mg，或噻替哌 0.6 ~ 0.8mg/kg，每周 1 次；②氮芥，每次 0.4mg/kg，溶于 10 ~ 20ml 生理盐水中，在抽液后注入腹腔内，每 5 ~ 7d 给药 1 次，4 ~ 5 次为 1 个疗程，因恶性淋巴瘤压迫呼吸道和上腔静脉压迫综合征引起的严重症状，可每次注射 0.4mg/kg，可使之迅速缓解。也可用 5 - FU、博来霉素等腹腔内注射。

4. 放疗

原发肿瘤对放射治疗敏感的患者，可酌情选用局部放疗、全身移动条照射以控制腹腔积液的产生。

5. 肿瘤生物治疗

如肿瘤抗原致敏树突状细胞腹腔内输注、TIL 疗法和 LAK 细胞疗法，对于肿瘤性腹腔积液都有一定的治疗作用。

第 六 节
弥散性血管内凝血

弥散性血管内凝血（DIC）是由多种病因引起的凝血障碍综合征，病情复杂，是急性白血病及恶性淋巴瘤最严重并发症之一，如治疗不及时或不正确，可能导致多器官功能不全而死亡。

一、病因

DIC 可发生于疾病初期、化疗期间、感染时期。促凝物质增多、血管内皮损伤、内源性和外源性凝血途径激活是导致 DIC 的主要原因。急性早幼粒细胞白血病在初诊及化疗早期易并发 DIC。肿瘤细胞的细胞质内含有大量促凝颗粒，细胞可自发破裂或经化疗大量破坏，导致促凝物质的释放，从而破坏人体凝血与抗凝的动态平衡，促发 DIC。恶性淋巴瘤并发 DIC 多发生于肿瘤广泛浸润、全身严重感染时，也可发生于病情进展过程中。

二、治疗

临床上，患儿可出现原发病无法解释的广泛出血、贫血、溶血、循环障碍，故对病程短、严重感染、病情急剧进展者应严密监测凝血功能，注意早期预防 DIC，积极治疗原发病，去除诱因。DIC 的治疗原则是针对原发病及 DIC 的发病诱因进行处理，早期发现，早期诊断，早期治疗。此外，小剂量肝素的临床疗效已得到肯定。

第七节
血栓性血小板减少性紫癜

血栓性血小板减少性紫癜（TTP）是临床少见但十分严重的难治疾病。因其发病急，症状多样，病情进展急剧，病死率极高，牵涉临床多学科，所以易被误诊、漏诊。

一、临床表现

临床特点是微血管病性溶血性贫血，血小板减少，神经系统征象，肾损害和发热。同时具备称五联症，仅有前三项则为三联症。

二、诊断

TTP 患儿易误诊为 ITP、Evans 综合征、DIC，但 TTP 与这几种疾病的治疗及预后有显著不同，应注意加以鉴别。目前血浆置换为 TTP 有效的治疗方法。因有出血倾向，血小板减少，骨髓巨核细胞代偿性增加，伴成熟障碍，往往易误诊为免疫性血小板减少性紫癜。Evans 综合征无神经系统症状，外周血也无破碎红细胞，Coombs 试验阳性。就微血管病性溶血、血小板减少而言，TTP 应与 DIC 鉴别。DIC 有与临床症状一致的显著出凝血功能障碍，进展期与晚期纤溶亢进，血浆纤维酯白原减少，纤维蛋白降解产物增高；而 TTP 纤溶活性常减低，纤维蛋白降解产物多正常，此外 DIC 患儿多有发病诱因，如感染、休克、出生时异常等。近年研究表明，绝大部分 TTP 急性期患儿有血管性血友病因子裂解酶（vW-

FCP）缺陷。vWFCP 裂解血浆中具有高黏附能力的超大分子质量血管性血友病因子（UL－vWF），防止血小板聚集而形成血栓。以后的研究又进一步证实，vWFCP 属于具有凝血酶敏感蛋白Ⅰ基序的裂解素和金属蛋白酶家族成员，是 *AD-AMTS*13 基因的表达产物。该基因缺陷或活性降低产生过多的巨多聚体，释放入血可触发病理性血小板聚集及微血栓形成，是 TTP 发病机制中的关键因素。

三、治疗

血浆置换疗法是 PPT 首选治疗方法，一般采用新鲜冷冻血浆 40～80ml/（kg·d），至少 5～7d。治疗有效（一般在 1～2 周内）则血清 LDH 浓度下降，血小板增高，神经系统症状恢复。通常在血清 LDH 浓度下降至 400U/L 时，即可停止血浆置换。血浆置换疗法中不宜用冷沉淀物，输注血小板为禁忌。单纯药物治疗效果较差。PPT 预后差，病程短，病死率达 80%～90%。死亡原因以中枢神经系统出血或血栓性病变为主，其次为肾衰竭。

第 八 节
脑血管病变

一、病因

此病与多种原因有关：①肿瘤相关性 如脑膜肿瘤，转移性肿瘤等；②治疗相关性 如左旋门冬酰胺酶，甲氨蝶呤，脑部放疗；③感染相关性 细菌、真菌感染，可有脑膜炎、脑血栓、颅内出血、癫痫表现。颅内出血是导致患儿死亡的主要原因，其发生主要与血小板减少、高白细胞血症、贫血、感染和肿瘤类型有关。Nowacki 等认为白细胞＞100×

10^9/L 和血小板 $< 25 \times 10^9$/L 是发生颅内出血的临界点。血小板减少引起的颅内出血通常属弥漫性微小血管渗血，进展快，难以控制。而高白细胞血症引起的颅内出血是由于白血病细胞在血管内淤滞，血流缓慢致组织缺血。白血病细胞浸润，并释放血管活性物质。破坏小血管壁导致出血。化疗时大量白血病细胞溶解破坏，释放各种促凝物质形成 DIC 可导致主要器官出血。贫血导致缺氧，感染则加重缺氧，而且感染后引起的酸中毒及血管内皮损伤对颅内出血的发生都起一定作用，因此贫血和感染的存在可使病情恶化。

二、治疗

患儿一旦发生颅内出血将很难救治，因此积极预防非常重要。临床上要尽早识别颅内出血先兆。初治患儿要注意有无相关危险因素，治疗中要及时补充血小板，降低瘤细胞负荷，从而降低颅内出血的危险性。对于引起颅内出血的原因和危险因素应及时采取措施。

第 九 节
脊髓压迫症

脊髓压迫症是恶性疾病的并发症之一。病因可为原发或转移性肿瘤，任何年龄均可发病。在儿童，约 5% 的癌症患儿存在脊髓压迫，多表现为亚急性及慢性脊髓压迫症。

一、病理

肿瘤引起脊髓压迫的方式可以是直接压迫神经或是影响血供。静脉阻塞会引起水肿，从而影响脊髓的功能；动脉阻塞会引起局部缺血，继而发生脊髓坏死。脊髓受压后的变化与受压迫的部位、外界压迫的性质及病情进展的速度有关。

一旦外界压迫超过脊髓的代偿能力，脊髓受压症状可进行性加重，最终可造成脊髓水肿、变性、坏死等病理变化，从而导致脊髓功能丧失。

二、临床表现

肿瘤发病初期，脊髓的代偿作用可没有明显的临床症状或仅出现脊神经后根刺激症状，主要表现为局限性疼痛。随着病情的进展，脊髓部分受压后引起肿瘤平面以下部分运动和感觉障碍。可出现病变同侧肢体运动和深感觉障碍，对侧肢体痛温觉障碍，即脊髓半切综合征。最终，由于受到肿瘤持续加重的压迫，脊髓出现横贯性损害，肿瘤平面以下脊髓功能丧失，患儿出现截瘫。无论肿瘤位置的高低，均呈现弛缓性截瘫，并伴有明显的自主神经功能障碍。

三、治疗

由于大多数患儿在出现神经损伤时才被确诊为肿瘤，因此错过了最佳的治疗时机，常常引起不可逆性瘫痪。所以脊髓压迫症应该是一种临床急症。神经损伤的程度是决定预后的重要因素。如果早期诊断、早期治疗，能够缓解疼痛、恢复或保留神经功能、控制局部转移病灶、保持脊柱的稳定性，提高患儿的生存质量。

第十节

癫　痫

癫痫是意识、行为、运动、感觉或自主功能一定时段内的不自主改变。

一、病因

癫痫是因一组脑神经细胞病理性高效同时性放电所引起。肿瘤转移扩散引发癫痫发作的诱因之一，一般在病程中晚期出现。其次是由治疗（应用长春新碱，鞘内注射甲氨蝶呤、顺铂或阿糖胞苷）或疾病诱导的并发症导致的脑卒中性原发中枢神经系统感染。抗肿瘤治疗会引起惊厥，尤其是接受颅内照射的儿童。照射诱导的小血管疾病、脑组织坏死和白血病脑病都与癫痫有关。尤其对于曾经接受中枢神经系统治疗和存在结构性脑损伤基础者，疾病和治疗所引起代谢异常易发生癫痫。

二、辅助检查

应在癫痫控制后立即进行 CT 平扫或加强扫描或 MRI 检查。MRI 检查对治疗相关的中枢神经损伤极为敏感，并能发现 CT 不能发现的异常。CT 和 MRI 检查后，CSF 分析是评估患者不可缺少的一部分。脑电图能明确癫痫来源的部位，也能显示临床不明显的癫痫电活动。

三、治疗

大多数癫痫是自限的，仅持续癫痫需性发作要紧急处理。首先，必须保持有效通气和循环。然后给予抗惊厥剂。注意其中某些药物引起呼吸抑制和高血压。

大部分癌症儿童癫痫发作后需要抗癫痫治疗数天。应用苯妥英钠或苯巴比妥阻止癫痫发作后，应继续用药几天。对代谢性和中枢感染性癫痫，纠正引起此类癫痫的病因后，如果脑电图追踪未显示癫痫样活动或残留灶状中枢神经系统障碍，可以停止使用抗癫痫药物。

第十一节
急性意识改变

急性意识改变包括昏睡、木僵和昏迷。

一、流行病学

急性意识改变发生在全身性疾病或原发中枢神经功能障碍而疗效不稳定的癌症儿童。费城儿童医院，在 1981 ~ 86 对 61 例全身性癌症儿童急性意识改变病因分析中发现，占据前 3 位的是转移性病变/败血症/弥散性血管内凝血、原发中枢神经系统真菌或细菌感染。

二、病因学

维持清醒状态依赖于大脑半球、上行网状激活系统和位于脑干中央核、丘脑、下丘脑多突触神经网络的完整性。网状上行系统接受和投射到中枢神经系统的每一个部分。昏迷或其他形式的意识改变起因于脑功能弥漫性紊乱或上行系统的损伤。药物常通过双侧脑功能弥漫性紊乱引起意识改变。局部肿块则导致颅内高压，使脑干受压或发生脑疝，使上行激活系统中断。

三、诊断和鉴别诊断

紧急评估昏迷由判断生命体征开始。然后，检查是否存在脑疝的证据和颅内高压、局灶性神经障碍的体征。判断脑疝要注意呼吸类型、瞳孔大小和反应性、眼外展运动、自主运动功能，以及患者对口头言语或物理刺激的反应。临床发现是确定脑组织损伤平面的依据之一。颅内压弥漫性增高引起小脑幕裂孔对称性下行移位，称为 Rostrocaudal 或中央疝，伴随逐渐加重的大脑和脑干功能衰竭。与此相反，颞叶沟回疝形成是由单侧肿块将大脑推移和压迫第三脑神经、中脑一侧所致。虽然最终将出现脑干功能丧失，但更缺乏固定性的模式。不管低位脑干功能是否损伤（如呼吸），患者都有某些脑干功能的障碍（如瞳孔反应）。在脑疝的晚期，两种类型脑疝的症状常重叠。代谢紊乱也会引起颅内压力升高和中央疝，但时意识的影响更大。

及时检测血细胞计数、血糖和电解质、肝肾功能检查和凝血状况。在生命体征和颅内高压得到纠正后，怀疑肿块性病变或昏迷难以解释的应行急诊 CT 扫描或无对比度的 MRI 检查。如没有黏滞度过高或容积渗透克分子浓度过高，则应做静脉注射对比介质，必须在排除肿块后才能安全地完成腰穿。

局灶性颅内占位性病变，如梗死出血、转移、脓肿，可引起儿童癌症患者昏迷。急性血栓或少见的栓塞性 CVA 会引起神经变性，硬膜外血肿和颅内出血可能由肿瘤引起的抗血小板性血小板减少症导致。颅内肿瘤自发性出血，尤其是髓母细胞瘤、高分化胶质瘤或转移瘤也会在血小板计数和凝血正常时发生。晚期肉瘤、淋巴瘤、原发性肾脏肿瘤容易转移扩散到中枢神经系统，粒细胞或免疫功能受抑制的癌症儿童易患真菌或细菌性脓肿。

未发现局灶病变者需考虑弥漫性病变。病毒性脑炎最常见的病原为水痘病毒或单纯疱疹病毒，可导致急性昏迷。能改变意识的代谢紊乱包括缺氧、缺血、肝肾衰竭、电解质异常。颅内弥散性血管内凝血可在没有明显的全身性血液异常情况下发生。白血病脑膜炎和高白细胞症属于相对少见的导致急性意识改变的原因。癫痫发作后状态也可能是昏迷的原因之一。以前接受过神经毒性治疗如放疗和甲氨蝶呤治疗的儿童，中枢神经系统易出现神经性功能下降，相对温和的代谢紊乱或诱导性药品会引起与急性发作不成比例的意识抑制。肿瘤患儿的急性意识改变原因有多种，尤其常见于接受广泛中枢神经系统治疗的白血病儿童和有骨髓移植史的患者。然而，局灶占位病变和其他可治疗的过程必须排除。

血脑屏障可以在一定程度上限制药物进入中枢神经系统，故急性意识障碍常不会出现在化疗之后。然而，新药引进、标准药物的大剂量应用、更广泛的使用突破屏障的各种方法（如动脉灌注、血脑展障碍改变）正带来更严重的急性毒性反应。异环磷酰胺与嗜睡、神经变形、昏迷有关，尤其是预先使用过顺铂之后更容易发生。肾清除不良有利于异环磷酰胺的一种代谢物氯醛的积累。动脉灌注1，3－双氯乙基亚硝基脲（BCNU）和顺铂一直被认为与急性神经变性、癫痫、脑卒中（中风）、脑病有关。骨髓移植联合大剂量塞替派和BUNU会引起严重的脑病。大剂量阿糖胞苷（3g/d和24d疗程）会引起癫痫、昏迷或死亡。最近发现两性霉素与一种异常神经综合征有关，表现为进行性意识改变、僵直、手足徐动症、经常性失语和进展到昏迷，MRI显示白质和基底神经节改变。以前接受具有潜在神经毒治疗或使用脂类形式的药物会使中枢神经通透性更高，因而延长使用两性毒素后，首先发生该症。如中断两性霉素，部分患者完全恢复。

生物制剂也可导致意识改变。接受大剂量生物制剂的患者中高达50%都有定向障碍和精神错乱，以及人格方面的改变如偏执狂和好斗。嗜睡和昏迷则为少见的并发症。在给予白细胞介素－2时，同时给予类固醇类会改善这些症状。干扰素会引起亚急性嗜睡、认识改变、精神症状、概念错组、局灶神经障碍、核性盲、昏迷甚至死亡。颅内给予干扰素可引发进展性植物状态。ATRA用于治疗急性早幼白血病也可能发生假瘤脑。儿童似乎在这一方面的风险特别高。减少剂量或停止给药能缓解症状。

第十二节
肿瘤患儿支持治疗

一、合理营养补充（肠道外营养支持）

进行性营养消耗在癌症患儿中极为常见，约半数以上恶性肿瘤患儿存在营养不良。癌症患儿除了肿瘤组织向宿主争夺营养素外，各种抗肿瘤治疗，包括手术、化疗、放疗使机体的能量和营养素的摄入也受到很大影响，造成机体不同程度的营养不良，使并发症和死亡率明显增加。营养支持已成为抗癌治疗中不可缺少的重要措施。

1. 正常人的营养需要

正常人每天的能量消耗包括以下几方面。

（1）基础代谢（BMR） 指人体处于清醒、静卧、空腹（禁食12h）、环境安静、室温18℃～25℃时，维持体温和生理活动所消耗的热能。

（2）机体活动的消耗 指维持机体日常活动所需消耗的能量。

（3）食物特殊作用的消耗（摄入食物引起的） 摄入混合食物引起的热能额外消耗相当本人BMR的10%。三大营养要素在体内引起的特殊动力作用不同，蛋白质高达16%～30%,糖为5%～6%，脂肪是3%～4%。

（4）机体生长发育、修复的消耗 包括生长发育期的少年、儿童及病后康复的机体。

每个人每天静止能量消耗（REE）可根据Harris–Benedict公式算出。

女性REE（kcal/d）＝655＋9.6W＋1.7H－4.7A。

男性REE（kcal/d）＝66＋13.7W＋5.0H－6.8A。

W = 体重（kg）；H = 身高（cm）；A = 年龄（岁）。

为使达到能量正平衡和脂肪储存，非蛋白热量摄入必需 >130% REE，但当增加能量摄入达 115% REE 时，并不能改善氮的平衡。

每克葡萄糖可产生 16.74kJ（4kcal）热量，每分钟每千克体重供给 4～5mg 葡萄糖时，其利用最合理。当每分钟每千克体重超过 7mg 时，则不能增加葡萄糖的氧化率，反而会转换成更多的脂肪，增加肝脏负荷。每克脂肪可产生热能 37.66kJ（9kcal），一般脂肪摄入量应限定在 1.5g/（kg·d）。每克蛋白质可产能 16.7kJ（4kcal），给于氨基酸和热能可促使蛋白质合成和降低蛋白质分解。人体营养除需要糖、脂肪、蛋白质外，还需要维生素、无机盐和微量元素。

2. 肿瘤患儿的营养状况

恶性肿瘤患儿的营养不良主要是宿主和肿瘤组织间营养素争夺的结果，其明显的表现即出现恶病质。在晚期恶性肿瘤患儿中，普遍存在恶病质。在疾病终末期 70% 出现恶病质，且恶病质是 5%～23% 患者的直接死因。有恶病质的病儿，难以接受积极的手术或非手术治疗。不可解释的体重下降可能是恶病质的临床症状之一，但肿瘤大小与体重下降程度并无直接相关。恶病质指体重下降、衰竭和厌食为特征的一组临床/代谢综合征。其临床表现为肤色苍白、面庞消瘦、皮肤松弛、肌肉严重萎缩、皮下脂肪显著减少（有时因为水肿而不明显）。恶病质通常可分为原发性和继发性两种：①原发性恶病质 是由于肿瘤与宿主间的竞争而逐渐导致的机体组织内脂肪和蛋白质的丢失；②继发性恶病质 是源于摄食发生障碍或消化吸收不良所致的营养素摄入不足，包括由于化疗、放疗所致的厌食、吸收不良和呕吐所致的恶病质。所有造成恶性肿瘤患儿营养不良的因素中，厌食是最主要的因素之一。造成厌食的原因多种多样，如疼痛、感觉异常，尤其是味觉异常，大年龄儿童可出现心理状态失调；荷瘤机体的内环境的改变，如生化功能紊乱、血和组织中氨基酸类型的变化、体内乳酸堆积也可造成厌食；当然，化疗和放疗所致的厌食在临床上更为常见。近年的研究已将厌食和下丘脑、下丘脑释放某些因子联系起来，最近对单细胞因子在厌食方面的作用已予以证实，但患恶性肿瘤时如何促发这些因子的释放，这些因子通过什么途径引起机体厌食等尚未完全明了，总之，厌食是体重下降的主要原因，厌食也将导致病情恶化，需引起充分的重视。另一造成肿瘤患儿营养不良的因素是消化功能障碍，患儿常常有消化功能紊乱，如口腔、食管黏膜的损害、腹泻、腹胀、肠痉挛、肠梗阻、消化道出血或肠穿孔等均是导致摄入不足的病因。

3. 恶性肿瘤患儿的代谢特征

虽然癌症患儿常有高代谢的情况存在，但这并不是引起恶病质的根本原因。一般而言，癌症患者的能量消耗较正常人仅增加10%～15%。肿瘤本身是否导致这一能量消耗上升尚存在争议。对那些巨大植入肿瘤的实验动物模型来说，肿瘤生长确实是能量与氮需求增加的关键因素，但对于人体而言，肿瘤代谢不可能对恶病质产生显著的影响，因为人体的肿瘤/宿主比率与实验室动物比较，是相当小的。而感染、化疗和放疗的并发症等倒可能是导致能量与物质代谢不平衡的真正原因。其他一些如细胞因子等，可能由肿瘤本身合成或是机体对肿瘤产生反应，也是蛋白质耗竭的潜在因素。肿瘤患儿的营养代谢状况如何，营养支持是否会促进肿瘤生长等问题是目前肿瘤营养支持研究的方向之一。为了更合理的提供肿瘤患儿的营养支持，有必要先了解肿瘤患者的代谢特征。包括能量代谢、氨基酸代谢、脂代谢和碳水化合物的代谢特点。

（1）能量代谢改变　肿瘤患者与单纯性营养不良患者相比，其能量消耗无论在静息状态或活动状动都是增加的，从而导致体重下降。能量消耗增加显然与机体代谢改变有关。

其实，在肿瘤发生的早期，患者身体内的组成成分还没有发生可检测性改变时，代谢的改变和能量的消耗增加就已开始。肿瘤患者能量消耗增加的幅度在10% ~15%之间，加上以后发生的厌食或摄入不足导致的能量摄入下降，完全处于一种能量的负平衡状态。并且机体对饥饿状态失去代偿能力，如果未得到相应的合理补充，每个月会丢失0.5~1.0kg的脂肪，1~2kg的肌肉，几个月后患者的体重将明显下降。

（2）蛋白质和氨基酸代谢改变　大多数肿瘤患者蛋白分解加快，体型呈消瘦形。对荷瘤大鼠肌肉进行氨基酸平衡测定没有得到解释，说明肿瘤患者蛋白分解加快的本质是蛋白质合成降低。总的来说是蛋白质的代谢加快，其合成和分解都是增加的，只不过是分解超过合成而导致负氮平衡，引起肌肉消瘦和蛋白的丢失。同时，机体抗肿瘤因子或相关抗体等蛋白的合成增加，全身蛋白质转化增加，体内各种蛋白的重新分布而导致血清白蛋白的下降。

（3）脂代谢改变　肿瘤患者脂代谢特点是无论患者的体重降低如何，脂肪的氧化总是升高的，实验室中发现血中游离脂肪酸和甘油的量增加，而三酰甘油量并不增加。三酰甘油血流动力学研究表明，体重降低的肿瘤患者血浆三酰甘油的转换率升高，说明脂质的整体水解是升高的。脂代谢发生改变一方面是对胰岛素的耐受，另一方面是由于摄食不足使机体处于半饥饿状态和交感肾上腺素活性增加的缘故，从而加速了脂肪的氧化分解，而合成减少，并且这种脂肪氧化不受葡萄糖抑制。实验室中还发现脂蛋白脂酶活性也降低，血浆内非必需脂肪酸水平非持续性升高。

（4）碳水化合物代谢的改变　肿瘤患者的葡萄糖转换增加，主要表现为糖异生增加，其解释是增加了葡萄糖碳原子的环合，从而加速丙酮酸、乳酸、甘油等的合成。尽管由于胰岛素拮抗，糖的利用和氧化降低，但血中葡萄糖的循环与清除均是增加的。

4. 肿瘤患儿的营养评价

癌症患者的营养支持不仅需要时间、增加费用，而且营养支持有其自身的并发症。因此，在各种抗肿瘤治疗前应准确评价癌症患者的营养状况及其与并发症和死亡风险的关系，评估这些患者能否从营养支持中受益。在肿瘤患者中，重度营养不良往往是影响预后的重要指标。事实上，营养不良常常与疾病晚期对治疗不耐受等情况有关。营养状况的评价对评估疾病转归有重要价值。及时正确纠正患儿的营养不良首先要有正确的营养评价方法，才能根据对每个患儿营养评价的不同结果来制订合理的营养支持方案，并可作为营养支持效果的判断手段。因此，对患儿的病史和饮食史的详细了解，以及仔细的体格检查和相关实验室指标的评判是非常重要的。营养评价的方法可分为体格测量法、实验室检查法和日常饮食中营养素的评价法。

（1）**体格测量法** 体格测量法包括体重、肱三头肌皮褶厚度（上臂后侧中部）、上臂围和身高等。其中称量体重是评价营养状况的一项既方便又可靠的方法，可采用正常生长曲线表来判断或以同身高、同性别小儿的标准体重为对照来进行评价。肱三头肌皮褶厚度的测定也是较常用的方法，主要是判断脂肪的储存状况。测定部位在肩胛骨啄突（肩峰处）和尺骨鹰嘴突（肘关节伸侧）间中点处，测量肢自然下垂，测量者用拇指和示指捏起该处皮肤和皮下组织，使皮肤皱摺方向与上肢长轴相平行，然后采用专用皮褶测量仪分别测量 3 次，取平均值对照正常小儿的标准值进行评价。上臂围同时反映肌肉和脂肪的含量，5 岁以下小儿的上臂围比较恒定，故常用此方法粗略了解该年龄段小儿的营养状况。5 岁以下小儿的身高评价可通过公式 75 + 年龄 ×5cm 计算，但 5 岁以上小儿由于身高受父母的遗传因素大，故很少单独作为小儿营养评价的指标。

（2）**实验室检查法** 用于实验室检查来评价营养状况的

项目有血清白蛋白、转铁蛋白、前白蛋白、视黄醇结合蛋白、肌酐/身高指数、氯平衡以及有关免疫功能的测定（包括总淋巴细胞计数、迟发性皮肤超敏反应等），常用的方法有：①血清白蛋白（正常值为 35～55g/L） 可提供重要信息，<34g/L 时与治疗后并发症的发病率和死亡率增加相关，<30g/L 提示有内脏蛋白的明显缺失，由于白蛋白的半衰期为 20d，故持续性低蛋白血症是判断营养不良的最可靠指标之一，但对应激（如抗肿瘤治疗）及营养支持的效果评价改变缓慢；②血清转铁蛋白（正常值为 2～4g/L） 其半衰期为 8d，作为营养不良指标比白蛋白敏感，但铁缺乏时会代偿性增加，故不宜作为伴有缺铁性贫血患儿的营养评价指标；③血清前白蛋白（正常值为 0.2～0.4g/L） 其半衰期为 2d，是一项更为敏感的指标，但易受创伤、感染等影响，在疾病稳定期是一个较理想的营养观察指标。另外，在实验室检测中，内脏蛋白的消耗程度也可通过测定细胞免疫功能损害的程度来反映，如测定回忆反应抗原皮肤试验（recall antigen skin testing）、淋巴细胞总数，以及自然杀伤细胞（NKc）活性和 $CD3^+$、$CD4^+$、$CD8^+$ 的活性测定可估计细胞免疫功能。

（3）饮食中各营养素的评价 饮食中各营养素的评价是对患儿所摄取的膳食进行热能和各种营养素数量和质量的调查，对照中国营养学会推荐的不同年龄每日饮食中营养素供给标准来评定患儿营养需要满足程度，饮食调查的结果常常作为营养指导或制定营养力案的依据。一般可用一个最简单而实用的可靠指标来确定病儿是否存在营养不良，即体重低于标准体重 20% 时或新近 3 个月不能解释的体重减轻 10% 以上，血清白蛋白 <30g/L，血清转铁蛋白 <1.9g/L，上述任意两项存在就有必要进行营养支持和补充。

5. 营养支持途径的选择

营养支持途径的选择是实施营养支持治疗时必须正确掌

握的基本原则之一。与患者机体状况、代谢特点、器官功能状态、营养物质情况、设备条件、并发症及费用等因素有关。目前常用的是肠道营养（EN）和胃肠外营养（PN）两种，PN包括全胃肠外营养（TPN）。

（1）肠道营养　在胃肠道功能正常情况下，应选择经消化道补充营养，因为EN更符合生理要求，并发症少，经济，也无需特殊设备。长期静脉营养患者，消化道结构有不同程度退行性变，胃酸和黏液分泌减少，肠道正常菌群失调和IgA分泌减少，导致肠黏膜防御机制下降，在多发创伤时，肠道细菌可引起全身感染，肠道营养时应避免肠道退行性变的发生。临床研究证明经肠道和胃肠外供给营养，其结果同样有效。

（2）胃肠外营养　不能经肠道摄入营养，而对抗癌治疗有效的营养不良患者是PN的适应证。即使可经胃肠摄取营养，但其摄取的营养仍不能维持正常营养状态的患者也是PN的适应证。对于严重营养不良的患者，如果营养状况得到改善就可能考虑治疗的患者也应给PN或TPN。在这些患者中，严重的内脏蛋白质缺乏可影响肠道吸收功能，PN（包括TPN）效果不佳。

胃肠外营养可经中心静脉或周围静脉实施。短期（7～10d）常经周围静脉，长期运用需经中心静脉。标准的进路是经皮锁骨下静脉插管到中心静脉。导管需要经长15～20cm的皮下隧道引出，有利于避免感染性并发症。

6. 全胃肠外营养支持适应证

①癌症患者消化道外瘘　行TPN时，胰瘘和小肠瘘出量可减少80%，瘘口自然闭合率达70%，死亡率降至20%以下；②短肠综合征　小肠肿瘤切除术后，空肠保留不足65cm者，只能用TPN支持，待1～2年后，保留肠管代偿扩大，绒毛增多，可逐步改为肠道营养；③癌症根治术围手术期营养　如食管、胃、大肠、胰腺癌根治术前、后用TPN支

持，可促进恢复，减少并发症和死亡率；④晚期癌症　患者经手术、放疗、化疗等综合治疗后，身体状况可能有很大下降，甚至不能支持后续治疗，PN可改善患者营养状况，提高免疫力及生存质量；⑤压疮　下肢瘫痪患者并发压疮时，可用TPN以减少排便，使创面保持清洁，促进愈合。此时TPN被称为"内科性结肠造瘘"。

二、纠正贫血

贫血是小儿恶性肿瘤极常见的症状。

1. 病因

（1）骨髓红系被白血病细胞或转移瘤细胞所取代或排挤，正常造血功能衰竭。

（2）化疗药物引起的骨髓抑制。

（3）失血，由于血小板减少引起外出血，如鼻出血或胃肠道出血，或为诊断需要反复抽血而致慢性失血。

（4）无效性造血或自身免疫引起溶血。

2. 治疗

当血红蛋白下降到 $60\sim70g/L$ 时，组织供氧有困难，患儿出现乏力不适、活动减少、胃纳不佳、烦躁等表现，此时应给予浓缩红细胞输注，以迅速提高血红蛋白，增加对化疗的耐受性，以保证化疗顺利进行。

（1）输注红细胞　标准输血量应是 $10ml/kg$，可提高患儿血红蛋白 $25\sim30g/L$，一次输血的最大安全量为 $15ml/kg$。有严重贫血（血红蛋白 $<50g/L$），特别伴有充血性心力衰竭或高血压时，应少量多次输血，即每次给浓缩红细胞 $3\sim5ml/kg$，每次输血持续 $3h$ 以上，间隔数小时后再输血，以使心血管系统稳定，在 $24h$ 内恢复带氧能力，避免迅速大量输血所致的肺水肿并发症（浓缩红细胞每次 $4\sim5ml/kg$，可升高血红蛋白 $10g/L$）。

（2）交换输血术　对严重贫血者，最好作部分交换输血术，即先抽出患者血液，然后输入浓缩红细胞 10～50ml，如此交替进行，可迅速等容量地纠正贫血，特别适合于严重贫血伴充血性心力衰竭者及白血病细胞超过 $100 \times 10^9/L$ 者，及伴有肿瘤细胞溶解综合征等患儿，换血后即可纠正贫血，并除去过多的白血病细胞和毒性代谢产物。

（3）输注洗涤红细胞　为减少接触其他个体白细胞、血小板及血浆中的同种异体抗原，有必要输注去除了白细胞和洗涤红细胞的血液，因而减少输血后发生过敏反应及发热性输血反应的机会。

（4）输注血细胞预照射　对接受强化疗、造血干细胞移植前预处理方案及免疫缺陷者，为防止输入的血液中淋巴细胞在受体体内植活，因而产生输血相关的移植物抗宿主病（TA－GVHD）。故应在输血前，将供体之血液经 ^{60}Co 或直线加速器照射 15～25Gy，破坏淋巴细胞的增殖能力，然后再输给受体。

（5）促红细胞生成素的应用　贫血是肿瘤患儿常见的并发症，除肿瘤细胞转移或浸润骨髓所致正常造血功能受损引起贫血外，另可能与肿瘤相关造血抑制因子的产生、促红细胞生成素（EPO）相对和绝对不足、EPO 功能抑制等明显有关。EPO 是一种红细胞生长因子，能促进红细胞生成。基因工程生物合成的重组人促红细胞生成素（rhEPO）在肿瘤化疗中的应用受到重视。rhEPO 可以为并发贫血的肿瘤患者顺利完成化疗提供保障，在化疗同时使用 rhEPO 可以预防贫血的发生，对治疗化疗后出现的贫血明显有效，明显改善了患者的生存质量。

rhEPO 主要作用于红系造血祖细胞（BFU－E、CFU－E）的表面受体结合，促进红系细胞增殖、分化和成熟，因而可增加红细胞数量和提高血红蛋白水平。肿瘤患儿并发贫血时，可给予 rhEPO 100～150U/kg，皮下注射，每周 3 次，2～4 周后起效。

应用 rhEPO 治疗肿瘤贫血的观察表明，rhEPO 能显著改善肿瘤贫血或因化疗药物抑制引起的贫血，同时化疗并不影响 rhEPO 的疗效。对血液肿瘤或实体瘤并发累及骨髓出现贫血的患者，有效率达 80%。rhEPO 在肿瘤贫血中的应用，可减少输血的量和次数。

三、防治出血

出血是恶性肿瘤，尤其是急性白血病常见症状，部分患儿以出血为首发表现，治疗过程中或疾病晚期常发生危及生命的大出血，出血的主要原因涉及到血小板、凝血因子、血管等诸多因素。

1. 病因

（1）血管因素　恶性肿瘤广泛浸润，侵蚀周围组织，导致血管破裂而出血，肿瘤组织易坏死脱落，或癌肿结节破溃，都可导致不同程度出血。急性白血病患儿白细胞 > 100 × 10^9/L 时，可产生白细胞淤滞综合征。大量白血病细胞黏附于血管内壁，导致血管腔狭窄，且血黏度增加，血流缓慢，导致血液凝固，形成白细胞性栓塞或白细胞淤积性肿瘤，同时白血病细胞本身可直接侵犯血管内皮细胞，使小血管受损，最常见为颅内出血。大剂量化疗、水杨酸盐，非甾体类抗炎药物的应用能直接损伤胃肠道黏膜而引起消化道黏膜出血。

（2）血小板因素　恶性肿瘤病变侵及骨髓，排挤巨核细胞，以及联合化疗、放疗的应用，均可抑制骨髓正常造血功能，导致巨核细胞增殖、分化和成熟障碍而致血小板减少。并发细菌、病毒感染，脾脏大、弥散性血管内凝血，常可使血小板半衰期缩短，破坏加速。某些半合成青霉素、头孢菌素还可造成获得性血小板功能异常。

恶性肿瘤和血液病患者常伴发血小板功能异常，其机制还不明确。一般表现为血小板黏附、聚集功能低下，PF3

（血小板第 3 因子）有效性降低，上述因素都可导致机体发生不同程度出血。

（3）凝血因子因素 除组织因子和钙离子外，绝大多数凝血因子在肝脏合成，肝实质细胞可以合成纤维蛋白原，肝细胞微粒体可以合成凝血酶原、因子Ⅶ、因子 X，部分因子如因子Ⅷ、因子Ⅸ、因子 V 也在肝脏合成。当肿瘤细胞浸润肝脏可导致肝脏凝血因子合成减少，并发弥散性血管内凝血可引起凝血因子消耗性减少。L – ASP（左旋门冬酰胺酶）用于急性淋巴细胞白血病诱导和强化治疗，L – ASP 可抑制蛋白质合成，导致凝血酶原、因子 V、因子 X、纤维蛋白原和 AT – Ⅲ、蛋白 S、蛋白 C 合成减少，致出凝血功能异常，临床有出血或血栓形成倾向。

有些癌肿患者血中可出现病理性凝血抑制物，常见的有类狼疮抗凝物（如恶性淋巴瘤）、类肝抗凝血物（如骨髓瘤）、急性单核细胞性白血病、异常蛋白（如浆细胞病）、骨髓瘤，这些抗凝血物质在程度严重时，即可引起出血。

（4）弥散性血管内凝血（DIC） DIC 是儿童恶性血液病、肿瘤患者严重并发症。癌细胞对血管内皮细胞的破坏，使血小板在血管内黏附、聚集，肿瘤细胞本身含有的癌性促凝物质，具有组织凝血活酶活性，可以激活凝血活酶。肿瘤化疗过程中常并发感染，尤其是革兰阴性杆菌（G⁻）感染，都可促使血管内凝血，诱发 DIC 的形成。最常见的是急性早幼粒细胞白血病、急性单核性细胞白血病，白血病细胞内含有大量的癌性促凝物质、组织因子样促凝物质、溶酶体及各种蛋白水解酶，同时也含有大量的纤溶酶原激活物，促进内凝、外凝及纤溶系统，引起 DIC 的一系列临床表现。

（5）纤溶异常 肿瘤细胞可直接产生 t – PA 或 u – PA 型纤溶酶原激活物，可以激活纤溶系统或直接溶解纤维蛋白原，导致纤溶亢进。白血病浸润肝脏时，纤溶酶原激活物抑制物 –1（PAL –1）合成减少，抑制纤溶活性降低，纤溶功能增强，是急性白血病发生出血的重要原因。

2. 临床表现

恶性肿瘤早期转移或晚期肿瘤，常可侵蚀相应部位的血管或癌瘤结节破裂而引起出血，常见出血包括消化道出血、咳血、颅内出血和无痛性血尿。白细胞淤滞综合征最常见颅内出血。

血小板异常所致出血常表现为皮肤瘀点、瘀斑，较少发生危及生命的大出血。血小板减少所致出血，不仅和血小板的绝对数有关，同时和血小板下降的速度、有无伴发局部感染、黏膜溃疡、发热、血管内凝血和骨髓状态有关。而凝血因子异常所导致的出血，常以肌肉、关节血肿、内脏器官甚至颅内出血为主。

DIC 时，凝血和纤溶系统激活，广泛微血栓形成，凝血因子消耗，纤溶亢进，最终导致脏器功能障碍，多发性出血，微循环衰竭及微血管病性溶血性贫血。

3. DIC 诊断

1994 年第五届全国血栓与止血会议制订诊断标准如下。

（1）临床表现存在易引起 DIC 的基础疾病。

（2）有下列 2 项以上临床表现：①多发性出血倾向；②不易用原发病解释的微循环衰竭或休克；③多发性微血管栓塞的症状、体征，如皮肤、皮下、黏膜栓塞坏死及早期出现的肺、肾、脑等脏器功能不全；④抗凝治疗有效。

（3）实验室指标同时有以下 3 项：①血小板 $< 100 \times 10^9/L$ 或进行性下降（肝病、白血病血小板 $< 50 \times 10^9/L$），或有 2 项以上血浆血小板活化产物（β - TG、PF4、TXB_2、GMP14）升高；②血浆纤维蛋白原 $< 1.5g/l$ 或进行性下降或 $> 4g/L$（白血病及恶性肿瘤 $< 1.8g/L$，肝病 $< 1.0g/L$）；③3P试验（+）或血浆 FDP $> 20mg/L$（肝病 FDP $> 60mg/L$），或 D - dimer 升高；④PT 缩短或延长 3s 以上或呈动态变化（肝病 PT 延长 5s 以上）；⑤纤溶酶原含量及活性降低；

⑥AT - Ⅲ含量及活性降低（不适用于肝病）；⑦血浆因子Ⅷ：C 活性 <50%（肝病必备）。

（4）疑难病例实验室指标应有下列 1 项以上异常：①Ⅷ：C 降低，vWF：Ag 升高，Ⅷ：C/vWF：Ag 比值降低；②血浆 TAT 浓度升高，或 F_{1+2} 水平升高；③血浆纤溶酶与纤溶酶抑制复合物（PIC）浓度升高；④血（尿）纤维蛋白肽 A 升高。

日本学者采用计分标准诊断 DIC，较为实用，如表 4 - 1。

表 4 - 1　DIC 诊断标准

项目	记分
出血现象	1
脏器功能衰竭	1
基础疾病	1
血小板计数（ $\times 10^9/l$ ）	
<120	1
<80	1
<50	1
维蛋白原（mg/dl）	
<150	1
<100	2
凝血酶原时间（s）	
>15	1
>20	1
FDP（μg/ml）	
>10	1
>20	2
>40	3

诊断：①非白血病　>7 分确诊 DIC，6 分可疑 DIC，≤5 分排除 DIC；②白血病　≥4 分确诊 DIC，3 分疑似 DIC，≤2 分排除 DIC；③DIC 可疑者　如有 D - dimer 升高、可溶性纤维单体检测阳性、凝血酶 - 抗凝血酶复合物（TAT）增高、AT - Ⅲ降低、血小板进行性下降或 FDP 进行性升高、

抗凝治疗有效 2 项以上异常，可确诊为 DIC。

4. 治疗

（1）原发病的治疗　针对原发病给予合理治疗，可有效减少出血症状或降低出血风险。

（2）出血的治疗　垂体后叶素作用于血管平滑肌，使小动脉和毛细血管收缩，减少肺静脉、门静脉血流，易于形成血栓而堵塞伤口，主要适用于肺血管破裂的咳血，也用于门静脉高压所致食管、胃底静脉曲张破裂而引起的呕血，剂量 5 ~ 10U，溶于 5% 葡萄糖溶液或生理盐水 100ml 中，缓慢注射 15 ~ 20min，必要时 4 ~ 6h 后重复注射；或用本品溶于生理盐水静脉滴注。

凝血因子减少可选择性输注新鲜冰冻血浆，凝血酶原复合物，冷沉淀。L - ASP 治疗时，能抑制凝血因子、抗凝血因子合成，导致出凝血功能紊乱，输注鲜冰冻血浆可以纠正。

恶性肿瘤并发血小板减少症机制已十分明显，在排除 DIC 后可试用：①皮质激素如强的松 1 ~ 2mg/（kg·d）；②静脉注射免疫球蛋白；③血小板悬液输注，按每输注 $10 \times 10^{10}/m^2$ 血小板悬液可升高血小板（5 ~ 10）$\times 10^9/L$ 计算；④如伴有脾功能亢进，可考虑行脾切除手术。

DIC 一旦明确诊断，应立即行抗凝治疗，同时在抗凝治疗的基础上补充凝血因子和血小板、纤维蛋白原。抗凝治疗现多主张应用低分子量肝素 0.75 ~ 1.5mg/（kg·d），可皮下注射或静脉滴注，可直接灭活 Xa 而较少依赖 AT - Ⅲ，不影响凝血酶和血小板，出血并发症少，对血小板计数减少的患儿更安全。对于高白细胞性白血病，应用低分子右旋糖酐扩张血管，扩充血容量，降低血黏度，同时水化和碱化。在 DIC 晚期，应用抗纤溶药须慎重，否则可使 DIC 加重，引起广泛微血栓形成。在明确继发性纤溶占优势成为出血的主要原因，如 3P 试验转阴，优球蛋白溶解时间显著缩短而出血持续不止时，可考虑使用抗纤溶药 EACA 或 PAMBA。如伴有低血压宜选用抑肽酶，有纠正低血压作用。对于急性早幼粒细胞性白血病，出血以原发性纤溶为主，应早期采用抗纤溶治疗。对于实验室检查明确原发性纤溶证据，如低纤维蛋白原血症、FDP 升高、3P 试验阳性、D - dimer 阴性、血小板数正常，在确信无 DIC 时应及时予以抗纤溶治疗。

四、预防感染

重症感染仍是恶性肿瘤死亡的主要原因。恶性肿瘤患儿尤其是须经大剂量联合化疗造成粒细胞减少或缺乏，导致细胞免疫、体液免疫功能缺陷，加上黏膜屏障功能破坏，易发生重症感染败血症。因此预防感染在白血病治疗中非常重要，感染预防方法主要包括以下几方面。

1. 病房

选择相对隔离、洁净病房。每天最好能用紫外线灯消毒 1h，保持使室内空气清新，墙壁地板用 1:200 洗必泰液喷雾，粒细胞缺乏患儿有条件住单间超净房、层流床或层流房。

2. 化疗前清除隐性感染灶

主要包括口腔、扁桃体、肛周、肺等，排除结核病；有条件可行 HCV、CMV、EBV、VIV、HSV、白色念珠菌等抗体测定。

3. 预防交叉感染

医师接触患儿前后要洗手，预防交叉感染。同时告之家属粒细胞减少或缺乏感染的危险性。

4. 保持个人良好的清洁卫生习惯

保持口腔清洁，牙齿清洁，可用 1:2 000 洗必泰或其他消毒液漱口，软牙刷刷牙。如血小板减低，最好不刷牙，改用消毒液漱口，黏膜损伤部位涂以收敛剂。便后 1:5 000 高锰酸钾溶液坐浴。

5. 保持大便通畅

便秘时细菌、真菌易于肠道繁殖，如存在黏膜溃疡，易于发生侵袭性细菌、真菌感染。

6. 粒细胞缺乏

所有的食物都应煮熟，禁用新鲜水果、蔬菜。用 G-CSF 或 GM-CSF 尽快提高粒细胞，一般不输注粒细胞。静脉输注丙种球蛋白对低丙种球蛋白血症有效。

7. 细菌感染预防

一般不常规预防性应用抗生素，因可导致耐药菌株出现、多重感染或骨髓的延迟性恢复，临床可见接受氟哌酸预防的患者革兰阳性（G^+）菌感染明显上升。但对于接受大剂量强化治疗如 HDMTX，HD-Am-C 患儿应选择性应用口服肠道抗生素如庆大霉素、氟哌酸、甲硝唑等。

8. 卡氏肺囊虫感染的预防

维持治疗期间对于中危、高危急性淋巴细胞白血病患儿应行卡氏肺囊虫预防，给予 SMZ 25mg/（kg·d），TMP 5mg/（kg·d），2/d，每周服 3d。由于与 MTX 共用时易于在肾脏形成结晶，故 MTX 和 SMZ 不应在同一天服用，尽可能相隔 2~3d。如对 SMZ 过敏，可用戊烷咪气雾剂吸入，≤4 岁者每月给予 150mg，>4 岁者每月给予 300mg，吸入 20~30min。

9. 病毒感染的预防

无环鸟苷有助于预防强化治疗期间单纯疱疹病毒抗体（+）患儿单纯疱疹病毒复发，≤2 岁者 400mg/d，>2 岁者 800~1 600mg/d。水痘-带状疱疹病毒免疫球蛋白有助于降低水痘发病率。减毒活疫苗不能用于粒细胞减少患儿，死疫苗如流感疫苗对于病毒感染有一定的预防作用。化疗期间如有水痘或带状疱疹接触史，对曾患水痘患儿，应进行医学观察 28d；未曾患水痘患儿，预防性无环鸟苷口服14~28d。

10. 真菌感染的预防

对于粒缺或粒减患者在使用广谱抗生素治疗期间，预防性口服制霉菌素或伊曲康唑，有助于减少局部真菌增殖和黏膜炎，但对于预防全身性真菌感染意见不一。而预防性用药有时可致真菌多重感染或耐药菌株出现，如大扶康预防性应用可出现 Kmsei 念珠菌感染，酮康唑预防治疗则出现曲菌和光滑拟酵母菌感染。因此，真菌的早期经验性治疗比预防治疗更为重要。

五、高尿酸血症的防治

因为化疗时，对抗肿瘤药物敏感的肿瘤细胞迅速大量崩解，释放核酸、嘌呤，分解代谢为次黄嘌呤，之后为黄嘌呤，最后黄嘌呤氧化代谢为尿酸，致高尿酸血症。当血尿酸 $\geqslant 417\mu mol/L$ （7mg/dl）则应考虑为高尿酸血症。大量尿酸在肾小管内的沉积，可导致肾小球滤过率的下降，继而发生急性肾衰竭。同时，大量的尿酸被过滤到输尿管中，使尿酸浓度急速上升，远远超过尿液的溶解能力而在输尿管内沉淀引起结晶，堵塞输尿管（远端肾小管），继而导致高尿酸血症肾病综合征。

1. 临床表现

高尿酸血症肾病综合征患儿，常有尿毒症样症状表现，出现恶心、呕吐、嗜睡、食欲低下、少尿或无尿，可伴一侧腹痛及肉眼血尿。肾脏 B 超可判断有否肾积水及尿路闭塞，但肾静脉造影有加重肾功能不全的可能，应禁忌使用。

2. 防治措施

（1）对于化疗高度敏感的肿瘤，宜在抗肿瘤药物应用前48h 开始采取预防措施，并持续到化疗结束后 48～72h。

（2）充分补充液体，保持尿量＞100ml/h，静脉输液2 000～3 000ml/（m² · d），并给以利尿剂，但禁用噻嗪类（thiazide）利尿剂，如氢氯噻嗪（hydrothiazide）等。因为该类药物能减少细胞外液的容量，增加近曲小管对尿酸的吸收，且还有竞争性抑制尿酸从肾小管分泌的作用。

（3）碱化尿液，使尿液 pH > 7.0，增加尿酸溶解度。用5% 碳酸氢钠 3～5ml/kg 静脉滴注或口服，或乙酰唑胺每次5mg/kg，口服，每日 1 次或隔日 1 次。酸中毒者禁用。

（4）口服别嘌呤醇，使体内尿酸合成减少，8～10mg/（kg·d），分 2～3 次服，2～6h 血中浓度达峰值，约 70% 经肝代谢为具活性的别黄嘌呤（$t_{1/2}$ 为 12～30h）。

（5）尿酸超过 595μmol/L，肾衰竭时，采用血液透析治疗。

六、细胞保护剂的应用

化疗药物在杀伤肿瘤细胞的同时也杀伤正常细胞，因此，在肿瘤患者接受大剂量强化治疗时会对人体多种器官造成严重损害。这不仅限制了抗肿瘤治疗的疗效，同时还造成累积损害。氨磷汀（amifostine）是广谱选择性细胞保护剂，能选择性保护正常器官免受化疗、放疗的毒性攻击，而不保护肿瘤组织。因此，能明显改善患者对化疗、放疗的耐受性，提高其生活质量。

1. 作用机制

氨磷汀作为正常细胞保护剂，是一种白色结晶的冻干粉剂，可溶解于水。分子式是 $C_5H_{15}N_2O_3PS$，分子质量为214.22。化学名为 S-2-（3-氨丙基胺）乙基硫化磷酸，结构式为 H_2N（CH_2）$_3NH$（CH_2）$S-H_2PO_3$。氨磷汀是一种有机硫代磷酸化合物，在组织中被与细胞膜结合的碱性磷酸酶水解脱磷酸后成为具有活性的代谢产物 WR-1065，可减低顺铂、环磷酰胺及丝裂霉素等的毒性。对于正常组织的选择保护能力，归因于其高度碱性磷酸酶活性、高的 pH 值和正常组织比肿瘤组织有好的血液供应，能导致更快地产生活性巯基化合物的代谢产物，从而解毒。并可作为组织中的自由基清除剂，净化顺铂产生的自由基。

2. 药代动力学

临床药代动力学研究表明，氨磷汀在血浆中快速地被清除，排除半衰期 8min，少于 10% 的氨磷汀在用药 6min 后在血浆中残存。氨磷汀快速被代谢为活性游离巯基化合物。一个二硫化合物的代谢物随后产生，其活性弱于游离巯基化合物。10s 内一次推注 $150mg/m^2$ 的氨磷汀，原药、巯基化合物及二硫化合物的排出量在用药后这段时间是很低的，分别是注射量的 0.69%、2.22%。静脉输注氨磷汀 5 ~ 8min 后，骨髓细胞中已发现游离的巯基代谢物。用地塞米松或甲氧氯普胺预先处理，对氨磷汀药代动力学无影响。

3. 临床应用

氨磷汀在体外能促进来源于骨髓增生异常（MDS）的骨髓标本中的原始造血细胞祖细胞的形成和生存。为了评价氨磷汀的血液学效应，对患有骨髓增生异常综合征同时并发有一系或更多系顽固性血细胞减少的患者临床研究中使用氨磷汀治疗。证实氨磷汀以小于或等于 $200mg/m^2$，每周 3 次的剂量治疗，可被很好耐受，并且对 MDS 患者有刺激造血作用。为证实氨磷汀是否针对不同作用机制的抗肿瘤药物都能保护原始造血始祖细胞免受细胞毒作用，通过对采用无性系祖代细胞抑制检测实验来计算具有多分化潜能的原始造血始祖细胞的集落形成因子（CFU - GEMM）——粒细胞 - 红细胞、巨噬细胞、巨核细胞和原红细胞形成因子（BFU - E）的形成。先将采自正常志愿者的骨髓单个核细胞浸于中等浓度的 Ami - fostine（500μmol/L），或近似于血液峰度的 WR - 1065（氨磷汀代谢产物）100μmol/L 中 15min，然后将细胞清洗 2 次后，再施以抗肿瘤药物 1 ~ 6h。在孵育细胞 14d 后记录集落生长状况。结果证实氨磷汀可保护 CFU - GEMM 免受柔红霉素、丝裂霉素及紫杉醇造成的细胞毒，但对顺铂、地丁醌或塞替哌的细胞毒无保护作用。类似地，氨磷汀也可保护 BFU - M 免受柔红霉素、丝裂霉素、泰素、顺铂及地吖醌的细胞毒。这一广泛的血液保护作用部分是由于该药对造血祖代细胞的生长、存活有内在的营养作用。近年来，国外对细胞保护剂（氨磷汀）在化疗和放疗中的应用进行了较多研究，并已应用于临床。2000 年德国的 Heidenreich 等在使用环磷酰胺和顺铂对肿瘤患者进行化疗时使用氨磷汀（$740 \sim 900 mg/m^2$，化疗前 0.5h 静脉滴注），证实氨磷汀可减轻化疗药物的肾毒性、神经毒性和骨髓抑制。2001 年意大利的 Vaira 等在腹膜后肿瘤化疗的患者中应用氨磷汀，肾毒性明显减轻。2002 年中国的 Cui 等的研究证实氨磷汀的应用可对用卡铂化疗的患者肾脏起保护作用。同年，德国的 Sagowski 等将氨磷汀应用于放疗患者，证实可减轻口腔黏膜干燥和溃疡。

4. 剂量及用法

对化疗患者推荐使用的剂量为 $500 \sim 600 mg/m^2$，在化疗开始前 30min 用药，15min 静脉注射完成。对放疗患者推荐使用剂量 $200 \sim 300 mg/m^2$，在放疗前 30min 用药，15min 静脉注射完成。15min 滴注比更长时间的输注耐受性好。推荐用止吐疗法，即在给予氨磷汀前同时给予地塞米松静脉注射。未研究过氨磷汀溶液与生理盐水或含有其他添加剂的氯化钠溶液以外的溶液相容性，不推荐使用其他的溶液。

5. 不良反应及禁忌证

用药期间主要副作用为头晕、恶心、呕吐、乏力等，但患者可耐受；用药期间，一过性的血压轻度下降，一般 $5 \sim 10$min 内可缓解，故用药时注意采用平卧位，小于 3% 的患者因血压降低明显而需停用氨磷汀。血钙浓度的轻度降低，一般推荐剂量下，很少出现；个别患者可出现轻度嗜睡、喷嚏、面部温热感等；禁用于对甘露醇有过敏史及本品过敏者。

6. 其他细胞保护剂

其他的细胞保护剂还有四氢叶酸钙和美斯钠等，四氢叶酸钙仅用于大剂量 MTX 的解毒，对其他化疗药物并无保护作用。而美斯钠仅用于大剂量环磷酰胺和异环磷酰胺化疗时保护膀胱黏膜。

第十三节
肿瘤患儿感染的治疗

一、细菌性感染

接受大剂量化疗、骨髓移植的血液肿瘤患儿，都会发生程度不同、持续时间不一的粒细胞减少或缺乏症。淋巴、血液组织系统肿瘤患者，常存在体液免疫和细胞免疫缺陷。当 ANC < 500/μl 时，65% 的患者发生细菌感染。

1. 粒缺患者细菌感染特点

炎症感染不易局限，或缺乏局灶性感染或局灶性感染延迟出现。发热是此时惟一的症状，部分患者不一定有发热。出现低体温、精神差、易疲劳和肌肉疼痛，常提示重症感染。感染常由革兰阴性（G⁻）杆菌引起，革兰阳性（G⁺）球菌感染有增多趋势，与中心静脉导管留置、皮肤黏膜损伤、静脉营养、喹诺酮类药物的预防应用有关。第三代头孢菌素的广泛应用导致 G⁻ 杆菌耐药性增加，如产超广谱酶β-内酰胺酶（ESBLs）的大肠杆菌、肺炎克雷白及产 AmpC 酶的铜绿假单胞菌、阴沟肠杆菌、黏质沙雷菌。产超广谱酶 G⁻ 杆菌感染时，对青霉素，第一、二、三代头孢菌素甚至是第四代头孢菌素均耐药，而含酶抑制剂对部分细菌有效。大剂量糖皮质激素和免疫抑制剂的长期应用，原有结核有再次活动可能。

2. 细菌感染常用药物

（1）头孢菌素类 第一代头孢菌素抗菌谱主要包括产酶金黄色葡萄球菌等 G^+ 菌和部分 G^- 菌，目前少用于粒缺患者感染。第二代头孢菌素对 G^+ 菌次于第一代，对 G^- 菌作用更强，如头孢呋辛对肠杆菌科细菌作用良好，对 β-内酰胺酶极其稳定。第三代头孢菌素对各种 G^- 杆菌作用突出，毒性低，对 β-内酰胺酶稳定。头孢他啶在头孢菌素中对绿脓杆菌、沙雷菌作用最强，对不动杆菌属、葡萄糖不发酵 G^- 杆菌也有一定作用，头孢噻肟对肠杆菌科细菌作用优于其他第三代头孢菌素，但对绿脓杆菌作用较差。头孢哌酮对绿脓杆菌、沙雷菌作用仅次于头孢他定。对 β-内酰胺酶不稳定，约70%自胆汁排泄，适用于肝胆系统感染和肾功能不全感染。第四代头孢菌素对 G^+、G^- 菌作用都优于第三代头孢，对广谱 β-内酰胺酶稳定。主要品种包括头孢克定、头孢吡肟、头孢匹罗。头孢克定最突出的特点是具有高度的抗铜绿假单孢菌活性，对耐其他头孢菌素的不动杆菌有效，对产生 β-内酰胺酶的流感嗜血杆菌有效，对 MRSA、MRSE、肠球菌无效。头孢吡肟对绿脓杆菌作用强，对链球菌有高度抗菌活性，但对 MRSA、嗜麦芽窄食单胞菌肠球菌无效。头孢匹罗对青霉素耐药的葡萄球菌属、链球菌属、肺炎链球菌活性在头孢菌素中最强。

β-内酰胺酶抑制剂与青霉素、头孢菌素合用，可保护 β-内酰胺抗菌素不被 β-内酰胺酶破坏，增强抗菌活性。包括棒酸、舒巴坦（Sulbactam）和他唑巴坦。

碳青霉烯类有亚胺培南、美罗培南、比阿培南，抗菌谱广，对 G^+、G^- 菌及厌氧菌都有较强的杀菌作用，对产超广谱 β-内酰胺酶或 AmpC 酶的 G^- 菌都较敏感，适用于 G^- 菌感染、混合感染、多重耐药菌感染。亚胺培南对人体脱氢肽酶不稳定，需加去氢肽酶抑制剂西司他丁增加药物浓度。亚胺培南在剂量过大、滴速过快时可引起中枢神经毒性反应。

美罗培南对脱氢肽酶稳定，对绿脓杆菌、肠杆科细菌作用强于亚胺培南。

（2）糖肽类　用于严重的 G$^+$ 菌感染，包括 MRSA、MRSE、肠球菌、耐药肺炎球菌严重感染。除万古霉素外，最近上市的有替考垃宁（Teicoplanin），对链球菌、金黄色葡萄球菌、肺炎链球菌作用优于万古霉素，耐万古霉素肠球菌对本品也敏感，但对凝固酶阴性葡萄球菌不如万古霉素，且易产生耐药性。

（3）氨基糖苷类　常用包括阿米卡星、奈替米星，对细菌产生的破坏氨基糖苷类的钝化酶稳定，多用于肠道 G$^-$ 菌和绿脓杆菌感染。

二、疱疹病毒感染

淋巴血液肿瘤患儿，常需接受激素治疗或放疗，细胞免疫功能低下，易并发疱疹病毒感染。常见与人类感染有关的疱疹病毒包括单纯疱疹病毒、水痘带状疱疹病毒、巨细胞病毒、EBV 病毒，皆为 DNA 病毒。

1. 疱疹病毒感染的临床特点

（1）单纯疱疹病毒（HSV）　感染细胞后并不增殖，也不破坏细胞，绝大多数为隐性感染。病毒于细胞内处于潜伏状态，直到受到刺激因素刺激后才转为增殖性感染。HSV 有 2 个血清型，HSV-1 主要引起生殖器以外的皮肤、黏膜、脏器感染，如龈口炎、口腔溃疡、皮肤疱疹、角膜结膜炎、外阴阴道炎、脑膜脑炎，重免疫缺陷患儿可发生全身性疱疹感染。HSV-2 型主要引起生殖器及腰以下皮肤疱疹。

（2）水痘-带状疱疹病毒（VZV）　只有 1 个血清型，传染性强，在儿童初次感染引起水痘，病情缓和，很少发生肺炎、脑炎等并发症。正接受皮质激素治疗者，水痘感染易扩散，可引起严重后果。感染水痘后，可以终生免除外源性感染，但机体产生的抗体并不能有效地清除患者神经节中病毒，当病毒基因组被激活后，发生带状疱疹，一般为局限性。但白血病患儿及长期接受皮质激素治疗者可出现全身播散性带状疱疹。

（3）CMV 感染　对于骨髓移植患儿，CMV 感染可引起严重的间质性肺炎，临床表现为发热、进行性呼吸困难、低氧血症和肺部广泛浸润，最后呼吸衰竭死亡。CMV 感染还可引起重度血管炎、肝炎、肠炎、视网膜炎、血细胞和血小板降低。CMV 产毒性感染诊断标准：①从受检者血、尿、唾液或组织中分离培养出 CMV 病毒或见到典型的 CMV 包涵体；②血液或腔液中 CMV 抗原≥1/5 000 的细胞；③PCR 或分子杂交检出 CMV mRNA 抗原；④病程中 CMV 抗体从（－）转（＋）或双份血清抗体滴度升高 1～4 倍以上，但严重免疫缺陷者可（－）。

（4）EBV　是传染性单核细胞增多症的病原体，人群感染常见，多数症状不明显，或仅引起轻度咽炎或上呼吸道炎，部分患儿出现典型体征和症状，如发热、咽炎、淋巴结炎、脾大、肝功能损害，周围血中出现异型淋巴细胞，一般病情不严重。

2. 常用治疗药物

（1）丙氧鸟苷（GCV）　GCV 对疱疹病毒 HSV、CMV、VZV、EBV 高度敏感，抗病毒活性比无环鸟苷（ACV）强，不易耐药，具有良好的安全性和耐受性。部分可出现肾功能和造血损害，中性粒细胞和血小板降低，当 ANC≤500/μl 或 PLT≤25 000/μl 时不宜使用，应用造血细胞刺激因子可将 GCV 诱导的骨髓毒性降至最低。接受 GCV 者，须减量使用或停用其他免疫抑制剂，主要用于预防和治疗免疫功能损害患者 CMV 感染：①诱导治疗　每次 5mg/kg，每 12h 给药 1 次，静脉滴注，14～21d；②维持治疗　5mg/（kg·d），每周 7d 或 6mg/（kg·d），每周 5d；③预防用药　每次 5mg/kg，每 12h 给药 1 次，连用 7～14d 后改为 5mg/（kg·

d)，每周7d或6mg（kg·d），每周5d，维持时间视临床具体情况而定。大剂量丙种球蛋白和GCV联合应用对治疗CMV间质性肺炎有较好治疗效果。

（2）无环鸟苷（ACV）　吸收后在体内转化为三磷酸化合物干扰病毒DNA聚合酶，抑制DNA病毒复制。用于单纯疱疹病毒和水痘带状疱疹病毒感染，HSV感染每次5mg/kg，每8h给药1次。VZV感染和疱疹病毒性脑炎每次8mg/kg，每8h给药1次，对CMV，EBV病毒无效。

（3）干扰素　干扰素在细胞表面与特殊的膜受体结合，抑制病毒DNA、RNA和蛋白质合成，阻止病毒在其感染的细胞中复制、释放和增殖，对RNA病毒敏感，对DNA病毒稍差，用于带状疱疹、HSV感染，20kU/（kg·d）共用5d，肌内注射。

（4）磷甲酸钠（Foscamet Sodium）　为广谱抗病毒药，能抑制病毒特异的DNA多聚酶和逆转录酶，对Ⅰ型、Ⅱ型单纯疱疹病毒、CMV病毒等有抑制作用，40mg/（kg·d），每8h给药1次或每12h给药1次，疗程2~3周或直至治愈。不良反应包括肾功能损害和电解质紊乱，表现为低钙、低钠、低镁、低钾血症，忌与肾损害药物，如氨基糖苷类抗生素、两性霉素B或万古霉素等同时使用。

三、真菌感染

侵袭性真菌感染是儿童血液肿瘤患者主要致死原因，近年来有增多趋势，由于真菌感染缺乏特异性，常延迟诊断和治疗，引起严重后果。

1. 真菌感染的诱发因素

（1）强力广谱抗菌素的广泛应用，抑制了大量正常细菌，机体菌群失调，从而引起真菌大量繁殖。

（2）肿瘤患者，长期机体分解代谢增加，防御能力降低，免疫抑制剂如皮质激素、细胞毒药物的应用，均易引起真菌感染。

（3）皮肤、黏膜破损，中心静脉导管留置、静脉高营养和白细胞低下，易引起全身性真菌感染。

2. 真菌感染的治疗

局部真菌感染可用龙胆紫液、制霉菌素甘油、碘化钾液涂擦。深部真菌感染常需静脉用药。常用抗真菌用药包括以下几种。

（1）多烯类　常用有两性霉素 B（AmB），能与真菌细胞膜上的固醇类结合，改变膜的通透性，起杀菌作用。AmB抗菌谱广，是深部真菌感染治疗的金标准，但治疗指数窄，易有肾毒性。AmB 用 5% 葡萄糖溶液液稀释，浓度 ≤ 0.05mg/L，缓慢滴注 2～6h。药液过浓可引起静脉炎，发生抽搐、心律失常、血压骤降，甚至心跳停止。首剂 0.1mg/（kg·d），逐日或隔日增加剂量直至 1～1.5mg/（kg·d），每日 1 次，总剂量 25～50mg/kg，疗程 1～3 个月。常见不良反应有肾脏损害、电解质紊乱、低钾血症、骨髓功能抑制、血液恢复延迟、肝功能损害、静脉炎或静脉栓塞。一般初期常有恶心、呕吐、腹痛、头痛、寒颤或发热，哌替啶、抗组胺药或与地塞米松 2～5mg 一起滴注可使症状减轻。新品种脂质体包裹的两性霉素 B（LiposmalAmB），毒副作用小，可用于肾功能损害而不能用常规 AmB 或用常规 AmB 出现肾毒性或无效者，但价格昂贵。

（2）氟嘧啶类　常用为 5-氟胞嘧啶（5-FC），通过抑制核酸合成，对真菌有抑制作用，可口服或静脉用药，100～150mg/（kg·d），疗程 4～6 周，用于治疗白色念珠菌和新型隐球菌感染，但易产生耐药性。主要毒性为抑制造血，与 AmB 有协同作用，合用剂量可稍减，疗程也可缩短，毒副反应轻。

（3）唑类　常用包括氟康唑、伊曲康唑，抗菌谱窄，主要用于念珠菌和隐球菌感染。不良反应小，但偶可致严重肝功能损害。氟康唑有口服和静脉制剂，临床应用广泛。伏立康唑（Voriconazole）为第二代三唑类药物，选择性作用真菌依赖 P_{450} 的去甲基酶，抑制细胞中的麦角固醇的合成，具有广谱抗真菌作用，主要用于预防和治疗耐药念珠菌和曲菌感染。

四、卡氏肺囊虫肺炎

儿童感染卡氏肺囊虫肺炎，临床表现为高热、咳嗽，进行性呼困难，呼吸急促，低氧血症明显，口唇、指（趾）发绀。部分患儿可有腹泻，而肺部听诊无干湿啰音。临床症状与体征不符是 PCP 的显著特点。婴幼儿则发热不显著，主要表现为烦躁不安、咳嗽、呼吸增快及发绀。

组织病理：主要表现为肺泡存在渗液，伴有间质水肿或细胞浸润所致间质增厚，可机化或纤维化。

1. 辅助检查

（1）胸部 X 线　主要表现为双肺弥漫性间质浸润，双肺野透亮度减低，呈弥漫性颗粒状阴影或普遍云雾状密度增高影，伴有支气管充气征。尚有 5%～10% 的病例表现为肺部囊性病变，局限性实质病变，结节或空洞结节及肺门、纵隔淋巴结大。

（2）实验室检查　白细胞计数正常或偏高，淋巴细胞比例减少，嗜酸粒细胞增高，血气分析示显著低氧血症。

2. 诊断

目前主要依靠临床诊断，而支气管肺泡灌洗液或支气管肺活检，Elisa 检测卡氏肺囊虫抗体或抗原有助于明确诊断，同时应与细菌性肺炎、霉菌性肺炎、病毒性肺炎鉴别。

3. 治疗

（1）甲氧苄氨嘧啶－磺胺甲基异恶唑（TMP－SMZ，SMZco）　对于 PCP 的预防和治疗，SMZco 均为首选。TMP和 SMZ 分别作用于虫体的二氢叶酸还原酶和合成酶，双重阻断叶酸合成，干扰虫体蛋白质合成，从而起到杀灭虫体的作用。常用 TMP 15～20mg/（kg·d）与 SMZ 75～100mg/（kg·d），3～4/d，疗程 3～4 周。适用于高危儿预防剂量，TMP 5mg/（kg·d）与 SMZ 25mg/（kg·d），2/d，每周连用 3d，停 4d。

（2）戊烷脒（Pentamidine） 对于不能耐受 SMZco 患者，可选用戊烷脒，其作用机制尚不明确。可能与直接抑制细胞 DNA 复制或多胺的生物合成有关，使得依赖于多胺的虫体停止在 G_0～G_1 期而起作用。4mg/（kg·d），静脉缓慢滴注，时间不少于 60～90min，也可采用肌内注射。预防可用戊烷脒雾化吸入，<4 岁者 150mg（5ml），每月 1 次；>4 岁者 300mg（1ml），每月 1 次。雾化吸入药物方式，使药物更集中于肺部，降低了全身其他组织器官的不良反应发生率。

五、回盲肠综合征

回盲肠综合征（ileocecal syndrome，ICS）是肿瘤化疗，特别是白血病强烈化疗期间重要的消化道并发症，但临床上误诊为并发急性阑尾炎、肠炎、出血性小肠炎、肠梗阻等较多。

发生原因是由于强烈化疗致中性粒细胞缺乏及免疫功能严重抑制，加上肠道菌群失调或消化道感染而发病，一般认为粒细胞缺乏是其主要的发病条件。

1. 临床特点

主要以腹痛、腹泻及中性粒细胞减少为特征，但由于回盲肠综合征的临床症状常不典型，腹痛常多数呈转移性右下腹痛及右下腹可扣及包块，或呈弥漫性痉挛痛伴肌紧张，故易误诊为并发急性阑尾炎及腹膜炎，以稀水便及血便为主要症状者误诊为肠炎及急性出血性小肠炎。因本病发病后回盲部小肠伴积气、扩张、小肠内出血引起肠腔狭窄，可造成误诊肠梗阻，故回盲肠综合征诊断较困难。临床上遇白血病患儿并发上述症状、体征时须首先考虑到回盲肠综合征的可能，降低误诊率。

2. 防治措施

一旦确诊应停止化疗和减少皮质激素的应用。

（1）防治肠道感染　化疗期间口服新霉素、庆大霉素，注意饮食卫生；如并发本症后必要时应禁食。

（2）积极控制感染　及早应用广谱抗生素，可选用庆大霉素、羟氨苄青霉素与灭滴灵静脉滴注；重者可静脉滴注丁胺卡那、羟氨苄青霉素或复达欣、泰能等。

（3）促进骨髓抑制的恢复与粒细胞回升　应用粒细胞集落刺激因子（rhG－CSF、rhGM－CSF）等。

（4）增强抗病免疫功能　静脉输注丙种球蛋白。

（5）输注粒细胞　粒细胞严重缺乏（ANC＜0.2×10^9/L）伴严重感染时可输注粒细胞。

如无强烈的外科手术指征，经内科综合合理保守治疗，能使患儿度过粒细胞缺乏期，随之回盲肠综合征亦得到控制及愈合。

第十四节
常见化疗毒副反应的治疗

一、化疗恶心呕吐反应的防治

大多数化疗药物都能引起程度不等的恶心与呕吐。小儿经常使用的、容易引起恶心与呕吐的化疗药物有阿霉素、顺铂等。除化疗药直接刺激局部胃肠道引起呕吐外，血液中的化疗药物可作用于延脑呕吐中枢引起呕吐，也可因刺激第四脑室底的化学感受器触发带而引起恶心、呕吐。如果及时、适当地应用止吐药将会减轻患儿痛苦，并保证化疗的顺利进行。

1. 呕吐发生机制

恶心呕吐是接受化疗患儿最难以忍受的不良反应。化疗药物可引起小肠的 5 - 羟色胺（5 - HT$_3$）释放，通过激活 5 - HT$_3$ 受体引起迷走神经兴奋而导致呕吐反射。

2. 临床特点

CTX、Ara - C 等引起呕吐多发生于给药 3~4h 后。故在用化疗药物前先给予 5 - HT$_3$ 受体拮抗剂。枢复宁是一种强效的高度选择性的 5 - HT$_3$ 受体拮抗剂，可有效预防和控制由化疗引起的外周性和中枢性的强烈呕吐。

3. 呕吐的防治

抗癌药物引起呕吐的发生率，年龄小的婴幼儿较年长儿低，对年龄较大的患儿在应用易引起呕吐的化疗药物时，应给予止吐药进行防治。常用止吐药物有以下几种。

（1）胃复安（灭吐灵） 为强力的多巴胺（DA）受体拮抗剂，可阻断化学催吐感受区中 DA 受体而止吐。每次 0.3~0.5mg/kg，肌内注射或静脉注射，有防治呕吐作用。

（2）吗丁啉 除了强力拮抗多巴胺（DA）受体外，有抑制呕吐中枢，增强食管下端括约肌张力而止吐。每次 0.2~0.5mg/kg，口服或肌内注射。

（3）地塞米松 有止吐作用，常与其他止吐剂合用，可增强枢复宁的止吐效果。于化疗前给予，每次 0.3~0.5mg/kg，静脉注射或肌内注射。

（4）枢复宁（Zofran）或枢丹（Zudan） 为强效的高度选择性的 5 - HT$_3$ 受体拮抗剂，可有效地预防和控制由化疗引起的外周性和中枢性的强烈呕吐。4~8mg，于化疗前 15min 静脉注射；或化疗前 1h 口服枢复宁，若与地塞米松同用，则疗效更好。

（5）康泉（Kytril） 为高度选择性的 5 - HT$_3$ 受体拮抗

剂，可有效预防和控制由化疗引起的强烈呕吐。于化疗前30min，每次3mg加5%葡萄糖液20～50ml，缓慢静脉注射。

（6）呕必停（Tropisetron，Navoban）　为高效选择性5－HT$_3$受体阻滞剂，化疗前每次按0.2mg/kg，静脉注射或口服。

（7）奈西雅（Nasea，盐酸雷莫司琼）　为新型5－HT$_3$受体拮抗型止吐剂，对于化疗药物引起的严重恶心、呕吐，有明显的拮抗作用。研究证实该药具有强力、持久的止吐效应，主要通过阻断消化道黏膜内传入迷走神经末梢的5－HT$_3$受体而起到药理作用，每次0.3mg（成人量），化疗前30min静脉注射。

（8）氟哌啶醇（Haloperid01）　临床通常按每次0.025～0.05mg/kg，3/d，化疗前1d开始服用，直至化疗结束，同时给胃复安。氟哌啶醇为丁酰苯类抗精神病药物，也可治疗化疗中呕吐。其机制为阻断延髓催吐化学感受区的多巴胺受体的突触后传递，减少多巴胺能神经通路的传导，另外还有轻度阻断β－肾上腺能受体的作用，使皮质和边缘系统等的兴奋性明显下降，起到安定情绪、镇静及消除精神紧张等作用。胃复安同为阻断多巴胺受体药物，二者联用，可加强镇吐作用。

二、药物性黏膜损害的防治

由于联合化疗、放疗的应用，容易发生皮肤黏膜炎症，常见为唇炎、舌炎、牙龈炎、口腔黏膜溃疡。当白细胞低下，易激活存在于体内的单纯疱疹病毒，促进黏膜溃疡的发生。黏膜溃疡为细菌、病毒、霉菌提供入侵机体门户，易发生败血症，造成进食困难。常易致黏膜炎症的药物主要包括MTX、Ara－C、VCR、放线菌素等。

1. 黏膜炎的防治

（1）为明确诊断，尽量行细菌、真菌培养，口咽漱口液行疱疹病毒分离。

（2）避免进食对口腔黏膜有刺激性及易损伤黏膜的药物。

（3）每日用消毒漱口液漱口，如1:2 000洗必泰液。

（4）局部治疗可局部应用收敛剂如 Smecta、涂碘甘油、鱼肝油等。

（5）存在疱疹病毒感染证据，给予无环鸟苷 30mg/（kg·d）静脉滴注 5d。

（6）对于广泛的牙龈炎或牙龈坏死，全身用抗厌氧菌治疗如甲硝唑、克林霉素等。

（7）存在广泛黏膜炎症，如对局部治疗包括两性霉素 B（AmB）悬液口服治疗无效，可经验性抗霉菌静脉治疗，AmB 0.1~0.5mg/（kg·d），静脉滴注 5~7d。

2. HDMTX 黏膜炎的防治

HDMTX 是预防髓外白血病的重要措施之一，最易引起黏膜炎症，应严格掌握适应证。

（1）HDMTX 化疗前肝肾功能正常，白细胞 $\geq 3 \times 10^9/L$ 或 ANC $> 1.5 \times 10^9/L$，骨髓象完全缓解，无感染征象存在。

（2）保证足够液体摄入，避免 MTX 结晶形成而损伤肾功能，HDMTX 当天及后 3d 必须水化，液体量 3 000~4 000ml/（$m^2 \cdot d$）。

（3）注意尿液碱化，于 HDMTX 前 4h 及后 3d 保持尿pH > 7，但 pH < 8。HDMTX 前 3d 起口服小苏打，当天及后3d 给予 5% 碳酸氢钠 150ml/m^2 静脉滴注。

（4）保证液体出入平衡，12h 内如入量 $>$ 出量超过400ml/m^2，必须强迫利尿，予速尿 1mg/kg（总量 $< 20mg$）。

（5）监测血 MTX 浓度，及时 CF 解救。正常情况下，MTX 浓度和 CF 解救剂量如表 4-2。

表 4 - 2 CF 解救剂量

MTX 浓度（μmol/L）	解救时间	CF 剂量（mg/m²）
≤150（24h）		
<3.0（36h）		
<1.0（42h）	45	15
<0.4（48h）	48	15
<0.4（54h）	54	15

42h 后如 MTX 浓度仍高，则 CF 剂量必须调整（表 4 - 3），静脉注射，每 6h 给药 1 次，直至 MTX 浓度 < 0.25μmol/L。

表 4 - 3 CF 剂时调整

MTX 浓度（μmol/L）	CF 剂量（mg/m²）
≥2	30
~3	45
~4	60
≥4	75

如 MTX 溶度 ≥5μmol/L，则 CF 剂量（mg）= MTX 浓度（μmol/L）×体重（kg）。

如 CF 单次剂量 >20mg/kg，由于钙剂的存在，最好静脉滴注，如 MTX 排泄障碍，有条件立即应用羧基肽酶（carboxypeptidase，CDPC2），能水解 MTX 为其非活性形式 2，4 - diamino - N_{10} - methylpteroicacid（DAMPA）。MTX 排泄障碍临床表现为尿量减少、水肿、高血压、24～48h 内频繁呕吐、解黄色水样便、意识模糊、视力障碍，甚至抽搐、昏迷，血清肌苷、MTX 浓度进行性升高。

三、急性胰腺炎

左旋门冬酰胺酶（LASP）是儿童急性淋巴细胞白血病治疗中不可替代的药物，由于其选择性细胞毒作用，对骨髓抑制轻，临床广为应用。但常可引起急性胰腺炎，地塞米松也偶可引起。如不及时处理，易并发糖尿病及酮症酸中毒，可导致死亡。

1. 急性胰腺炎临床特点

LASP 致急性胰腺炎（AP）机制仍不甚明确，可能与 LASP 能直接损害胰腺腺泡，导致胰酶逸出、激活、自身消化而引起；也可能与 LASP 抑制蛋白质合成，故对蛋白质合成代谢旺盛的器官如肝脏、胰腺毒性较大。LASP 应用前后饮食质量的突然改变，特别是高脂肪饮食，可诱发 AP 的发生。LASP 所导致急性胰腺炎，大部分为水肿型，文献报道发生率差异较大（3%～16%），如不及时停药，可发展为急性出血性坏死性胰腺炎（ANP），常可并发糖尿病、酮症酸中毒。急性胰腺炎多发生在 LASP 用药过程中，但也可迟至 LASP 用药后 30d 发生。年龄 >10 岁，尤其是青春期女性对 LASP 高度敏感，骨髓抑制，白细胞 $< 1.0 \times 10^9/L$ 时更易发生。

实验室检查血、尿淀粉酶早期不一定升高，部分病例始终正常，但都有消化道症状如腹痛、恶心、呕吐。因此可疑消化道症状时拟及时停药观察，动态监测血、尿粉酶，如进行性升高，即使在正常范围内也应高度重视。血清胰蛋白酶、弹性硬蛋白酶灵敏度高于血、尿淀粉酶检测，有助于早期发现亚临床急性胰腺炎。B 超、CT 检查有助于早期诊断。LASP 应用过程中常伴随脂类代谢异常，血甘油三酯（TG）升高，当 TG >22.6mmol/L，发生胰腺炎的危险性增加。

2. 急性胰腺炎的治疗

LASP 所导致 AP 多为水肿型，经过适当治疗可自行恢复，治疗措施包括以下几方面。

（1）卧床休息。

（2）禁食，当腹痛完全缓解，压痛消失，肠鸣音恢复，可逐渐恢复正常饮食，可先进食无脂流食。

（3）积极补充血容量，维持水电解质平衡。

（4）对腹痛剧烈者，予对症治疗。对腹痛、腹胀、呕吐严重者可行胃肠减压。抗菌治疗，有助于预防无菌性胰腺坏死并发感染，宜选择常见由肠道移位的细菌如大肠埃希菌、假单胞菌、金葡菌敏感抗生素，甲硝唑对厌氧菌有效。

对于重症急性胰腺炎，除上述治疗外，还应进行抗胰酶治疗：①抑制胰液分泌　常用有抗胆碱解药物如阿托品、654-2，能减轻胰腺外分泌及痉挛，减轻胰管压力，各种制酸药如西咪替丁、奥美拉唑、法莫替丁可减少胃酸分泌，防止胃酸对胰腺的刺激，胰高血糖素、生长抑素及其长效类似物奥曲肽能抑制胰酶及其他消化道激素如胃泌素、胰液素、胰岛素、血管活性肠肽等的分泌，但临床疗效不一，多数作者主张应用；②胰酶抑制剂　抑肽酶有抑制胰蛋白酶、糜蛋白酶和血管舒缓素等作用，但临床疗效有待证实。

四、骨髓抑制、粒细胞缺乏症

小儿恶性肿瘤，特别是血液肿瘤强烈化疗后引起骨髓抑制而发生造血功能衰竭（粒细胞缺乏、血小板减少等）并发严重感染与出血，如不及时处理，易发生治疗相关死亡。因此防治化疗后骨髓抑制期并发症至关重要。

抗肿瘤化疗药物中除 LASP、Pred、VCR 外，其他化疗药物，尤其是 DNR、ADM、IDA、Ara-C、VP-16、VM-26、MIT、MTX、CTX 等对骨髓造血细胞均有不同程度的抑制作用。骨髓抑制程度随化疗剂量增加 1 倍，其杀伤力增加 10 倍。化疗引起骨髓抑制的机制是化疗在药物杀伤肿瘤细胞的同时，也杀伤正常造血干细胞造成骨髓抑制。化疗药物对骨髓抑制作用与血细胞的半衰期（$t_{1/2}$）有关；粒细胞的半衰期最短为 6~8h，故首先粒细胞减少；血小板的半衰期 5~7d，接着血小板减少；红细胞的寿命长，120d，故在严重骨髓抑制后发生全血减少。

1. 骨髓抑制程度

（1）轻度（Ⅰ）　骨髓抑制，白细胞降低、粒细胞下降明显，ANC $< 1 \times 10^9/L$，骨髓增生轻度减低，经支持治疗1周后即能使骨髓抑制恢复。

（2）中度（Ⅱ）　骨髓抑制，全血细胞减少，ANC $< 0.5 \times 10^9/L$，血小板 $< 50 \times 10^9/L$，骨髓增生减低，骨髓造血干细胞受到一定损害，积极治疗2周以上才能使骨髓抑制恢复。

（3）重度（Ⅲ）　骨髓抑制，全血细胞减少，ANC $< 0.1 \times 10^9/L$，血小板 $< 20 \times 10^9/L$，骨髓增生极度减低，呈重型再障样骨象，造成造血功能严重抑制，经3周以上积极治疗，造血功能逐渐恢复。

2. 临床特点

（1）发热、感染　常发生于化疗后 $4 \sim 5d$ 发生骨髓抑制、粒细胞减少期。感染病原可为细菌性、病毒性、真菌性、卡氏肺囊虫等。感染以败血症为多见，其次为肺部、口腔、肛周等感染以及回盲肠综合征。感染的严重程度与粒细胞减少程度有关；多数 ANC $< 0.5 \sim 1 \times 10^9/L$ 时发生感染与严重感染（院内感染率65.4%），如 ANC $< 0.1 \times 10^9/L$ 可发生极严重感染。

（2）出血　血小板 $< 50 \times 10^9/L$ 时可有出血，$< 20 \times 10^9/L$ 可发生严重出血。

（3）贫血　骨髓严重抑制者可发生中、重度贫血。

3. 防治措施

骨髓抑制目前尚无有效的预防或治疗方法，因而在化疗过程中，每周至少检查一次白细胞及血小板，若白细胞数低于 $3 \times 10^9/L$，或血小板数低于 $50 \times 10^9/L$，应暂停治疗，并适当隔离，避免感染。若有发热等感染表现，应根据感染性质给予积极的抗生素治疗；若有出血倾向，应及时输给新鲜血。大剂量化疗时，还可配合自身骨髓移植；近年应用较多的集落刺激因子，可刺激多能造血干细胞向粒单系祖细胞分化，从而提高外周血中粒细胞数，可使骨髓抑制患儿得到迅速恢复。

五、肝脏毒性反应（药物性肝损害）

多种抗肿瘤的化疗药物均需经肝脏的代谢、活化或灭活，如果所用抗肿瘤药物负荷超过肝脏代谢能力，或肝脏本身已存在一定程度的功能异常，则容易引起肝脏损害作用。不同的化疗药物对肝脏的毒性有所区别，但多数肝脏的损害为可逆的。易引起肝脏损伤的药物有 HD - MTX、HD - Ara - C、CTX、6 - MP、L - ASP、VP - 16、VM - 26、DNR、AMSA 等。

1. 临床特点

患儿常表现乏力、恶心、厌食，有时发生全身黄疸，严重者可有肝大、腹痛、腹腔积液、全身瘙痒或肝硬化、肝性脑病等。

肝脏损伤表现有三方面：①急性肝损害　肝细胞损伤坏死，表现为中毒性肝炎或胆汁淤积，化验检查主要表现为血清酶学改变，可见转氨酶（ALT、γ - GT 等）均可显著升高，有的可伴黄疸，其发生速度较快，及时恰当处理可迅速完全恢复；②肝纤维化　长期应用甲氨蝶呤可引起肝纤维化，长期小剂量给药、较大剂量冲击治疗易发生肝纤维化，一般发生的时间较晚，易并发肝硬化，多为不可逆性；③静脉闭塞（venocclusive disease，VOD）　抗肿瘤药物可引起肝静脉内皮细胞损伤，导致非血栓性静脉闭塞，继而发生小叶中心出血，肝细胞坏死。常于用药后突然发生，并迅速恶化。VOD 多呈不可逆性，易导致多个脏器功能不全，死亡率高。

上述肝脏毒性损害，肝脏 B 超或 CT 检查可发现有脂肪变或肝硬化等征象。经皮肝穿刺细胞学检查发现肝细胞坏死、中心小叶充血、肝细胞脂肪浸润或肝纤维变等。

2. 防治措施

（1）肝功能不良的患者，应慎用肝损害大的化疗药物，化疗期间定时监测检查肝功能状况，如转氨酶值超过参考正常值3倍以上者应暂停化疗，并应予以积极护肝疗法，待肝功能明显好转后才进行化疗。注意饮食调节，宜清淡可口，宜进食高维生素及高蛋白的食物，高糖、高脂肪类食物可加重肝脏负担，不宜多用。

（2）化疗期间可口服肝泰乐、肌苷、辅酶 Q_{10}、肝得健等护肝，如出现较严重肝功能损害可静脉滴注肝泰乐、肌苷、肝安、甘利欣、强力宁、强肝宁、肝得健等，或古拉定（TAX）、还原型谷胱甘肽 300～600mg。

（3）大剂量维生素 C（2～5g）有一定效果。

六、心脏毒性

1. 蒽环类抗肿瘤药

（1）临床特点　蒽环类抗肿瘤药是治疗儿童急性白血病、淋巴瘤等的一线用药，疗效肯定，但常可引起心脏毒性。蒽环类抗肿瘤药对心脏毒性表现为急性心肌损伤和慢性心功能损害。急性心肌损害为短暂而可逆的心肌局部缺血，心律失常，活检可有心肌细胞变性，线粒体膜的局部肿胀，心肌酶谱异常，ECG 表现为心动过速，S－T 下降，T 波低平或倒置，期外收缩，心律不齐等。

慢性心功能损害为剂量限制性，当剂量累积到一定程度时发生，临床表现为不可逆的充血性心力衰竭，心力衰竭可在完全缓解期或停药后数周发生，且一般常用的内科治疗并不能改善心力衰竭。心脏活检提示心肌间质水肿，心肌细胞内线粒体扩张。ECG 以心肌劳累、低电压、窦速、频发室早多见。联合治疗（放疗及应用其他潜在的心脏毒性药物治疗如 HDCTX、HD－Ara－C 等）或存在与疾病相关的临床情况如贫血、感染、心包炎和心肌炎，都会加强蒽环类抗肿瘤药的心脏毒性。心脏曾接受 200Gy 照射的患者，宜将蒽环类抗肿瘤药累积量减半。依据毒性反应临床积分，蒽环类心脏毒性大小依次为 ADM、DNR、ACR、MX、IDA。

（2）防治要点 蒽环类抗肿瘤药引起的心肌损害早期临床诊断对药物治疗效果非常重要，目前并没有十分可靠的方法来预测充血性心力衰竭的发生。但蒽环类导致的心脏损害常伴随持续的 QRS 波低电压、收缩期延长、左室射血分数降低。有学者认为心脏舒张功能改变较收缩功能改变更为敏感。用药前可通过 ECG、UCG、放射性核素心脏造影等检查来预测心脏功能。一般认为急性心肌损伤 T 波低平或倒置，S-T 段下降，短暂心律失常并不是停药指征，而 QRS 波低电压，EF < 35%（正常 < 47%）是心脏毒性较为特异表现，如继续用药则可发生不可逆的心脏损害危险。已有心脏扩大、心肌病、心衰表现者应终止使用蒽环类抗肿瘤药。

蒽环类引起的心脏损害为剂量限制性。柔红霉素（DNR）终生累积量应 < 600mg/m^2，阿霉素（ADM） < 360 ~ 450mg/m^2，米托蒽醌（MX） < 160mg/m^2 或 < 120mg/m^2（用过 ADM），去甲氧柔红霉素（IDA） < 170mg/m^2（静脉）或 < 400mg/m^2（口服），阿柔比星（ACR） < 2 000mg/m^2（未用 ADM）或 < 800mg/m^2（用过 ADM）。蒽环类药物化疗期间应同时使用心脏保护药物，如辅酶 Q$_{10}$、维生素 E、维生素 C 等。出现心力衰竭时应严格卧床休息，限制 Na$^+$ 的摄入，可采用洋地黄制剂、利尿剂、皮质激素。

2. 其他引起心脏损害的药物

HD-Ara-C，HDCTX 偶可引起心脏扩大、心力衰竭；三尖杉类药物心脏毒性较多见，ECG 表现为窦性心动过速、心脏早搏、心肌损害、完全性束支传导阻滞，如出现奔马律，必须停药。

七、肺脏毒性

化疗药的肺毒性主要以博来霉素为最常见，其次是马利兰、甲氨蝶呤、环磷酰胺、苯丙氨酸氮芥、卡氮芥和丝裂霉素等，均主要引起间质性肺炎和肺纤维化。其原因据推测与药物对肺直接产生毒性与药物使肺组织产生敏感作用有关。甲氨蝶呤引起的肺病变为肉芽肿性肺炎，病因不明属于过敏反应。本节主要介绍博来霉素的肺毒性反应。

博来霉素在组织细胞内由肽酶水解而失活，肽酶主要存在于肝、脾、骨骼和小肠中，而在皮肤、肺部中缺乏，故易出现皮肤及肺部毒性，其肺部毒性是最严重的也是剂量限制性的毒性，可出现间质性肺炎及肺纤维化，严重者可致死。

博来霉素肺毒性反应的产生机制：博来霉素能浓集于肺，而肺中分解博来霉素的肽酶又少，因此肺组织中高浓度的博来霉素通过自由基形成和磷脂膜的脂质过氧化作用，导致肺毛细血管内皮细胞和肺泡Ⅰ型上皮细胞氧化损伤并分泌富含纤维蛋白原的渗出液进入肺泡腔；随后粒细胞进入肺泡组织，释放趋化因子、弹性酶、胶原酶及过氧化物酶；持续的损伤可进一步导致肺泡淋巴细胞及浆细胞的浸润；淋巴细胞及浆细胞分泌的细胞因子吸引及激活纤维母细胞，于是发生胶原沉积及纤维化，使得Ⅰ型细胞破坏并引起Ⅱ型细胞增生及纤维母细胞堆积。用电子显微镜观察博莱霉素对小鼠的肺毒性作用，发现病变主要发生在肺泡毛细血管的内皮细胞：①内皮细胞内质网明显扩张，使胞浆成纵横交织的网状或窗格状，呈胞浆网状化；②内皮细胞胞浆出现大小不等的圆形、卵圆形或不规则形空泡，互相紧密相连或互相套叠成皂泡样；③内皮细胞胞浆出现单个大空泡，泡内未见内容物；④内皮细胞形成粗细不等、长短不一的伪足样突起，伸向管腔；⑤血小板黏着，血小板与内皮细胞界限模糊；⑥血小板在毛细管腔内堆积，并与内皮细胞黏连，形成微血栓。

1. 肺毒性临床特点

博来霉素肺毒性反应的临床特点，主要表现为肺纤维化，是限制治疗的主要不良反应。通常是在博来霉素治疗过程中逐渐形成。

最初症状是干咳，活动后呼吸困难，有时候可见发热，随着病情的进展，可出现静息时呼吸困难，呼吸急促甚至紫绀；查体可发现起初有双肺底部细捻发音，进展期可出现干啰音，有时可出现胸膜摩擦音；胸部X线检查显示肺间质呈弥散性网状密度改变，以肺底部为明显，晚期患者呈广泛性浸润病变，有时伴有肺实质变。这些病变可与肺转移灶混淆，胸部CT扫描有助于鉴别。肺功能试验发现动脉血缺氧，限制性通气障碍及一氧化碳弥散能力常有降低。有学者认为肺活量和一氧化碳弥散能力是敏感的检测指标。

应用博来霉素后，可出现一些严重的肺部综合征，如闭塞性细支气管炎伴机化性肺炎、嗜酸性粒细胞浸润综合征等，而最常见的则是间质性肺炎，其最终可致肺纤维化。这种由博来霉素引致的肺毒性反应，发生率约占使用含博来霉素患者的2%～46%，因肺毒性作用死亡的患者约占所有用博来霉素治疗患者的3%。博来霉素肺毒性的临床诊断较难，因为它类似于肿瘤患者经常遇到的其他情况如肺部感染、肿瘤肺部转移等，应注意与之相区别。

2. 肺毒性反应的防治

(1) 定期做肺部X线及肺功能检查　肺毒性是严重的，有时甚至是致命的，在应用博来霉素期间，须定期做肺部X线及肺功能检查，特别是已有肺部慢性疾患的高危患者应注意严密观察。

(2) 降低累积剂量　肺毒性反应最有效的预防方法，可能是降低博来霉素的累积剂量，一般不应超过$300mg/m^2$。

(3) 应尽量避免增加肺毒性的各种危险因素　如吸烟、吸氧、与有肺毒性的药物及生长因子的联合应用，一旦出现

X线异常，或肺功能明显改变，且感染被排除，应及时停药。

（4）预防肺毒性的物质或药物 在动物实验中，已有一些物质成功用于预防肺毒性的发生或减轻其症状，如 Fas 抗原、白介素 – 1（IL – 1）受体拮抗剂、TNF – α（肿瘤坏死因子）抗体、环孢素、角质化细胞生长因子（KGF）等。另外，细胞保护剂氨磷汀也显示有效，这类药物目前已在临床上应用于降低化疗所致的其他毒性，但对肺毒性的疗效尚有待临床进一步验证。

（5）支持治疗 包括卧床休息、使用支气管扩张剂和祛痰剂；对继发感染和重症患者，应使用大剂量广谱抗生素及糖皮质激素治疗。目前认为皮质激素有助于肺损害的恢复，在缓解抗肿瘤药物所致的肺炎症状方面，发挥着重要作用。

八、肾及膀胱毒性

不少抗肿瘤药物可引起不同类型的泌尿系统毒性，临床上可表现为无症状血清肌酐升高或轻度蛋白尿，严重者甚至有血尿、少尿、无尿、肾衰竭。

1. 药物性肾损害

（1）MTX 肾脏毒性的防治 使用大剂量 MTX 时，应足量水化、碱化尿液。

（2）顺铂肾脏毒性的防治 使用顺铂时，应避免同时用肾毒性的药物，如氨基糖苷类抗生素（丁胺卡那等）。应用水化疗法和利尿剂减轻顺铂引起的肾毒性：①充分静脉水化利尿治疗，一般用药前 2～12h 开始直至 24h 至 3d，可用 1/2 张糖盐水 100～120ml/（m^2·h），含氯化钾 20mmol/L（1 000ml 溶液中加 10% 氯化钾 15ml）；②输入 DDP 前后用适量甘露醇，必要时加用速尿强迫利尿；③适当补充钙、钾、氯、镁（如 10% 氯化钾、10% 葡萄糖酸钙、25% 硫酸镁分别加入 10% 葡萄糖溶液中静脉滴注）；④在用药过程中需监测尿量、体重，密切观察体液失衡，尤其要注意超负荷症状、体征并及时处理。氨磷汀（amifostine）有保护肾脏免受顺铂的毒性，于化疗前 15 ~ 30min 静脉滴注给予，静脉滴注时间为 15min，剂量为 740mg/m²。

2. 出血性膀胱炎

出血性膀胱炎的预防措施：在使用 HD – CTX 和 IFO 时，除了给予水化利尿、碱化尿液外，必须同时给予解毒剂美司纳（MeSna，巯乙磺酸钠），一般均可避免发生此不良反应；美司纳通过与毒性产物丙烯醛结合形成对泌尿道无毒性的复合物，从而发挥尿路的保护作用，以防止膀胱与肾功能受损害。用法：在应用 CTX 或 IFO 期间，应每天用美司纳 3 次，剂量为 CTX 或 IFO 的 20% ~ 30%，首次美斯纳可与 IFO 或 CTX 加入 5% 葡萄糖液 250ml 中静脉滴注，以后每 4h 在生理盐水 10ml 中静脉推注，共 2 次，以防止 IFO 或 CTX 代谢产物在膀胱内排出，刺激膀胱壁形成血尿。

九、神经毒性

抗肿瘤药物的神经毒副作用较为常见。主要表现为剂量限止性的毒副作用。包括周围神经病变和急慢性脑病等。

1. 引起神经毒副作用的药物

有长春新碱、长春地辛、甲氨蝶呤、阿糖胞苷、左旋门冬酰胺酶等。

2. 临床特点

根据不同药物而不同。

（1）长春新碱（VCR） 其抗肿瘤细胞作用是直接作用于微管蛋白，使之不能聚合成微管，微管为神经元的重要细胞骨架，维持神经元的形态及有丝分裂，与轴索的轴浆运输关系密切，因此长春新碱的神经毒性较严重。所有类型的长春新碱神经毒性均有基于对微管蛋白的作用，最常见的神经毒性为跟腱反射消失，趾指端麻木或感觉异常，有时呈手套状或袜状感觉障碍；继续用药则肌痛、无力、足下垂。颅神经病变表现为声音嘶哑、睑下垂、面神经麻痹。长春新碱的神经毒性特点为对称性。单剂量大于 $2mg/m^2$ 时可能有植物功能神经紊乱症状，表现为腹痛甚至麻痹性肠梗阻、尿潴留、顽固性便秘等。少数患儿可表现为体位性低血压。以上神经毒性在停用长春新碱后数月内可恢复，维生素 B_{12} 有助于神经细胞的恢复。长春新碱对骨髓抑制不重，但过量时可至骨髓衰竭，有报道误用大剂量达每次 8mg，尽管神经毒性症状逐渐缓解，但引起骨髓衰竭可能是不可逆的，因此这种教训应引以为戒。长春地辛（VDS）的神经毒性作用与 VCR 相同；但毒性较轻。

（2）阿糖胞苷　应用大剂量阿糖胞苷治疗急性白血病时，其毒性反应随剂量增加而增大。因使用大剂量阿糖胞苷时脑脊液的药物浓度为血药浓度的 40%，而脑脊液中缺乏相应的代谢酶类，则使脑脊液中阿糖胞苷半衰期延长，因使用而致神经系统毒性发生率高达 16%～24%，大多数患者的神经系统毒性是可逆的，偶有持续性。大脑症状表现为头痛、嗜睡、淡漠、注意力不集中和惊厥。小脑病变表现眼球震颤、轮替运动障碍、共济失调，停药数月内可消失。神经系统毒性表现为剂量限制性。阿糖胞苷累积剂量 $>48g/m^2$ 时，神经系统损伤多数不可逆。肾功能不全时，出现神经毒性的可能性增加，因而有肾功能不全的患者应减少阿糖胞苷用量。

（3）甲氨蝶呤　主要因鞘内注射甲氨蝶呤及甲氨蝶呤与头颅放疗并用的情况下发病。鞘内注射甲氨蝶呤后 2～4h 可能出现脑膜刺激现象。表现为颈强直、头痛、恶心、呕吐、发热、嗜睡及脑脊液增多。另外鞘内注射尚可引起一过性或持续性截瘫，表现为腿痛、感觉丧失、截瘫和神经性膀胱，重者可致死亡。鞘内注射并用头颅放疗患者亦可发生迟发性坏死性白质脑病综合征、矿物质性微血管病变及嗜睡综合征。

（4）左旋门冬酰胺酶（L－ASP）　Land 报道 L－ASP 引起相关性脑病发生率为 27.8%。可引起不同程度的脑功能异常，临床表现为嗜睡、朦胧、昏迷、抽痉、定向障碍或抑郁状态，多数为可逆的；脑电图显示中度至重度异常，脑脊液检查阴性。本病预后良好，停药 2～3 周痊愈。其发生原因可能系其代谢产物 L－门冬氨酸或 L－谷氨酸对脑的毒性影响。临床研究发现，因 L－ASP 可引起蛋白质合成障碍（或）由于蛋白质的分解而致血氨升高，严重者临床上可出现脑病等精神症状。

（5）环磷酰胺　大剂量环磷酰胺可发生听力丧失、耳鸣、第八对脑神经损伤。

3. 治疗

多数情况为停药后神经系毒性损伤能逐渐恢复正常。有末梢神经病变时可应用维生素 B_{12} 及维生素 B_1 等 B 族维生素。在应用大剂量阿糖胞苷时可给糖皮质激素以减轻毒性反应。

如用 L－ASP 致血氨明显升高伴有脑症状者，可用精氨酸（Argi－nine）促进尿素形成而降低血氨。精氨酸 0.2～0.4g/kg 加入 5%～10% 葡萄糖溶液 250～500ml 内缓慢静脉滴注 4h 以上，静脉输注 3～5d。

十、大剂量甲氨蝶呤毒副作用的防治

大剂量甲氨蝶呤（HDMTX）主要用于髓外白血病的防治，由于 MTX 剂量每次 $3～5g/m^2$ 为常用剂量的 200 倍，因此常引起严重的毒副反应，所以必须加强 MTX 毒副作用的防治。

1. MTX 的毒副反应

（1）消化道反应　轻者食欲减退，较重者可出现恶心、呕吐。

（2）皮肤、黏膜损害　包括：①皮肤损害　偶然发生大面积皮肤红斑、大水疱、糜烂、渗液、表皮坏死剥脱性的皮肤损害，严重者发生表皮下广泛坏死呈表皮松解综合征；②黏膜损害　多见口腔黏膜溃疡，黏膜损害可在口腔、咽喉、食管、胃肠至肛门均可发生，轻者为黏膜炎，重者为溃疡，少数极严重者食管、胃肠黏膜发生成片剥脱，此时可发生严重消化道出血。

（3）肝功能损害　转氨酶增高，主要是血清丙氨酸转氨酶（ALT）＞40U/L。

（4）骨髓抑制　主要是粒细胞与血小板减少，严重者可全血减少，用药后 7～14d 达最低点。

（5）肾功能损害　若原有肾功能不全者，应用大剂量 MTX 期间又未能充分碱化，MTX 在酸性尿液中，MTX 易在肾小管内形成结晶而堵塞肾小管，可发生急性肾功能衰竭；HDMTX 90% 由肾排出，在酸性尿液中易沉淀在肾小管内引起肾功能衰竭。

（6）神经毒性反应　大剂量 MTX 静脉滴注期间，特别在鞘内注射 MTX 后，少数患儿可出现头痛、呕吐或惊厥、血压升高、高热、神志改变及颅内压增高等化学性蛛网膜炎临床表现，常在鞘内注射三联（MTX、Ara－C、Dex）2h 后发生。

2. MTX 毒副反应的防治

临床研究证明只要通过合理的水化、碱化和甲酰四氢叶酸钙（CF）解救，可以保证绝大多数患儿化疗的安全。

（1）MTX 毒副反应预防　HDMTX 疗法必须在肝肾功能正常、白细胞数 $>3 \times 10^9$/L 或 ANC $>1.5 \times 10^9$/L，无感染症状的情况下进行，以免发生严重的毒副作用。防治措施包括充分水化、合理碱化、按时用甲酰四氢叶酸（CF）解救，左旋门冬酰胺酶可减轻 MTX 的毒性。对曾有鞘内注射 MTX 所致颅内压增高与化学性蛛网膜炎者，以后鞘内注射三联化疗后，常规给予地塞米松与甘露醇等脱水治疗，可减少化学性蛛网膜炎的发生。

（2）MTX 毒副反应　包括：①呕吐严重者　可用 5 - 羟色胺（5 - HT$_3$）受体拮抗剂，如枢复宁（Zofran）或枢丹（Zudan）4～8mg，于化疗前 15min 静脉注射，或化疗前 1h 口服枢复宁，若与地塞米松同用，则疗效更好，也可用康泉（Kytril）3mg 静脉注射，呕必停（Tropisetron，Navoban）为高效选择性 5 - HT$_3$ 受体阻滞剂，可在化疗前按每次 0.2mg/kg，静脉注射或口服，也可用大剂量胃复安（每次 0.3～0.5mg/kg）也有止呕吐作用；②口腔黏膜溃疡　早期可用 CF 漱口液（生理盐水 500ml 加 CF 12mg）含漱，严重者可用思密达（Smecta）喷雾溃疡局部，或溃疡面用吹氧疗法等；③肝功能损害者　应积极进行护肝，可用还原型谷胱甘肽（TAD）、强肝宁、肝得健等静脉滴注或口服，以助肝功能恢复；④骨髓抑制者　如白细胞 < 2 × 10^9/L 或粒细胞 < 0.5 × 10^9/L，可用 G - CSF 5～8μg/（kg·d），皮下注射，以加快粒细胞恢复；⑤神经毒性反应者　如鞘内注射 MTX 引起的化学性蛛网膜炎与颅内压增高者，应积极加强脱水治疗，可用地塞米松（每次 6～10mg/m^2）静脉注射，速尿（每次 1mg/kg）静脉注射，20% 甘露醇（每次 5～10ml/kg）静脉快滴，以迅速减低颅内压，有高热者在应用地塞米松同时，可给予退热剂；⑥其他毒副反应　如发生中毒表皮松解综合征，可使用 HDIVIG 和甲基强的松龙能阻断死亡受体 CD95 介导的角质细胞死亡和表皮松解，延缓病情进展。其他毒副反应可给予对症处理。

十一、大剂量阿糖胞苷毒副作用的防治

大剂量阿糖胞苷（HD - Ara - C）严重毒副作用的防治，除了与 MTX 的解毒措施（水化、尿液碱化）及毒副反应的防治相同外，还有以下几点。

1. 消化道反应

呕吐严重静脉输注前一般都应给予枢复宁或枢丹以防止呕吐。

2. Ara - C 综合征

在少数病儿应用 HD - Ara - C 治疗后，可出现高热、皮肤红疹、双眼胀痛、四肢肌肉关节疼痛及肺部反应（呼吸急促、低血氧症等），停药后可用退热剂或用皮质激素治疗，症状逐渐消失。与 Ara - C 同时应用皮质激素可防治该综合征。

3. 神经毒性

应用 HD - Ara - C 后有时可出现头痛、嗜睡、淡漠、注意力不集中和惊厥等大脑症状；也可表现为眼球震颤、轮转运动障碍、共济失调等小脑病变症状。如出现神经毒性应立即停药，给予糖皮质激素治疗可减轻毒性反应。

4. 应用 L - ASP 对抗 Ara - C 不良反应

有报告，在 HD - Ara - C 用药结束后 3h 给予左旋门冬酰胺酶 $6 \sim 10 kU/m^2$，静脉滴注，可减轻毒性并增加抗白血病疗效。

十二、化疗的局部反应和栓塞性静脉炎

1. 局部反应

有些刺激性较强的化疗药物，如长春新碱、柔红霉素、阿霉素、氮芥、丝裂霉素、放线菌素 D 类等静脉注射时不慎漏于皮下，即可引起疼痛、肿胀或局部组织坏死，使用不当可引起严重的局部反应，使用时应予重视，预防为主和及时处理十分重要。

（1）临床特点　当刺激性强的化疗药物漏入皮下，即可引起局部皮下组织的化学性炎症，表现为漏药局部红肿、疼痛严重，可持续 $2 \sim 3$ 周，如漏药当时未作处理，可引起局部皮肤起疱、坏死，形成溃疡，需待数月溃疡才能愈合。

依据化疗药物的种类、渗漏量而表现不同程度的临床症状和体征，一般分为 3 期：①Ⅰ期（局部组织炎性反应期）　多发生于渗漏早期，局部组织肿胀、红斑，呈持续刺痛、剧痛、烧灼样痛；②Ⅱ期（静脉炎性反应期）　药物渗漏后第 2～3d 发生，受损血管沿静脉走向呈条索样肿胀、变红，同侧腋窝或腹股沟淋巴结肿大、疼痛，可伴有发热；③Ⅲ期（组织坏死期）　浅层组织坏死，溃疡形成累及皮下肌层，甚至深部组织结构受累。药物与组织细胞的 DNA、RNA 结合，产生细胞毒作用，蒽环类渗出后嵌在 DNA 链上，引起的反应是慢性的，因为存在正常细胞吞噬坏死细胞的链性反应，所以愈合很慢，抑制炎性细胞的生成，皮下组织有水肿现象，但未见有炎性细胞浸润现象，说明其为非炎性改变。引起成纤维细胞的受损，电镜下可见成纤维细胞的慢性损害，细胞内空洞形成，线粒体肿大及一种特异的粗糙网状结构形成。

（2）防治方法　主要为：①及时发现　当化疗药漏于皮下时患儿即刻感到局部明显疼痛，此时应立即停注药物，拔出针头；②及时处理　用生理盐水作局部皮下注入，以稀释化疗药的浓度，并用 2% 普鲁卡因局部封闭或用 1/6N 硫代硫酸钠溶液皮下注射，然后予以冷敷，亦可用氟氢松软膏外敷，或根据相应的药物性质给予适当的处理，如 VCR、VDS 及 VP-16 可给予局部应用透明质酸酶以促进吸收和弥散，DNR、ADM 则须局部冷敷以抑制药物的细胞毒反应。

2. 栓塞性静脉炎

局部有刺激性较强的化疗药物，对血管内膜刺激性也较大。作静脉注射时常可引起静脉炎或栓塞性静脉炎。

（1）临床特点　其表现为注入化疗药所用静脉部位疼痛、皮肤发红，以后沿静脉皮肤色素沉着、脉管呈索状变硬和导致静脉栓。

（2）防治方法　主要为：①稀释药物至一定浓度；②为

预防静脉炎的发生，避免直接推注药物，在确定静脉输液通畅后，以点滴缓慢速度输液，或通过莫菲输液器将药物滴入，并间断放开输液夹，使液体不断稀释化疗药，以减轻药物对静脉的刺激；③如需多次用药或患儿静脉过细，可采用锁骨下静脉穿刺法，将导管插入上腔静脉，则不会引起静脉炎，并可保留导管，使患儿减少多次穿刺的痛苦，提高患儿的生活质量；④一旦发生静脉炎，组织肿痛，可局部热敷，或用金黄膏外敷局部。

十三、化疗远期毒副作用骨缺血坏死

有报道小儿急性淋巴细胞白血病经长期化疗后发生骨缺血性坏死者占 1% ~17%，恶性淋巴瘤为 1% ~10%。

1. 临床特点

（1）起病隐匿，早期可无症状，当出现骨和关节疼痛时易与恶性血液病本身所致的骨痛相混淆，而当症状明显，X线能确诊时，多属病变晚期，致残率高。

（2）恶性血液病并发 AVN 可发生于身体的任何部位，半数以上的患儿可同时发生双侧关节病变。最常发生的部位是股骨头，约占 70%。

（3）从开始治疗到发生 AVN 的间期因人而异，对含有皮质激素的化疗方案治疗后所发生 AVN 的观察表明，短则 2个月，长者超过 11 年，但多数在 1 年以上。10 岁以下儿童发病率较低，青少年发病率较高。

（4）AVN 发生后的主要症状是局部疼痛，运动时加剧，休息时减轻，严重时静止状态下也出现疼痛，体检发现受累关节活动受限，部分患儿有局部压痛，下肢受累者，常出现跛行。部分患儿在发生 AVN 后无任何临床症状，只是在进行影像学检查时才被发现。

2. 早期诊断

提高对骨缺血性坏死（AVN）的认识，合理应用辅助检查手段，对长期和大剂量使用皮质激素的恶性血液病患者进行监控，特别是对于用大剂量皮质激素治疗的患者如出现不能用恶性血液病解释的骨痛时，更应提高警惕，尽早检查。可采用非侵入性检查：①X线检查　目前此项检查仍是骨缺血性坏死确诊的重要手段之一，但出现X线改变，病变已到晚期；②骨扫描　比X线检查敏感，能早期发现AVN；③CT扫描　此项检查比X线检查清晰，并能确定病变位置、范围，能更准确地反映皮质骨与软骨下骨的骨折情况；④核磁共振（MRI）　是诊断AVN最敏感的检查，它不仅在症状出现前就能反映AVN的组织学改变、血液循环状况，区分活骨髓与死骨髓，做出定量诊断，而且在恶性血液病并发AVN的鉴别诊断中也有帮助。因此MRI是目前诊断早期AVN的首选方法。

3. 治疗要点

恶性血液病并发AVN的治疗方法与一般非创伤性AVN的治疗无明显不同，但必须强调恶性血液病发生AVN主要与治疗有关，特别是皮质激素的应用，因此在开始治疗前，应尽可能明确引起AVN的病因，如与皮质激素有关，应首先停用皮质激素，对可能涉及的化疗药物及放射治疗也应根据原发病的状况权衡利弊谨慎处置。其次应认真的进行分期，选择合理的治疗方法。目前，对AVN的治疗主要分为保守治疗和手术治疗。

（1）保守治疗　为恶性血液病并发AVN的主要治疗方法。主要方法有：①固定、限制关节活动、减轻关节负重；②脉冲电磁场疗法；③高压氧疗法；④中医中药疗法。保守疗法对早期的AVN病例，能延缓骨塌陷，减轻临床症状。但保守疗法不能阻止病变的发展。

（2）手术治疗　是防止患者残疾最好的方法，手术治疗方法较多。血管植入术、截骨术手术难度大，临床效果不够满意。带血管的骨移植、关节置换术取得了良好效果。对长期生存的 AVN 患者，应首先考虑外科手术治疗，恢复关节功能、避免残疾，以提高患者的生活质量。

第十五节
造血干细胞移植的常见并发症及治疗

造血干细胞移植的成功与否在很大程度上取决于对其严重并发症的诊断与处理，其中包括预处理相关毒性、移植物抗宿主病、感染、间质性肺炎、移植排斥、肝静脉阻塞综合征及原发病复发等。

一、预处理相关毒性

骨髓移植预处理方案中所采用的超大剂量化疗及全身照射，在摧毁免疫系统及进一步杀灭残存肿瘤细胞的同时，必然对患者其他组织器官造成不同程度的损伤，其中以心、肺、肝、肾、膀胱、神经系统、口腔及胃肠道等器官的损伤更为重要。

1. 早期毒性

预处理相关毒性可发生在移植后早期，称早期毒性，主要包括胃肠道反应、黏膜炎、出血性膀胱炎、肝静脉阻塞综合征、白质脑病及肝肾功能损害等，其中以脱发及胃肠道反应最为普遍。

2. 后期毒性

预处理相关毒性亦可出现于骨髓移植后 3 个月甚至数年，称为后期毒性。主要包括内分泌失调、不育、儿童生长发育迟缓及白内障等。此类并发症与放疗关系最为密切。在预处理单用环磷酰胺的患者多数仍万保存生育能力；而接受全身照射的患者，仅少数可恢复生育能力。白内障的发生亦取决于放疗的剂量及方案。据报道在单次全身照射 9.2 ～

10.0Gy 的患者，骨髓移植后 6 年内白内障的发病率高达 80%；而分次照射 12~15.75Gy 的患者，白内障发病率仅 18%。所幸骨髓移植后并发的白内障一般不需要手术治疗，多数持续一段时间可自行消退。

二、移植物抗宿主病

移植物抗宿主病（GVHD）是异基因骨髓移植成功的主要障碍之一，它主要由供者来源的 T 淋巴细胞攻击受者组织而引起。除骨髓移植外，免疫功能极度低下的患者接受未经照射的血液后亦可发生严重的移植物抗宿主病。按移植物抗宿主病发生的时间及其表现，可分为急性及慢性两大类。另外，骨髓移植术后 3d 内发生的称超急性移植物抗宿主病，它来势凶猛，通常出现于 HLA 配型不合或异基因骨髓移植后未预防性应用免疫抑制剂的患者。

1. 急性移植物抗宿主病

急性移植物抗宿主病发作时间为骨髓移植后 3 个月之内，但高峰期在术后 20~50d，其严重程度主要与 HLA 配型是否一致、预处理造成的组织损伤程度及所输淋巴细胞数有关。HLA 配型相合的异基因骨髓移植，即使采用正规的移植物抗宿主病预防方案，其中 20%~80% 受者仍可发生不同程度的急性移植物抗宿主病。对于 HLA 配型不合的异基因骨髓移植，急性移植物抗宿主病则更为普遍且严重。

（1）临床表现　急性移植物抗宿主病的靶器官主要为皮肤、肝及胃肠道。典型的皮肤损害呈麻疹样斑丘疹，通常起自手掌，其次为头颈部，广泛者可遍及全身，严重病例可融为大片红斑，甚至呈大疱或表皮剥脱。皮肤改变对急性移植物抗宿主病的诊断有时起关键作用，但临床意义并不重要。因其有自限性，即使出现大疱，经 2 周左右一般可自行恢复。

肝损害主要为胆小管的炎症、变性与坏死，表现为黄疸指数及碱性磷酸酶升高，肝细胞的损害相对小，但有部分患者，在黄疸出现之前先有一过性肝细胞酶升高，应引起重视。体检一般肝不大，以此与肝静脉阻塞综合征相鉴别。

急性移植物抗宿主病的胃肠道损害以下消化道为主，表现为不同程度的腹泻，典型的大便呈深绿色水样，伴有出血时呈黑绿色，严重病例可见肠黏膜脱落伴腹部绞痛或肠梗阻症状，患者一般情况迅速下降。部分患者起始亦可以上消化道症状为主，表现为恶心及呕吐。此种类型一般较轻，给予小剂量激素或沙利度胺即可控制。但若不及时处理，亦可发展为下消化道移植物抗宿主病。

以上 3 种靶器官损害常先后发生，但亦可能仅出现其中两种或一种器官损害。此外，急性移植物抗宿主病患者有时体温升高，一般为低热，严重者亦可伴高热甚至寒颤，热型多不规则，持续数小时可自行下降。发生移植物抗宿主病时患者一般情况及体重常有不同程度的下降，其中以下消化道移植物抗宿主病最明显，严重者易出现低蛋白血症及水、电解质平衡失调。由于基质细胞亦为移植物抗宿主病的靶细胞之一，在急性移植物抗宿主病发作时可出现周围血白细胞或血小板下降。随着患者免疫功能进一步低下，应警惕感染并发症的发生。

（2）预防　对于急性移植物抗宿主病重在预防，因为一旦发生严重的移植物抗宿主病往往造成难以恢复的内脏损害。HLA 配型为预防移植物抗宿主病的前提，因其差异对日后移植物抗宿主病的发病率与严重程度有直接影响。除此之外，对预防急性移植物抗宿主病的研究集中在免疫抑制剂的应用与去除供者骨髓血中的 T 淋巴细胞两方面。其中免疫抑制剂的体内应用更为普遍。

甲氨蝶呤（MTX）对移植物抗宿主病的预防作用已为动物试验与临床研究所证实。在环孢素 A（CsA）问世以前人们多单用 MTX 静脉滴注来预防急性移植物抗宿主病。其经典用法为术后 1d 给予 $15mg/m^2$，术后 3，6，11d 为 $10mg/m^2$，以后每周 1 次，剂量同前，直至术后 102d，称长疗程 MTX 方案。与后来的预防方案相比，采用长疗程 MTX 预防方案的急性淋巴细胞白血病患者白血病复发率有所下降，但即使 HLA 配型相合，仍有 20% 的异基因骨髓移植患者出现严重的急性移植物抗宿主病。CsA 的临床应用进一步降低了急性移植物抗宿主病的发病率与严重程度。Fred Hutchinson 研究所 Storb 等设计的 CsA 加短疗程的 MTX 方案近年来已被广泛采用。其中 MTX 的用法和用量与长疗程 MTX 方案的开始阶段完全相同，但仅取其起始 4 次（即术后 1d，3d，6d，11d）。CsA 自骨髓移植前 1d 开始，初期由于预处理的胃肠道反应影响药物的吸收，故需静脉滴注，剂量为 $1.5mg/kg$，每 12h 给药 1 次。当患者能耐受口服时则改用 CsA 口服液或胶囊，起始剂量 $8mg/kg$，分 2 次服用，使 CsA 的有效浓度维持在 $150 \sim 250mg/L$ 为宜。另外，亦应定期监测 CsA 对心、肝及肾等器官的毒性，必要时应调整其用量，甚至停用。皮质激素类药物亦可作为预防药物，但单用效果不强，可与上述免疫抑制剂联合用药。其他如单克隆抗体及 ATG 等一般仅在 HLA 配型不合的异基因骨髓移植时才考虑预防性应用。

（3）治疗　急性移植物抗宿主病一旦出现，治疗常较困难。当 HLA 配型不合的患者发生任何程度的急性移植物抗宿主病，或 HLA 配型相合的患者发生 Ⅱ 度以上的急性移植物抗宿主病时，应在原有预防移植物抗宿主病方案的基础上及时加用其他措施。通常广泛用于治疗急性移植物抗宿主病的一线药物为甲基泼尼松龙。对于病情严重者，有人主张以甲基泼尼松龙大剂量冲击，如 $20 \sim 60mg/（kg \cdot d）$，但持续时间宜短，一般 $3 \sim 7d$ 即应快速减量。接受此类方案的患者大多数可显示明显的即刻疗效，但停药后有的病情反跳。对于一般急性移植物抗宿主病患者，用中等剂量的甲基泼尼松龙 $1 \sim 2mg/（kg \cdot d）$ 比较稳妥，但移植物抗宿主病控制后宜慢速减量以免病情反复。近年来抗 CD25 等单克隆抗体体内应用治疗急性移植物抗宿主病受到重视，FK506 也显示出了较 CsA 更强的抗排异作用，对于肝脏 GVHD 优势更明显。对于严重的急性移植物抗宿主病，在加强免疫抑制剂的同时还须注意支持疗法，腹泻重者应禁食，给予全胃肠外高营养，肝功能异常者应注意凝血因子的检测与补充。此外，亦不可忽视感染的防治。

2. 慢性移植物抗宿主病

慢性移植物抗宿主病的发病时间一般在异基因骨髓移植后 3～4 个月，但亦可提早至造血干细胞移植后 70d 或推迟至移植后 2 年，其发病率约占异基因造血干细胞移植后长期存活者的 25%～45%。发生慢性移植物抗宿主病的危险因素主要为患者年龄较大、急性移植物抗宿主病的存在及供者淋巴细胞输注。曾有学者还发现，曾发生过巨细胞病毒感染者慢性移植物抗宿主病的发病率亦有增高趋势。

（1）临床表现　慢性移植物抗宿主病是一种全身性的、影响多器官的疾病。临床与病理类似自身免疫性疾患。其皮肤损害主要包括皮肤红斑、色素沉着或脱失、角化过度甚至呈硬皮病样改变，严重者可发生关节挛缩。黏膜损害有干燥综合征，口腔黏膜炎与口腔溃疡、食管炎及多发性浆膜炎等。肝功能异常以黄疸为突出表现，亦可伴有肝细胞酶升高。此外，患者体重常下降。根据慢性移植物抗宿主病波及的范围可将其分为局限性与广泛性两型。其中由急性移植物抗宿主病直接延续为慢性移植物抗宿主病者、常规免疫抑制剂治疗无效者及血小板持续低于 $100 \times 10^9/L$ 者属高危型，预后较差。

（2）预防　慢性移植物抗宿主病出现的时间范围很宽，因此常规用药比较困难。由于急性移植物抗宿主病的存在是发生慢性移植物抗宿主病的危险因素之一，故预防及积极治疗急性移植物抗宿主病本身即起到预防慢性移植物抗宿主病的作用。

（3）治疗　对一般慢性移植物抗宿主病的治疗，Sullivan 等（1988 年）主张泼尼松（1mg/kg）与 CsA（6mg/kg）隔日交替服用，疗程约需 1 年。此方案有较易耐受的优点，且使患者长期存活率提高到 50% 以上。

在常规免疫抑制剂疗效不满意时，可考虑加用丙种球蛋白、沙利度胺、FK506、紫外线照射等。沙利度胺长期应用对皮疹尤其是色素沉着疗效显著。Atkinson（1991）对常规免疫抑制剂耐药的患者改用 Psoralen 加紫外线照射，其中一半以上的患者口腔或皮肤病变改善。另外，慢性移植物抗宿主病者易并发感染，宜长期给予磺胺甲基异噁唑或其他抗菌药物，直至慢性移植物抗宿主病活动停止。对于严重慢性移植物抗宿主病伴反复感染的病例，丙种球蛋白的应用更能起到既有助于慢性移植物抗宿主病的控制，又可预防感染的一举两得效果。

三、感染

感染是造血干细胞移植患者最常见的并发症。尽管环境保护及抗生素的预防性应用等在一定程度上降低了骨髓移植后的感染率，但仍有部分患者发生严重的感染，甚至因此导致死亡。对于干细胞植活延迟或排斥及伴有移植物抗宿主病等的患者，感染的威胁会更大。

1. 感染的病因及部位

干细胞移植并发感染的病因十分复杂，且常为多种病因同时存在，但在移植的不同阶段，患者对各种病原体的易感性有所不同。

（1）预处理阶段　在预处理化疗前常规进行中心静脉插管，皮肤的完整性被破坏，存在于皮肤表面的细菌如表皮葡萄球菌、链球菌、棒状杆菌等可沿插管进人体内引起感染。在进行大剂量化疗与放疗期间，患者的免疫功能急剧下降，黏膜屏障亦遭破坏，同时胃肠道反应严重，部分患者不能耐受肠道抗菌药，故存在于肠道的厌氧菌及需氧菌可乘虚而入。在此阶段，真菌及病毒感染较少见。

（2）骨髓移植早期（0d 至术后 30d）　骨髓移植后不久，患者周围血白细胞急剧下降，至第二周为感染最危险的阶段，此时期患者对细菌感染高度敏感，尤其是革兰阴性杆菌，其中以绿脓杆菌占首位，常表现为败血症。但近年来由于新型抗生素的合理应用，革兰阴性杆菌感染有所下降，而革兰阳性球菌的感染率有上升趋势，应引起注意；真菌感染以念珠菌及曲霉菌多见，易导致败血症及肺炎。骨髓移植前长期应用抗生素的患者或骨髓移植后粒细胞缺乏持续时间较长者，真菌感染的发病率明显增高。此时期病毒感染多由单纯疱疹病毒引起。干细胞移植前血清病毒抗体阳性者，移植后 80% 可出现潜在病毒的活化，表现为疱疹性口腔炎及溃疡，但常难以与放疗或化疗所引起的口腔炎相鉴别，严重者亦可播散为肺炎及脑炎等。

（3）移植中期（术后 30～100d）　随着造血干细胞的植活，患者外周血粒细胞逐渐回升，但其功能仍存在缺陷，免疫低下亦持续存在，感染的危险并未过去。若并发急性移植物抗宿主病，则感染更多发且更严重。病毒感染是此时期最重要的感染并发症，其中最常见者为巨细胞病毒感染，近年来人类疱疹病毒－6、7（HHV－6、7）日渐受到重视，一些中枢神经病变的回顾性分析显示：HHV－6、HHV－7 是引起儿童患者移植后脑炎的常见病原体。移植后病毒可来自成分输血或造血干细胞移植供者，亦可为患者自身潜在病毒的再活化，表现为间质性肺炎、肠炎、肝炎、脑炎等。有时亦可发生腺病毒感染、BK 病毒感染，导致出血性膀胱炎。此时期细菌及真菌感染主要见于因移植排斥而持续粒细胞缺乏或并发急性移植物抗宿主病的患者。

（4）移植后期（术后100d 之后）　此阶段患者的白细

胞功能与免疫功能逐渐恢复，其感染率与严重程度主要与慢性移植物抗宿主病相关。由于并发慢性移植物抗宿主病的患者持续存在细胞免疫与体液免疫缺损，故感染可反复发作，有时甚至是致命的。而不存在慢性移植物抗宿主病的患者感染已明显减少。

此时期细菌感染以革兰阳性球菌多见，尤其是肺炎双球菌。除引起肺炎外，有时亦可发生副鼻窦炎及败血症。病毒感染以带状疱疹病毒居多，常在骨髓移植后 1 年内发病，其中大部分病变仅限于局部皮肤，但亦有少数播散至全身，形成泛发性带状疱疹、肺炎与脑炎等。另外，病毒性肝炎亦常在此时期开始活动，其中丙型肝炎危害最大，有时引起黄疸及肝坏死。目前我国乙型肝炎检测已较完善，丙型肝炎检测亦逐渐健全，故骨髓移植后肝炎的发病率有下降趋势。此外，骨髓移植受者对结核感染存在多种易感因素，如预处理的放疗、化疗及移植物抗宿主病的防治中大量免疫抑制剂的应用等，均可促进原有陈旧性结核的复发或新近感染的发生。

2. 感染的预防

（1）隔离环境与无菌护理主要预防外源性感染。

（2）抗微生物药物的应用主要针对内源性细菌感染。目前不作为常规应用。但一般从预处理开始一直到造血重建用口服氟康唑预防真菌感染显示了一定的疗效。

（3）加快造血重建粒单核细胞集落刺激因子（GM-CSF）及粒细胞集落刺激因子（G-CSF）普遍用于临床，日益显示出其在加速造血功能恢复的作用。

（4）静脉免疫球蛋白应用对病毒感染（包括巨细胞病毒感染）有一定的预防作用。高效价免疫球蛋白的预防作用则更强。静脉免疫球蛋白对预防 GVHD 也有一定作用。

3. 感染的治疗

造血干细胞移植患者一旦并发感染常来势凶猛，尤其是革兰阴性杆菌感染。尽管感染的表现多不典型，但发热普遍存在。因此，对于骨髓移植后体温升高的患者，应及时寻找感染灶。体格检查时应特别注意口腔、插管部位、肺及肛门，同时应取送各种标本进行病原学检查。

由于干细胞移植后细菌感染最为常见，在取送标本后应立即给予经验性抗生素治疗。所选抗生素应广谱，尤其不能忽视革兰阴性杆菌。

造血干细胞移植患者真菌感染并非少见，且在移植后各阶段均可发生，在细菌感染的后期，大量广谱抗生素应用后更易继发。由于其临床表现缺乏特异性，诊断相当困难。此时即使无真菌感染的证据，亦主张加用抗真菌药物。鉴于真菌感染以念珠菌（尤其是白色念珠菌及热带念珠菌）和曲霉菌多见，故选用两性霉素 B 最为可靠。其用法应自小剂量 0.1mg/（kg·d）开始。逐日递增，且滴注速度宜慢，每日持续时间不少于 5~6h。念珠菌感染一般增至 0.5mg/（kg·d）即可显效，曲霉菌感染所需剂量约 1mg/（kg·d）。用药过程中最常见的不良反应为寒战、发热、心与肾毒性及低血钾。近年来两性霉素脂质体已用于临床，可提高疗效，减轻毒性反应，为两性霉素的临床应用带来新的前景。对于确诊念珠菌感染且年龄较大或肾功能受损的患者，氟康唑是一种安全有效的抗真菌药物，其用量为每日 5mg/kg，可静脉滴注，亦可口服，但其对曲霉菌效果差。伊曲康唑对曲霉菌有一定疗效，其优点为不良反应小，且可口服，适于长期维持治疗，但口服吸收利用度较低。伏力康唑、卡泊芬净的问世可明显提高抗真菌的治疗效果，但药物价格昂贵。抗真菌治疗的疗程目前尚有争议，且无对照试验。其停药标准一般认为需待原有真菌培养转阴且病灶消失，若有可能最好待患者免疫功能有所恢复（通常两性霉素 B 总量需达 1~2g，氟康唑则需用药 4~8 周，对于肺、肝及脾等的霉菌感染，疗程则需更长）。深部脏器的单个真菌感染灶可借助手术清除。

造血干细胞移植后的病毒感染以疱疹病毒最多见，其中以单纯疱疹病毒感染发病最早，其高峰期为移植后第一个月。对于一般患者，阿昔洛韦即有效，但部分病例用药后产生耐药性，遇到这些病例可选用膦甲酸钠，此药发挥活性作用小，依赖于病毒编码的胸腺嘧啶核苷激酶，故对阿昔洛韦产生耐药的病例仍然有效。水痘－带状疱疹病毒感染的高峰期为移植后 2～10 个月；由于大多数患者童年已发生过感染，故多为复发性。更昔洛韦对干细胞移植并发巨细胞病毒感染的治疗已有不少报道，它对治疗胃肠道巨细胞病毒感染也取得了较好的疗效，但停药后复发率较高。

四、间质性肺炎

间质性肺炎是异基因骨髓移植后主要的致死原因。近年来由于加强预防措施，其发病率已由 35% 降至 20%。引起间质性肺炎的病原体主要有病毒、真菌、卡氏肺孢子虫、支原体及军团菌等，其中以巨细胞病毒为最常见，约占总数的 60% 以上，其死亡率也最高。另外，亦有部分病例为特发性，主要与放射治疗有关。引起间质性肺炎的危险因素主要有一次性全身照射、年龄较大、移植前受者的巨细胞病毒抗体阳性、移植物抗宿主病及用长疗程甲氨蝶呤预防移植物抗宿主病等。

本病的临床表现为发热、干咳、呼吸困难及血氧分压下降。早期 X 线胸片改变不显著，典型胸片可见双肺边缘不清的浅淡片状阴影。在发病的最初阶段，病情并非急重。若未予及时治疗，2～3 周后常突然恶化，并于短期内死亡。因此，早期诊断十分重要。必要时可作支气管镜取支气管肺泡灌洗液，甚至进行肺活检。一旦确诊，即应立即开始治疗。

在所有引起间质性肺炎的病原体中，以巨细胞病毒的治疗最为困难。对于巨细胞病毒间质性肺炎的处理，应强调早期诊断与早期治疗。近年来注重移植后的 CMV 抗原监测，由于更昔洛韦及免疫球蛋白的早期应用，已使巨细胞病毒间质性肺炎的死亡率由85%降至50%或更低。更昔洛韦治疗巨细胞病毒间质性肺炎的标准方案为：起始5mg/kg静脉滴注，每12h给药1次，持续2~3周，之后日量不变，但减至每周用药5d，再继用2~3周。此方案近期疗效尚称满意，但停药后仍有部分患者复发，复发后再重复治疗仍然有效。

五、出血性膀胱炎

出血性膀胱炎是又一常见并发症。根据其发作时间可分为急性与迟发性两类。根据临床表现，可以将出血性膀胱炎分成5级：①0级　仅有临床症状，如下腹不适、尿频、尿急、尿痛等；②1级　镜下血尿；③2级　肉眼血尿；④3级　肉眼血尿带有明显血凝块；⑤4级　血凝块导致尿道阻塞，继发性肾功能受损。

急性出血性膀胱炎紧随应用环磷酰胺后发生，主要由环磷酰胺的代谢产物刺激膀胱移行上皮细胞，导致广泛炎症与溃疡而引起。近年来由于加强预防措施，包括大剂量输液、加强利尿、膀胱灌洗及美司钠的临床应用，急性出血性膀胱炎的发病率已降至很低。迟发性膀胱炎可发生在骨髓移植后1个月至数月。病因多是在放疗、化疗对膀胱黏膜损伤的基础上，在机体免疫低下的状态下使患者体内BK病毒、腺病毒、CMV等病毒复制、繁殖而致病。治疗以支持疗法为主，主要是水化、碱化尿液以防止血块对肾小管的堵塞。更昔洛韦等对控制病毒感染作用有限。如果患者全身GVHD不严重，尽可能地减轻免疫抑制剂的剂量对病情将有利。近年来报道雌激素对减轻出血性膀胱炎的严重程度及缩短其病程有一定作用。迟发性出血性膀胱炎的病程一般2~3周，严重者可持续1个月甚至数月，有时不得不采取有创伤性的措施如膀胱造瘘、膀胱血管结扎术等，少数患者可因大出血而死亡。

六、肝静脉阻塞综合征（VOD）

肝脏毒性表现以肝静脉阻塞综合征最为严重，好发时间在移植后 1~3 周，发病率约 15%~30%。预处理采用放疗方案者及造血干细胞移植前有活动性肝炎者，移植后肝静脉阻塞综合征发生率较其他患者为高。此症发病机制为肝内小静脉血栓形成及小叶中心周围肝细胞坏死；临床主要表现为进行性肝肿大、黄疸、腹腔积液或不明原因的体重增加；因发病时患者血小板尚在很低的水平，肝穿刺是十分危险的，因此诊断主要靠临床指标。据报道静脉滴注前列腺素 E_1 可预防肝静脉阻塞综合征，自造血干细胞移植前 8d 开始持续至移植术后 30d。肝静脉阻塞综合征一旦出现，以上述剂量的前列腺素 E_1 治疗亦会收到应有的效果。但此症毕竟严重，目前死亡率仍高达 30%。

目前，我们从预处理开始就给患者应用前列地尔静脉缓慢推注，一直持续到移植后第 30d，为减少 VOD 的发生，在预处理 CTX 结束后，限制过多的液体输入，并保持血浆白蛋白至少大于 30g/L，提高血红蛋白至 10g 以上以改善肝脏的血液供应、减轻肝脏负担。

移植过程中每天注意液体的出入量平衡，每天测量体重、测定腹围大小，注意肝脏大小，有否肝区扣痛，检测胆红素的变化，密切注意 VOD 的征象。

近年来有用小剂量肝素和前列腺素 E_1 持续静脉点滴成功救治 VOD 的报道。也有采用纤溶酶原激活剂（tissue plasminogen actiVatot，TPA）溶解肝小静脉内血栓治疗 VOD 的报道，但 TPA 的应用有明显的出血倾向，有相当比例的治疗相关的危及生命大出血的发生率。相比而言，去纤苷（defibrotide）的使用更安全、有效，其既无大出血的顾虑，又有相对较高的治愈率，来自一组重症 VOD 的报道显示：即使一些患者已处于非常严重状态，甚至在机械通气、多脏器功能不全的情况下用药，仍有 30% 的患者从中受益。

七、移植排斥

一般说来，HLA 配型相合的异基因骨髓移植很少被排斥，但有的患者也存在某些引起排斥的危险因素。与白血病患者相比，再生障碍性贫血患者排斥率明显升高。根据报道，曾多次输血的再生障碍性贫血患者异基因骨髓移植后的排斥率可高达 30%。若曾接受亲属的献血，则排斥率会更高。HLA 配型是影响植活的最主要因素。对于血液系统恶性肿瘤患者，异基因骨髓移植后的排斥率配型相合及 1 个位点不合者为 0%~10%，若 2~3 个位点不合则为 15%~25%，去除 T 淋巴细胞的异基因骨髓移植在降低移植物抗宿主病发病率的同时排斥率亦相应增高，据统计可达 20%~35%。此外，严重的骨髓纤维化、病毒感染、移植物抗宿主病及移植早期某些药物的应用等也是导致排斥的危险因素。

对于存在排斥危险因素的患者，事先宜采取预防措施。增加采集的有核细胞数会有利于植活。对于再生障碍性贫血患者，异基因骨髓移植后早期输注同一供者的淋巴细胞可降低排斥率，但此举又会招致移植物抗宿主病的加重。近年来某些造血因子的临床应用对骨髓移植后造血功能的恢复起到明显的促进作用，目前应用最多者为 G-CSF 与 GM-CSF。G-CS7 对促进骨髓移植早期造血功能恢复效果更显著，可使植活时间提前 1 周左右，用法为 5μg/（kg·d）皮下注射，直至连续 3d 粒细胞 >1.0×10⁹/L 或白细胞 >2.0×10⁹/L 方停药。

排斥一旦出现，治疗常较困难。若干细胞移植后造血功能一直未恢复或某一系统未恢复，但供者的基因标记存在，可加输用同一供者经 G-GSF 动员后采集的外周血干细胞，之前不需再次预处理，一般输后不久可见造血功能恢复。对于供者基因标记已不存在的患者，则需考虑二次移植，但短期内经受两次预处理是十分危险的，一般患者均难以耐受，即使干细胞植活亦常死于预处理相关毒性。若能坚持至半年后再进行二次移植，自然会更安全。若干细胞移植后造血功能一度恢复又发生晚期排斥，在没有完全排斥前，减轻或终止抗排异药物、输注一定量的供体淋巴细胞，部分患者可以恢复完全植入状态，或者保持稳定的嵌合状态。若以上挽救措施无效，供体细胞完全排斥，只能等待再次移植。

附 录

一、小儿体表面积的计算方法

1. 按体重、身高测算体表面积

小儿体表面积用直尺将左侧小儿的身高（cm）和右侧体重（kg）的连线实测数值连成一线，与中间相交点的数值即为小儿的体表面积（m²）（附图1）。

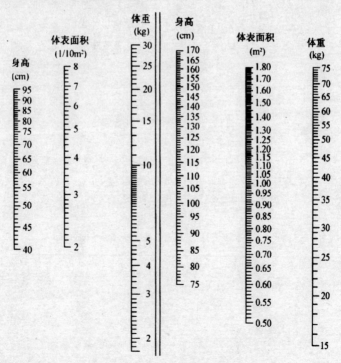

附图1　小儿体表面积测算法

2. 按体重测算体表面积计算法

（1）体重≤30kg 体表面积（m²）=体重（kg）×0.035+0.1

（2）体重>30kg 体表面积（m²）=［体重（kg）-30］×0.02+1.05

二、小儿常用抗肿瘤药物

1. 烷化剂类

药名	规格	用法用量	作用及特点	临床应用	不良反应
环磷酰胺 Cyclophosphamide	片剂：50mg，100mg 粉针剂：100mg	口服：每日2～6mg/kg，分1～2次。静注：每次2～6mg/kg，每1～2日1次。冲击量：每次10～15mg/kg，每周1次。免疫治疗：每日1～3mg/kg，每日1～3次	环磷酰胺经肝药酶作用，变为醛磷酰胺之后，在瘤组织中生成磷酰胺氮芥起烷化作用，抑制瘤细胞核蛋白合成。其特点是细胞周期非特异性药物，但对S期有更强的细胞毒性。	用于恶性淋巴瘤、急性白血病、肺癌、乳腺癌及其他肿瘤	不良反应有胃肠道反应，脱发，抑制骨髓，出血性膀胱炎

（续表）

药名	规格	用法用量	作用及特点	临床应用	不良反应
异环磷酰胺 Ifosfamide	粉针剂：1g，3g	静注：每次4~10mg/kg，每周1~2次，或每次10~15mg/kg，每周1次	是第二代环磷酰胺类抗肿瘤药，在体内经酶转化才显出活性，毒性较环磷酰胺低半数，致死量是后者的二倍，化疗指数高	抗肿瘤应用同环磷酰胺，对环磷酰胺耐药者加大此药剂量后仍可有效	对泌尿系统的毒性较严重，产生膀胱炎较环磷酰胺为多，对造血器官的毒性较环磷酰胺为低，儿童长期应用可引起Fanconis综合征，肾功能不全者慎用
氮芥 Chlorme-thine	注射剂：5mg/1ml 10mg/2ml	静注：每次0.1mg/kg 由近针端输液管中冲入，每1~3日1次。每疗程4~6次，间隔1个月。体腔内注射：将上述剂量用适量注射用生理盐水稀释，抽液后立即注入	具有双功能烷化基团，与细胞内磷酸基、氨基、巯基等亲核基团发生共价键结合，抑制细胞分裂，导致细胞死亡。为细胞周期非特异性药物，G_1期，M期，最敏感，并延缓G_1期进入S期	主要用于恶性淋巴瘤和癌性胸、腹腔积液及心包积液。因毒性大，很少用于其他肿瘤，对急性白血病无效	可引起恶心、呕吐、皮疹、血小板及白细胞降低

药名	规格	用法用量	作用及特点	临床应用	不良反应
美法仑 Melphalan（苯丙氨酸氮芥）	片剂：2mg，5mg 注射剂：100mg/1ml	口服：每日0.25mg/kg或10mg/m²，顿服或分次服，共用4日，每隔6周重复 静注：每日1mg/kg，如血象正常，可连用8周	其左旋体为L-苯丙氨酸氮芥，又名米尔法兰。其消旋体为溶肉瘤素，作用较左旋体稍差，作用同氮芥类，为周期非特异性药，但对G₁期和S期作用强	主要适用于乳腺癌、卵巢癌、慢性淋巴细胞和粒细胞性白血病，淋巴瘤类肿瘤及多发性骨髓瘤。溶肉瘤素，主要用于睾丸精原细胞瘤，霍奇金病、黑色素瘤、软组织肉瘤和骨肉瘤等	骨髓抑制、胃肠道反应较轻，脱发。偶有尿毒症
卡莫司汀 Carmustine（卡氮芥）	注射剂：12.5mg/2ml	静滴：每次2.5mg/kg，用5%葡萄糖溶液或生理盐水溶解后静脉滴注	是亚硝脲类，有烷化作用，其特点：①为周期非特异性药物，但对G₁及S期边缘期细胞作用活。②易通过血脑屏障，脑脊液中最高可达血浆浓度的70%	主要用于脑瘤及白血病侵犯中枢神经者，对淋巴瘤、黑色素瘤、肺癌等有一定疗效	骨髓抑制，白细胞及血小板抑制较明显

357

（续表）

药名	规格	用法用量	作用及特点	临床应用	不良反应
司莫司丁 Semustine（甲环亚硝脲）	胶囊剂：10mg，50mg	口服：每次100～200mg/m²，每6～8周1次或100mg/m²，每周1次，2个月为一疗程或36mg/m²，每周口服1次。6个月一疗程	为CCNU的4-甲基衍生物，其特点：①对于G_1期、M期和G_2期作用强。②抗癌作用持久，$t_{1/2}$为36h。③毒性为卡氮芥和环己亚硝脲的25%～50%。④它和一般烷化剂不产生交叉耐药性。⑤易进入细胞并可透过血脑屏障	对淋巴瘤、肝、胃、肺、肠癌、脑瘤、霍奇金病，对脑、肝肾的转移肿瘤亦有治疗作用	不良反应有延迟性骨髓抑制，胃肠道反应，口腔炎，脱发等
马利兰 Busulfan（白消安）	片剂：0.5mg，2mg	口服：口服量：每日0.06mg/kg。维持量：每日0.02～0.04mg/kg。从小剂量开始，分3次服	是磺酯类化合物，在体内经解离后起烷化作用。其特点是选择性抑制骨髓粒细胞的生成作用	用于慢性粒细胞白血病及真性红细胞增多症、骨髓纤维化等，对慢粒急变和急性白血病无效。对其他肿瘤也无效	骨髓抑制，消化道反应，脱发，皮疹，男性乳腺发育，睾丸萎缩等

2. 抗代谢药

药名	规格	用法用量	作用及特点	临床应用	不良反应
甲氨蝶呤 Methotrexate	片剂：2.5mg，5mg、10mg 粉针剂：5mg，10mg，20mg，50mg，100mg	口服：每次0.1~0.2mg/kg。每日1次，见效后每2日1次，每疗程1~2mg/kg。肌注剂量同上。鞘内注射：每次0.2~0.3mg/kg，每5~14日1次，脑脊液正常后改为每4~6周1次	为二氢叶酸还原酶的竞争抑制剂。使活性四氢叶酸合成减少。脱氧鸟苷酸不能转变为脱氧胸苷酸而干扰DNA合成，是S期特异药物	用于急性淋巴细胞白血病、绒毛膜上皮癌、乳癌、肺癌、头颈部癌等。鞘内注射可治疗中枢神经系统白血病	不良反应有骨髓抑制，胃肠道反应有恶心、呕吐、口腔炎症及腹泻；此外还有肝肾损伤、脱发、皮疹等
巯嘌呤 Mercaptopurine（6-巯基嘌呤）	片剂：25mg，50mg，100mg	口服：每日1.5~3mg/kg，分2~3次，每疗程2~4月，根据血象调整用量	用于急性白血病（尤其是急淋）常作维持用药。绒毛膜上皮癌慢性粒细胞性白血病	其在体内的活性产物硫代肌苷酸抑制腺苷酸和鸟苷酸的生成，干扰嘌呤代谢，属S期特异药物，对G_2期有延缓作用	不良反应有骨髓抑制、白细胞减少、血小板减少；胃肠道反应；偶见黄疸及肝毒性、腹泻等

（续表）

药名	规格	用法用量	作用及特点	临床应用	不良反应
硫鸟嘌呤 Thioguanine （6－硫代鸟嘌呤）	片剂：30mg	口服：每日 2～3mg/kg，分3次	是嘌呤类抗代谢药，其特点：①S其特异药，对S/G$_2$边界有延缓作用。②与巯嘌呤有交叉耐药性。③不通过血脑屏障和胎盘	主要用于各种急性白血病，尤其对其他药物耐药的病例，也用于慢性粒细胞白血病，对慢性急变者也有一定疗效	骨髓抑制，胃肠道反应，对肝肾功能也有一定损害，也可引起高尿酸血症等
羟基脲 Hydroxycarbamide	片剂：500mg 胶囊剂：400mg	口服：每日 40～60mg/kg，每日2次，6周为一疗程，大剂量间歇给药60mg/kg，每8小时给药1次，或100mg/kg，每6小时给药1次，24小时为一疗程，间歇4～7日。	主要抑制核苷酸还原酶，选择性阻止DNA合成，杀伤S期细胞使肿瘤细胞集中于G$_1$期，因G$_1$期细胞对放射高度敏感，因此为同步疗法创造了有利条件	用于恶性黑色素瘤。对胃癌、肠癌、乳癌、膀胱癌、头颈部癌、恶性淋巴瘤、原发性肝癌有效，对急性或慢性粒细胞白血病也有效	骨髓抑制，胃肠道反应、脱发、眩晕，皮疹，睾丸萎缩

药名	规格	用法用量	作用及特点	临床应用	不良反应
阿糖胞苷 Cytarabine	粉针剂：50mg，100mg	静注：1～3mg/kg，每周1次，联用1～2周，间隔2周或每次2～6mg/kg，每周2次	为嘧啶拮抗剂。在体内代谢为活性的三磷酸阿糖胞苷，掺入DNA的核苷酸链，阻止DNA链延伸或使之断裂，也抑制DNA多聚酶	是治疗急性粒细胞性白血病的首选药。对急性单核细胞性白血病，急性淋巴细胞性白血病也有一定疗效。对实体瘤的疗效尚不肯定	主要不良反应为抑制骨髓，消化道反应常见恶心、呕吐
安西他滨 Ancitabine	粉针剂：50mg，100mg，200mg 片剂：100mg 滴眼液：0.05% 眼膏：0.05%	静滴：每次4～10mg/kg，每日1次，溶于5%葡萄糖或生理盐水注射液250～500ml，连用5～10d。鞘内注射：每次1～2mg/kg，溶于2ml生理盐水注射液中，每1～2日1次。口服：每日4～10mg/kg，每日2次。涂眼、滴眼：适量，每日3～4次	为阿糖胞苷的衍生物，在体内变为阿糖胞苷。作用与阿糖胞苷类似。其特点：①主要作用于S期，并对G_1/S及S/G_2期、转换期也有作用。②对酶稳定，可以口服		不良反应与阿糖胞苷相似，但较轻 对急性粒细胞性白血病和慢性粒细胞白血病急性变疗效最佳。对脑膜白血病也有良好疗效。对某些实体瘤也有一定疗效

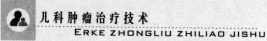
3. 抗肿瘤抗生素

药名	规格	用法用量	作用及特点	临床应用	不良反应
平阳霉素 Bleomycin	注射剂：8mg	肌注、静注：每次 0.2mg/kg，每周 2～3 次，一疗程总量：4～6mg/kg	本品与博来霉素的作用相近，主要抑制胸腺嘧啶核苷参与DNA，与DNA结合使之破坏，另外它能使DNA单链断裂，并释放出部分游离核碱，因此破坏 DNA 模板，组织DNA 复制	对头颈部鳞癌、淋巴瘤、乳腺癌、食管癌及鼻咽癌等均有效，对其他处鳞癌如肺、子宫颈及皮肤也有效	不良反应有：发热、胃肠道反应、皮肤色素沉着、皮炎、角化增厚或出皮疹，也可有脱发、肢端麻疼、口腔炎等
柔红霉素 Daunorubi-cin	注射剂：10mg，20mg	静注、静滴：每次 0.2～0.6mg/kg，每日 1 次，连用 4～5 天，间歇 3 日，再给予一疗程，总量不超过 25mg/kg，以 5% 葡萄糖注射液 250ml 溶解，于 1h 滴完。	能掺入 DNA 中，形成稳定的复合物，抑制 DNA 复制和 RNA 转录，其特点：①为周期性非特异性药物，S 期最敏感。②外周血有核红细胞中的浓度比血浆高数百倍，白血病细胞中浓度比外周血中高	主要用于急性髓性和淋巴性白血病，对淋巴肉瘤，网状细胞肉瘤及神经母细胞瘤也有一定疗效	本品毒性大，骨髓抑制较严重，发生率为 90%。其次是心脏毒性，表现为 ST－T 改变，心律失常、心衰。胃肠道反应可见恶心、呕吐、口腔炎，有脱发，偶见发热

（续表）

药名	规格	用法用量	作用及特点	临床应用	不良反应
阿克拉霉素A Aclacino-mycin A（阿柔比星）	注射剂：10mg，20mg	静注：每次0.4mg/kg，每日1次，10～15天为一疗程或每次0.8～1mg/kg，每周1～2次，用生理盐水或5%葡萄糖注射液稀释	本品为蒽环类抗肿瘤抗生素，其主要机制为抑制癌细胞的DNA和RNA合成，与阿霉素和柔红霉素无交叉耐药性	用于急性白血瘤，恶性淋巴瘤、肺癌和卵巢癌。其心脏毒性较阿霉素和柔红霉素均低	不良反应有心脏毒性可出现心电变化，心动过速，心律失常，甚至心衰；骨髓抑制；胃肠道反应，以及肝肾功能异常等
阿克拉霉素B Aclacino-mycin B	注射剂：6mg	静滴：每次0.1～0.2mg/kg，每日1次，7～10d为一疗程，休息5～7d后再给第二疗程	与阿霉素相近，为周期非特异性药，抗瘤谱比阿霉素和阿克拉霉素A窄，其特点是对心脏毒性小，而且无明显免疫抑制和骨髓抑制作用。对肝肾毒性小，均为可逆性	用于急性白血病，恶性淋巴瘤、神经母细胞瘤，肾母细胞瘤，软组织肉瘤。与Ara-C联用效果更好，此药可作胸腹腔注射	不良反应有恶心、呕吐和食欲不振等胃肠道反应及白血病减少

（续表）

药名	规格	用法用量	作用及特点	临床应用	不良反应
阿霉素 Doxorubicin	粉针剂： 10mg， 20mg， 50mg	静注：每次0.4mg/kg，每日1次，以生理盐水或5%葡萄糖注射液溶解（浓度不超过5mg/ml），每疗程3日，间隔7d，或者每次40～60mg/m²，每3周1次或者每次20～30mg/m²，每周1次，总量不宜超过450～550mg/m²，以免发生严重的心脏毒性	化学结构和作用同柔红霉素，但有以下特点：①抗肿瘤广，化疗指数高；②是周期非特异性药，对S早期，M期作用强，对G_1、SG_2期延缓作用。③不易通过血脑屏障	对急性白血病、恶性淋巴瘤、乳腺癌等疗效好，对肺癌、骨肉瘤及多数实体瘤都有一定疗效。常与其他抗肿瘤药物联合应用加强疗效	主要不良反应时骨髓抑制和心脏毒性，其他有消化道反应、高热、脱发及静脉炎等
表阿霉素 Epirubicin （表柔比星）	注射剂： 10mg， 50mg	静注、静滴：每次40～60mg/m²，每周3次。总量470～580mg/m²	为阿霉素同分异构体，作用同阿霉素。其特点：疗效略优于阿霉素，心脏毒性、骨髓抑制均比阿霉素轻	同阿霉素	产生心脏毒性的平均剂量为935mg/m²，阿霉素则为468mg/m²

（续表）

药名	规格	用法用量	作用及特点	临床应用	不良反应
放线菌素 D Dactinomy- cin（更生霉素）	粉针剂：200μg 500μg	静注、静滴：每次 5 ~ 8μg/kg，每日 1 次，以注射用生理盐水 20ml 溶解静注，或以 5% 葡萄糖注射液 250ml 溶解静滴。每疗程 7 ~10d。	与 DNA 双螺旋形成非共价键结合，组织转录及 mRNA 合成，从而抑制蛋白质合成。①细胞周期非特异性药，但主要作用于 G_1 期。②分布于肾的浓度最高。③加强放射治疗的作用	双霍奇金病和神经母细胞瘤有突出疗效，对绒毛膜上皮癌疗效好，可与放射治疗和长春新碱合用治疗儿童肾母细胞瘤效果好	不良反应有骨髓抑制作用，胃肠道反应有恶心、呕吐、腹痛、腹泻、胃肠溃疡等；有的可有脱发、皮炎、肝肾功能损害
博来霉素 Bleomycin	粉针剂：5mg，15mg，30mg	皮下肌注静注、静滴：每次 0.5 ~ 1mg/kg（＜成人量），每周 2 ~ 3 次，每疗程 15 ~ 20 次，或每次 0.3 ~ 0.6mg/kg。疗程和用法同上，肿瘤内注射用生理盐水稀释到 2mg/ml 瘤内注射或局部敷用	为多组分的碱性糖肽混合物，主要成分为 A_2。在 O_2 存在下与铁络合被活化，引起 DNA 损伤 ①为细胞周期非特异药物，但对于细胞的 G2 期作用尤强。②大量分布于鳞状上皮组织，如肺和皮肤等	主要治疗鳞状细胞癌，如头颈部癌、食管癌、皮肤癌、肺癌、泌尿生殖系上皮癌等，也可用于恶性淋巴瘤、脑瘤的治疗	主要不良反应为肺纤维性病变、发热、恶心、食欲不振、口腔炎、皮肤色素沉着及角化、脱发等

4. 抗肿瘤植物药

药名	规格	用法用量	作用及特点	临床应用	不良反应
长春地辛 Vindesine	长春地辛注射粉针剂：4mg	静注或连续静滴（24h以上）：3mg/m^2。溶于注射用生理盐水 200ml 中，缓慢静点。每周1次，4～6周为一疗程	长春花碱酰胺为半合成的长春碱衍生物。其抗瘤谱较广，为周期特异性药物，主要作用于瘤细胞的有丝分裂期（M期），较低剂量的作用强度为长春碱的10倍，在高剂量时强度与长春新碱相等，为长春碱3倍	主要用于肺癌、乳腺癌及恶性黑色素瘤，对霍奇金病和霍奇金淋巴瘤都有相当疗效。本品对白血病、生殖细胞肿瘤、头颈部癌等也有一定疗效	神经毒性、骨髓抑制、便秘、脱发、贫血、发热及静脉炎
长春新碱 Vincristine	粉剂：0.5mg，1mg，5mg 注射剂：1mg/1ml	静注：每次50～75μg/kg，极量2mg/次，每周1～2次，每疗程0.2～0.3mg/kg。维持量：0.5～1mg/次，每1～2周1次。 胸腹腔注射：每次 20～60μg/kg，以注射用生理盐水 10～20ml 稀释	本品与微管蛋白结合，阻碍纺锤体形成使瘤细胞停止在有丝分裂中期，也影响细胞膜脂质合成和氨基酸转运。其特点：①为细胞周期特异性药物，主要作用于 M 期，也影响 G_1 期；②选择性分布于肿瘤组织和神经细胞中，故神经毒性较大，③不易通过血脑屏障，$t_{1/2}$ 约3h	主要用于急性白血病尤其是急淋、恶性淋巴瘤，对霍奇金病不如长春花碱，对绒毛膜上皮癌、乳腺癌、肾母细胞瘤、神经母细胞瘤、脑瘤、平滑肌肉瘤、尤文瘤、宫颈癌等有一定疗效	神经系统毒性较为突出，可能发生运动障碍，也有骨髓抑制及胃肠道反应

药名	规格	用法用量	作用及特点	临床应用	不良反应
高三尖杉酯碱　Homo-harringtonine	注射剂：1mg/1ml，2mg/2ml	静滴：每次0.03～0.08mg/kg，每日1次。	本品是从三尖杉属植物中提出有抗癌作用的生物碱。抑制真核细胞蛋白合成，诱导细胞分化，并能破坏细胞核。是细胞周期非特异性药物，对 G_1 期向 S 期移动有延迟作用，表现 G_1 期细胞增加，S 期和 G_2 期及 M 期细胞减少	主要用于急性粒细胞性白血病、急性早幼粒细胞白血病、急性单核细胞性白血病，对慢性粒细胞性白血病、恶性淋巴瘤也有效	不良反应有消化道反应、心脏毒性及骨髓抑制。剂量过大可抑制呼吸，故不宜静脉推注
依托泊苷　Etoposide	注射剂：40mg/2ml，100mg/5ml　胶囊剂：50mg，100mg	静滴：每次60～100mg/ m^2 用生理盐水稀释成不超过0.25mg/ml 浓度，3h 以上滴完，每日或隔日1次，连用3～5次，3～4周后重复给药。　口服：每日100～120mg/ m^2 ，连用5d，3周后重复用药	本品为鬼臼毒素的半合成衍生物，现在认为，作用机制是抑制拓扑异构酶Ⅱ，间接诱导 DNA 断裂，为细胞周期特异性抗肿瘤药物。主要作用于 S 期和 G_2 期，抗瘤谱广，与 CTX、卡氮芥、阿糖胞苷有协同作用	主要用于治疗小细胞肺癌、急性粒细胞性白血病、恶性淋巴瘤，对卵巢癌、乳腺癌、神经母细胞瘤也有一定疗效	毒性作用有骨髓抑制，胃肠道反应，也有脱发、心悸、头晕、低血压、静脉炎、口腔炎。偶有发热、心动过速、支气管痉挛等变态反应

5. 其他抗肿瘤药

药名	规格	用法用量	作用及特点	临床应用	不良反应
门冬酰胺酶 Asparaginase	粉针剂：1000U，2000U，10000U	静注、静滴：初始量每次50～200U/kg，每1～2日1次，渐增至每次200～1000U/kg，适量的5%葡萄糖注射液或注射用生理盐水稀释后静滴。疗程依病情而定，一般2～4周。 肌注：同静注静滴量，以注射用生理盐水5～10ml溶解	某些肿瘤细胞无合成门冬酰胺的能力，必须从外界摄取，本品能使门冬酰胺水解，使肿瘤细胞缺乏门冬酰胺，从而选择性的抑制肿瘤细胞的生长。因正常细胞有合成门冬酰胺的能力，受影响小	对急性淋巴细胞白血病疗效最好，恶性淋巴瘤疗效较好，急性粒细胞白血病及急性单核细胞白血病有一定疗效，对用其他药物治疗后复发的也有效	毒性作用有胃肠道反应，尚有发热、头、头晕、嗜睡等神经症状，个别有骨髓抑制、过敏性休克
维 A 酸 Tretinoin	片剂：10mg，20mg 胶囊剂：10mg	口服：每日30～60mg/m² 分2～3次服，连续服药至完全缓解，服药60d 天以上仍未缓解者应改换其他方案治疗	本品是体内维生素A的代谢中间产物。近年来研究证明具有促进白血病细胞分化成熟作用。增加细胞膜透过性，故可提高其他化疗药物如亚硝脲类5－FU 及环磷酰胺等的疗效	主要治疗急性早幼粒细胞白血病，完全缓解率可达85%。疗效得到国际公认	不良反应较轻，可有口干、头痛、头晕等，可有肝损害。可引起维甲酸综合征（RS）表现发热、肺部浸润、胸腔及心包积液、严重者呼吸困难、缺氧，甚至死亡

药名	规格	用法用量	作用及特点	临床应用	不良反应
顺铂 Cisplatin	粉剂： 10mg， 20mg， 30mg 注射剂： 10mg/1ml， 50mg/2ml	静滴：一般剂量：每日20～30mg/m²，每日1次，连用3～5天，间隔3周再重复。高剂量：80～120mg/m²，每3周1次，可重复3～4次，用生理盐水200ml稀释。腹腔内注射：10～30mg/次，每7～10天1次	本品能与DNA形成交叉联接，破坏其复制功能，高浓度时也能抑制RNA和蛋白质合成。为细胞周期非特异性药物，其特点为抗菌谱广	对神经母细胞瘤、胚胎瘤效果较好，对恶心淋巴瘤、软组织肉瘤、癌性胸腹腔积液、头颈部癌、肺癌也有一定疗效。是当前联合化疗中最常用的药物之一	毒性作用与剂量大小有关，主要有胃肠道反应，骨髓抑制、听神经毒性及肾毒性
卡铂 Carboplatin	粉针剂： 100mg	静滴：300～400mg/m²，每日1次。溶于5%葡萄糖注射液中，快速滴注	是第二代二价铂类药物，作用机制与顺铂相同，两者之间也有交叉耐药性，其特点是在血内稳定性高，肾、耳、神经毒性均比顺铂低	主要用于小细胞肺癌、卵巢上皮癌、转移性睾丸癌、头颈部鳞状上皮癌，也用于非小细胞肺癌、膀胱癌、子宫颈癌	不良反应主要有骨髓抑制，肾毒性较轻。

参 考 文 献

1. 汤静燕. 儿童常见恶性肿瘤临床研究进展及若干问题探讨. 中华儿科杂志, 2011, 49 (3): 161 - 164.

2. 中华医学会儿科学分会血液学组, 中国抗癌协会儿科专业委员会, 《中华儿科杂志》编辑委员会. 儿童非霍奇金淋巴瘤诊疗建议. 中华儿科杂志, 2011, 49 (3): 186 - 192.

3. 中华医学会儿科学分会血液学组, 中华儿科杂志编辑委员会. 儿童急性淋巴细胞白血病诊疗建议（第三次修订草案）. 中华儿科杂志, 2011, 44 (5): 392 - 395.

4. 中华医学会儿科学分会血液学组, 《中华儿科杂志》编辑委员会. 儿童急性髓细胞白血病诊疗建议. 中华儿科杂志, 2011, 44 (11): 877 - 878.

5. 王萍, 金润铭. 儿童肿瘤常见急重症. 中国小儿急救医学, 2008, 15 (2): 183 - 184.

6. 中华医学会, 临床诊疗指南急诊医学分册. 北京: 人民卫生出版社, 2009.

7. 施诚仁. 小儿肿瘤. 北京: 北京大学医学出版社, 2007.

8. 张金哲. 现代小儿肿瘤外科学. 2 版. 北京: 科学出版社, 2009.

9. 汤钊猷. 现代肿瘤学. 3 版. 上海: 复旦大学出版社, 2011.

10. 周彩存, 王禄化, 周道安. 肿瘤学. 上海: 同济大学出版社, 2010.